L'ÉCONOME

MANUEL HYGIÉNIQUE

DE LA SANTÉ DES ANIMAUX DOMESTIQUES

A L'USAGE JOURNALIER ET A LA PORTÉE DES PROPRIÉTAIRES

SUIVI DE

LA CATÉGORIE DES VICES RÉDHIBITOIRES

AINSI QUE D'INDICATIONS HYGIÉNIQUES ET DES PRINCIPES QUI CONSISTENT
A ÉLEVER ET MAINTENIR LES BONNES RACES D'ANIMAUX,
A LES GUÉRIR ET MÊME A LES PRÉSERVER DE MALADIES

PAR

E. BELLOT

MARÉCHAL-EXPERT ET PRATICIEN VÉTÉRINAIRE A ROCHEFORT
(CHARENTE-INFÉRIEURE)

RECUEIL DE TRENTE ANNÉES D'EXPÉRIENCES

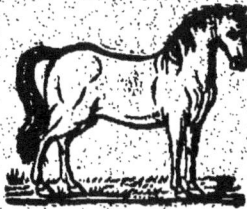

ANGOULÊME

IMPRIMERIE CHARENTAISE DE A. NADAUD ET Cie

RUE DU MARCHÉ, N° 4

—

1862

L'ÉCONOME

MANUEL HYGIÉNIQUE DE LA SANTÉ DES ANIMAUX DOMESTIQUES

L'ÉCONOME

MANUEL HYGIÉNIQUE

DE LA SANTÉ DES ANIMAUX DOMESTIQUES

A L'USAGE JOURNALIER ET A LA PORTÉE DES PROPRIÉTAIRES

SUIVI DE

LA CATÉGORIE DES VICES RÉDHIBITOIRES

AINSI QUE D'INDICATIONS HYGIÉNIQUES ET DES PRINCIPES QUI CONSISTENT
A ÉLEVER ET MAINTENIR LES BONNES RACES D'ANIMAUX,
A LES GUÉRIR ET MÊME A LES PRÉSERVER DE MALADIES

PAR

E. BELLOT

MARÉCHAL-EXPERT ET PRATICIEN VÉTÉRINAIRE A ROCHEFORT
(CHARENTE-INFÉRIEURE)

RECUEIL DE TRENTE ANNÉES D'EXPÉRIENCES

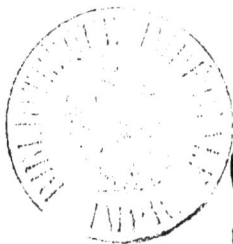

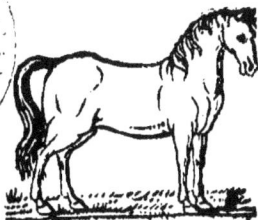

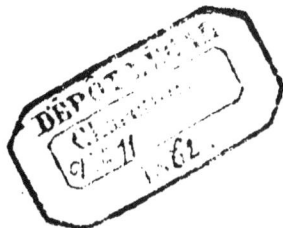

ANGOULÊME

IMPRIMERIE CHARENTAISE DE A. NADAUD ET Ce

RUE DU MARCHÉ, N° 4

—

1862

PRÉFACE

J'ai toujours vu tant de difficulté à mériter le nom d'auteur, si commun aujourd'hui, que si la seule vanité de l'être était le motif qui m'eût fait écrire, je n'aurais jamais rien publié.

Comme cette vanité s'attache à tout, s'insinue dans les motifs les plus purs, la simplicité de mes vues n'empêchera peut-être point qu'on ne me soupçonne de n'en être pas plus exempt que les autres.

Je ne puis, en tout cas, en tirer beaucoup d'un ouvrage qui n'est utile et fait principalement que pour les gens de l'art de l'agriculture et qui font le métier d'éleveurs d'animaux.

Au reste, il suffira d'exposer les raisons qui m'ont porté à écrire, pour au moins approuver et l'objet de mon travail, et les efforts de mon zèle et de ma reconnaissance.

Pendant trente années et plus de pratique de l'art vétérinaire, où j'ai eu sous les yeux les écrits des anciens et des modernes vétérinaires les plus expérimentés, je n'ai rien lu qui m'ait paru suffisant pour mettre le propriétaire à même d'agir seul dans les cas et les choses les plus simples, je veux dire dans les cas journaliers, où l'on a besoin de donner promptement des soins aux animaux, et dont la simplicité offrirait du ridicule d'aller chaque fois chercher un homme de l'art vétérinaire.

J'ai donc cru devoir remplir cette lacune, en mettant sous les yeux et à la connaissance des propriétaires d'animaux les moyens les plus prompts pour soulager eux-mêmes leurs bestiaux, ainsi que des moyens hygiéniques qui peuvent les préserver de maladies. J'ai indiqué de plus les précautions à prendre au moment de la copulation, afin de maintenir et propager les bonnes races d'animaux, et même les améliorer, et cette catégorie de vices de rédhibition qui jusqu'à nos jours a fait commett e tant d'erreurs, en donnant lieu à de faux frais, et cela involontairement, et a malheureusement trop souvent causé des divisions entre des gens de bonne foi de part et d'autre, et qui auraient dû être en bonne intelligence.

Pourquoi donc leur avoir si longtemps caché ces piéges auxquels, par cause d'ignorance, ils ne pouvaient se dérober? Le propriétaire travailleur n'est-il pas assez exposé par de mauvaises chances de réussite, sans encore le laisser exposé à chaque instant à être traduit devant les tribunaux, où tout naturellement, conformément à la loi qu'il ignore, il est condamné à restituer, comme s'il l'eût soustraite, une somme qu'il a bien cru lui appartenir légitimement. Et comme je ne pense pas nuire à quelque art que ce soit, je le dis hautement, j'éprouve une douce satisfaction en joignant cette série de vices de rédhibition à mon livre, que je qualifie à ce titre de l'*Économe des propriétaires d'animaux*.

Qu'ils veuillent le mettre à profit, et, pour la reconnaissance des bonnes et longues relations que j'ai eu l'avantage et l'honneur d'avoir avec mes respectables commettants, ma tâche sera remplie.

E. BELLOT.

NOTA

Si parmi mes lecteurs je suis exposé à la critique du savant parce que mon ouvrage est dénué de nosographie, de nosologie et même de mots techniques, je suis aussi heureux de pouvoir compter sur son bon jugement, quand il appréciera que la simplicité des termes dont je me sers est pour mettre cet ouvrage à la portée de tous, et que des phrases scientifiques n'auraient fait qu'embarrasser la personne qui n'a qu'une éducation primaire. C'est pourquoi je me bornerai aux expressions les plus ordinaires.

En hors-d'œuvre d'imitation, si quelques jaloux venaient à nous décrier sur les formes de notre recueil, nous promettons à l'avance de ne point leur répondre, et nous nous inquiétons peu des expressions dont ils se serviraient à notre égard. Nous avons trop le sentiment des convenances pour décrier leur mérite, si, comme nous n'en doutons pas, ils en ont de réel; s'ils sont des savants, nous aimons mieux mettre à profit leurs écrits que de ravaler leurs auteurs, et conserver tout ce qui s'y trouve de bon, ce qui ne nous empêchera pas, toutefois, de leur répondre d'une manière décente, en leur demandant la permission de nous expliquer ici sur tous les points, de telle façon que notre sujet ne soit pas interrompu par des digressions partielles. Nous marcherons plus rapidement sans que l'attention en soit détournée.

AVERTISSEMENT

A la fin de cet ouvrage, on trouvera l'indication d'une préparation (ménagère) de plusieurs médicaments, formulée d'après expérience, que le propriétaire intelligent ou son remplaçant pourra faire lui-même, et, par cette méthode, il obtiendra un grand avantage : d'abord il gagnera du temps ; de plus, et fort souvent, il fera avec un déboursé de dix ou quinze centimes ce qu'il paierait chez le pharmacien deux ou trois francs.

Je l'engage donc à jeter l'œil sur cette indication, qui consiste en hygiène et médecine provisoire rurale ; de plus, à ouvrir les yeux aussi, lorsqu'il voudra vendre ou acheter des bestiaux, sur la catégorie des vices rédhibitoires, afin d'éviter des procès et la peine d'aller, en perdant un temps qui lui est précieux, si souvent chez les hommes de loi.

J'ajoute qu'au sujet de la catégorie des vices rédhibitoires, il ne faut pas que MM. les propriétaires s'abusent en croyant que la loi n'a appliqué la rédhibition qu'au sujet des animaux qui possèdent des tares ou vices cachés. Cette loi bienveillante s'applique à toute espèce de choses, soit commerciales ou autres, destinées à l'emploi agricole

et d'exploitation ou de consommation. Voici une partie
du texte de cette loi (Code civil, article 1641) :

« *De la garantie des défauts de la chose vendue.*

« Le vendeur est tenu de la garantie à raison des
« défauts cachés de la chose vendue qui la rendent impro-
« pre à l'usage auquel on la destine, ou qui diminuent
« tellement cet usage, que l'acheteur ne l'aurait pas
« acquise, ou n'en aurait donné qu'un moindre prix, s'il
« les avait connus. »

Et afin de ne pas traiter infructueusement, on trouvera
un nombre de maladies réputées incurables, pour lesquelles on devra éviter des dépenses.

Ainsi donc, je désire que MM. les propriétaires se péné-
trent bien des précautions à prendre lorsqu'ils ont un
objet quelconque à vendre, afin d'éviter ces procès qui
deviennent ruineux.

Mieux vaut-il en déclarer les vices ou défauts et vendre la chose pour ce qu'elle est. De même que pour l'acheter, il est toujours bon de déclarer au vendeur qu'on
achète cet objet en le destinant à tel ou tel usage ; cette
déclaration donnera droit au recours (1).

Toutefois, si vous doutez de la bonne foi du vendeur,
munissez-vous d'un bon témoignage ou d'un écrit qui
spécifie vos conditions ; et j'assure que le contenu de cet
ouvrage étant bien exploité, suffira pour convaincre que
mon livre a reçu à juste titre le nom de l'*Économe*.

Je viens accomplir la promesse que j'avais faite à mes
commettants de leur donner cette facilité de se suffire,
dans quelques cas, à eux-mêmes par des soins hygiéni-

---

(1) Si l'on achète avec connaissance de cause, il n'y a pas recours.

ques. Dès 1852 j'avais commencé mon recueil ; mais une entrave fatale, qu'il m'est pénible de rappeler ici, la cruelle perte du trop courageux lieutenant de vaisseau J. Bellot, mon noble et regretté fils, m'avait tellement accablé, obéré et presque interdit mes facultés intellectuelles, que ce n'est que la cinquième année après mon irréparable malheur que ma plume cesse d'être inactive et que j'ouvre le commencement de ce livre, en y voyant une promesse sacrée qui redouble mon zèle pour l'achever et remplir cette tâche honorable.

L'ÉCONOME

MANUEL HYGIÉNIQUE DE LA SANTÉ

DES

ANIMAUX DOMESTIQUES

ABATARDISSEMENT.

Avant d'entrer en matière médicale et hygiénique, comme aussi d'indiquer les précautions à prendre pour le maintien des races d'animaux, je vais en peu de mots définir l'abâtardissement.

On appelle abâtardissement toute altération qu'une race quelconque d'animaux domestiques éprouve dans son type, c'est-à-dire dans l'ensemble de ses formes et de ses aptitudes. Abâtardissement est donc presque synonyme de dégénération, quoiqu'on n'entende quelquefois par ce dernier terme que la perte des améliorations profitables à la société, que l'homme a procurées par ses soins, ou le retour vers le type primitif. Les principales circonstances qui contribuent à abâtardir les races des animaux agissent soit en empêchant les jeunes de se développer d'une manière convenable, comme les travaux hors de proportion avec leurs forces, qu'on exige trop sou-

1

vent d'eux avant qu'ils aient pris leur entière croissance, soit en gênant ou contrariant le libre jeu des fonctions et diminuant la vigueur procréatrice, comme l'excès du travail et l'insuffisance ou la mauvaise qualité des aliments. Sous un autre point de vue, les races peuvent encore s'abâtardir faute de soins et de discernement dans le choix des pères et mères' et par des croisements de hasard ou mal entendus ; c'est ce que nous établirons à l'article *Croisement des races*. (Voyez ce mot.)

ABATTEMENT.

Abattement, diminution notable et subite des facultés locomotives. Il ne faut pas confondre l'abattement avec la langueur, l'épuisement, l'accablement, l'affaissement. La langueur est une légère diminution des forces, survenue lentement. L'épuisement arrive aussi peu à peu, et résulte de certaines causes qui lui sont propres, comme les évacuations excessives, les fatigues outrées, le défaut de nourriture.

Il ne faut donc pas confondre ces différentes maladies les unes avec les autres, afin de ne pas appliquer un faux traitement. Et c'est à y prendre bien garde, vu que dans ce cas le remède serait un second mal. Mieux vaut-il, lorsqu'on n'est pas certain de soi, recourir à un homme de l'art, et bien observer que l'ouvrage que je résume ici n'est que pour des personnes qui ont déjà une bonne pratique dans le traitement des bestiaux. Aussi parlerons-nous de chacune de ces affections en particulier.

Ainsi, les précautions à prendre, comme il est ci-dessus indiqué, devront être scrupuleusement suivies dans tout le contenu de cet ouvrage.

Traitement de l'abattement proprement dit. — Il faut mettre l'animal à la diète pendant douze heures, le couvrir, lui donner une bonne litière, et, au bout de ce temps, pratiquer une saignée ordinaire. Deux heures après, lui frictionner la

colonne vertébrale et les enjointures des quatre membres avec de fort vinaigre un peu chaud. De plus, s'assurer si toutes les fonctions des voies excrémentielles s'exécutent favorablement, et obvier aux inconvénients, s'il en existe. Dans ce cas, les lavements mucilagineux conviennent. A cet effet, voir l'article *Lavements*.

Eau blanche tiède à la farine d'orge. Le lendemain, si l'animal n'est pas mieux, qu'on trouve le pouls plein, roulant, les yeux rouges aux paupières, répétez la saignée, et même traitement en tout. Bonne paille à manger. Il est rare que cette indisposition ne cède pas à ce traitement, ou la maladie prendrait un caractère grave, qui donnerait lieu à rétrograder sur les causes qui ont amené la première chute.

ABCÈS.

Dénomination générale sous laquelle on comprend toutes les collections de liquide purulent, ichoreux, saigneux ou séreux qui se développent à la suite des inflammations, dans des parties du corps autres que les cavités naturelles, à l'exception, toutefois, des tumeurs enkystées, que la présence d'une membrane de formation nouvelle fait distinguer des abcès proprement dits.

Les abcès qui succèdent à une inflammation intense du tissu cellulaire ont reçu l'épithète de chauds ou inflammatoires. Ceux qui se manifestent à la suite d'un travail organique peu ou point apparent sont appelés froids.

Il est donc très important d'en connaître la nature avant d'agir.

Les premiers, appelés chauds, se reconnaissent au toucher par la douleur qu'occasionne la partie enflée; on sent de la chaleur, on voit une rougeur à la peau. A cette époque, les cataplasmes émollients (voyez ce mot) sont d'une grande utilité. Mais lorsqu'au centre de la tumeur on aperçoit une petite sommité blanchâtre, qui presque toujours détermine la

chute des poils, il faut ouvrir l'abcès, afin d'en faire écouler le pus.

Moyens opératoires. — Ayez un bistouri à lame un peu convexe, et par prudence vous entourerez la lame, depuis le clou en descendant vers la pointe, d'un galon à séton, en laissant à découvert la longueur que vous voulez introduire dans la tumeur. En ouvrant l'abcès, toujours dans la partie la plus déclive, vous aurez soin de tourner le dos de la lame vers le corps de l'animal, et après l'avoir engagée, vous ferez l'incision en ressortant sur vous ; après quoi vous exercerez sur les côtés de la tumeur une pression modérée avec les deux mains, de façon à en faire sortir tout le pus; et s'il y a lieu d'y introduire le doigt, il faut entourer celui-ci d'étoupe sèche, afin de nettoyer légèrement la plaie. Ensuite vous introduirez un petit bourdonnet de même étoupe, qui doit toujours être propre, de façon à remplir à moitié environ la cavité qu'occupait le pus.

Le lendemain, même pansement ; laver à l'eau de mauve, continuer en diminuant la grosseur de l'étoupe, vu que la plaie se rétrécit, et qu'en forçant on déferait les travaux de la nature.

Après le troisième pansement, lorsqu'il n'y aura plus nécessité d'introduire d'étoupade, on pourra laver la plaie à l'eau fraîche ; même on fera bien d'y joindre de la boisson vineuse. Ce pansement deviendra tonique, résolutif, et enlèvera la putréfaction, ce qui accélère la guérison.

L'animal doit être soumis à un bon régime, logé et couché proprement; bon pansement de la main ; barbotage au son de ménage ou farine d'orge au début du mal, et régime fortifiant dès l'évacuation du pus, afin de détruire la cause qui a fait naître le mal (1).

(1) Il ne faut pas, le moins possible, ouvrir un abcès en face d'une articulation, ce qui pourrait déterminer l'atrophie du membre, à cause de l'écoulement qui peut-être en résulterait.

ABCÈS FROID. — Il est très urgent de bien l'observer, car assez souvent il est le précurseur de la défaillance. On doit avant de l'ouvrir l'onctuer avec l'onguent basilicum ou autre maturatif. (Voyez onguent de ce nom.) Il est préférable d'ouvrir cet abcès avec le cautère chauffé à blanc. Ce procédé donne du ton à la partie lésée. Après avoir fait sortir la collection de pus, comme il est dit ci-dessus, on enduira les étoupades d'onguent digestif. (Voyez ce mot.) Les lavages de la plaie devront être faits avec des infusions de quelques herbes aromatiques. (Voyez ce mot.) Après s'être assuré de la cause du mal, il faudra concourir à la faire cesser et disparaître, et aviser à tous moyens pour refortifier l'animal. Et comme la nature d'un pareil mal entraîne à de fortes dépenses par la longueur du temps, il faut mesurer ces dépenses avec la valeur de l'animal, afin de ne pas travailler en vain. Mieux vaudrait le sacrifier.

Cette affection se reconnaît au manque d'activité de l'animal, qui ne mange que très lentement, marche de même, et est très peu excitable à la parole ou à la menace du fouet; les oreilles sont presque toujours froides, les matières fécales d'une odeur putride. A l'exploration de la bouche, l'haleine est désagréable, la langue pâle, les yeux de même. Il faut bien se garder de livrer de semblables animaux à la progéniture, car ils n'auraient que des avortons. Mieux vaut s'en défaire.

On peut s'en faire une idée, si l'on veut bien comprendre ce que sont les personnes et celles auxquelles elles donnent le jour, lorsqu'elles sont atteintes des humeurs froides.

ACCOUCHEMENT.

Nous traiterons sérieusement ce sujet à l'article *Parturition*. (Voyez ce mot.)

ACCOUPLEMENT.

Union du mâle et de la femelle pour la reproduction. Cet acte, appelé aussi copulation, porte le nom spécial de monte et saillie pour les espèces chevaline et bovine, et celui de lutte dans l'espèce ovine.

Nous ne nous arrêterons pas sur cet article, parce que la majeure partie des propriétaires y concourent, en raison de la bienveillance de notre gouvernement, qui a fait de grands et avantageux sacrifices à ce sujet.

Cependant il y a encore à désirer peur la sûreté du perfectionnement des bonnes races d'animaux, surtout chez les propriétaires qui font des étalons de leurs élèves. Certes, nous n'avons pas besoin de leur dire qu'ils doivent choisir les plus beaux pour cet effet; ils le savent tout aussi bien que nous et ils le font bien, mais ils sont encore en retard sous le rapport de la science agricole. (Voyez *Croisement.)*

Il est à remarquer que des mâles des plus beaux et des meilleurs en apparence n'ont pas toujours eu les qualités nécessaires pour faire des pères, et que très souvent même il en résultait des enfants dont la valeur, par les belles formes qu'on devait en espérer, ayant un père et une mère aussi bien choisis, n'était nullement ce qu'on aurait dû en attendre. Et pas moins le propriétaire avait fait toutes les dépenses à ce sujet; des années s'étaient écoulées avant de pouvoir recueillir la récompense de son travail.

Témoin, non sans peine, de semblables erreurs, nous avons cherché à trouver les moyens d'obvier à cet inconvénient, et nous regardons comme un devoir de l'insérer ici.

Veut-on s'assurer d'avoir un bon père, il ne faut l'essayer et le livrer entièrement à la saillie générale que lorsqu'on aura la pleine certitude que sa production est bonne, et voici la manière de s'y prendre. Lorsqu'un mâle vous convient pour en faire un père, essayez-le; c'est-à-dire faites-lui garnir deux juments ou trois, au plus, afin de ne pas trop risquer ; puis après cette action, laissez-le deux années sans le soumettre à cette production hasardeuse, et à cette époque vous agirez avec connaissance de cause. Vous en serez quitte pour le faire castrer, si sa progéniture n'est pas bonne ; et si vous êtes assez heureux pour être satisfait, votre étalon n'en sera que menteur et plus fort en tous points. Il aura acquis un nom qui lui donnera un prix très élevé, lequel viendra dédommager vos avances, tout en enrichissant l'agriculture de son espèce.

Ce même principe doit s'appliquer à toutes les espèces de nos animaux domestiques. C'est ainsi que nos voisins, et surtout les Anglais, font. Aussi, veut-on avoir de belles espèces d'animaux, il faut aller chez eux... Eh ! pourquoi aller chez eux, puisque nous avons tout ce qu'il nous faut dans notre belle et bonne France, pays incomparable ? Si nous sommes en retard, mettons-nous à l'œuvre, et nous progresserons rapidement, attendu que rien ne nous manque sur notre terre fertile (1).

Puisque nous sommes sur le sujet d'amélioration et de maintien des races des bons et beaux animaux, nous devons dire aussi qu'il ne suffirait pas de s'attacher uniquement à la perfection des pères ; il faut encore que les mères soient associables aux mâles qu'on a su si bien choisir. C'est-à-dire qu'avec la belle structure qu'elles doivent posséder, connue déjà par la majeure partie des éleveurs, elles ne doivent avoir aucun vice de construction dans les membres, tels que : courbes, jardons, capelets, éparvins, formes, défauts dont la plupart ne sont pas survenus à la suite de travail ou de tout autre cas fortuit. C'est-à-dire que si l'animal les possède dès son bas âge, ils sont héréditaires ; même la méchanceté, le mal caduc, la fluxion périodique connue sous le nom de luna-

---

(1) Puisqu'il est un fait constant que les enfants héritent des pères et mères, il est donc avantageux de choisir ces derniers sans vices ni défauts de construction.

tique. L'expérience nous a confirmé dans ce fait. Ce serait donc un grande faute de soumettre à la copulation une jument qui posséderait de tels vices ou défauts. Il en est pour l'espèce animale comme pour l'espèce végétale; jamais on ne peut avoir et employer d'assez belle graine, car il est encore beaucoup trop des accidents inattendus.

ALIMENT.

Nous ne nous arrêterons point sur l'importance incontestable d'avoir de bons aliments ; car il ne serait pas possible d'avoir de bons et beaux animaux, si l'on n'avait pas de quoi les alimenter selon leurs besoins. Mais la recommandation est inutile; nos éleveurs laborieux sont si bien expérimentés là-dessus, que nous n'aurons qu'à en parler seulement dans d'autres articles, où se présentera la nécessité d'éloigner tel ou tel fourrage dans telle ou telle circonstance. Le reste est confié à leurs bons soins.

ALLAITEMENT.

Nous ne nous étendrons point sur la description de la lactation; nous passerons outre. Seulement nous engagerons MM. les éleveurs, dans leurs propres intérêts, à ne pas donner comme par le passé deux petits à la même mère, quand même elle aurait plus de lait qu'il en faut pour un, surtout si l'on espère élever le petit.

ANGINE.

Ce mot, du latin *angere*, étrangler, suffoquer, est synonyme d'étranguillon, esquinancie, mal de gorge. Pour ne pas trop embarrasser le propriétaire ou son remplaçant, conducteur d'animaux, nous renfermerons toutes ces affections en une seule, qualifiée mal de gorge. On connaît qu'un animal est atteint du mal de gorge lorsqu'il ne mange pas, à cause qu'il ne peut pas broyer les aliments qui lui sont offerts, et encore moins les avaler. Au toucher, la gorge est chaude et sensible à la pression. Assez souvent, il porte la tête en avant, et l'encolure est raide.

Traitement. — Si l'animal a été livré à un fort travail, qu'il soit jeune et vigoureux, et ait le pouls battant et accéléré, une saignée ordinaire est de grande utilité. De plus, lui graisser tout le tour de la gorge avec de la pommade camphrée seulement (voyez ce mot), toutes les deux heures, et la lui envelopper avec un morceau d'étoffe de flanelle, si on en a, et même une peau d'agneau, la laine en dedans. Fumigation émolliente (voyez ce mot), et bien prendre garde que les substances qui viennent de bouillir ne soient pas encore trop chaudes, ce qui attirerait une seconde et forte irritation, qui deviendrait funeste. On doit pouvoir endurer la main dans le seau qui contient le tout. Et après avoir fait cette fumigation, qui doit avoir duré au moins trois quarts d'heure, on mettra ce qui était dans le seau dans un torchon ou une serviette, et l'on enveloppera la gorge de l'animal jusqu'au lendemain. Et en l'ôtant, on aura le soin d'avoir une enveloppe étoffée pour sécher la gorge de l'humidité laissée par le cataplasme, ce qui ne manquerait pas d'enrhumer de nouveau l'animal. On aura dû recueillir le bouillon qui résultait des cataplasme et fumigation, pour le faire rebouillir en y ajoutant deux fortes cuillerées de miel, autant de vinaigre, et, refroidi, gargariser l'animal. (Voyez *Gargarisme.)* Lorsqu'il cherche à boire, on lui offre de l'eau blanche cuite soit au son ou à la farine d'orge, en ajoutant un cinquième d'eau de mauve et de graines de lin. Faire usage de la couverture.

Lorsqu'il voudra manger, lui offrir des carottes cuites avec le son. S'il n'y a pas de mieux le troisième jour, appliquer un séton au poitrail.

S'il arrive que le tour de la gorge se tuméfie et ait l'air d'abcéder, il faudra appliquer sur cette partie les traitements de l'abcès. (Voyez *Abcès.)*

Il arrive quelquefois que les maux de gorge sont suivis de fluxion de poitrine et sont à la fois accompagnés de constipation. Dans ces cas, lorsqu'on n'est pas sûr de soi, on doit recourir, et sans trop tarder, à un homme de l'art, et bien lui indiquer tout ce qui a pu occasionner la maladie, et l'instruire aussi de tout ce qui a été exécuté en attendant son arrivée.

En le trompant par des secrets que la timidité s'oppose à déclarer, ce serait se tromper soi-même.

Il faut bien observer les différentes affections de l'angine. En voici les dénominations, afin de ne pas confondre :

Angine croupale. (Voyez *Croup.*)
Angine de poitrine.
Angine épizootique.
Angine gangréneuse.

Dans ces derniers cas, le traitement devient plus sévère. Il faut avoir la précaution, d'abord pour soi-même, de ne pas entrer près de l'animal à jeun, et avoir le soin de ne pas respirer le souffle provenant de l'expiration putride du malade. On peut se brider la bouche et le nez d'un linge imbibé d'eau-de-vie camphrée, se laver les mains après avoir manipulé le malade et avant d'en toucher d'autres de son espèce, éloigner même des étables ou écuries ceux qui craignent la contagion. On devra changer les fumigations d'émollientes en toniques et antiputrides. (Voyez ces mots.) De même pour les gargarismes, pour les opiats. (Voyez ces mots.)

L'air des étables ou écuries doit être renouvelé plusieurs fois dans le jour. Il ne doit pas y séjourner de fumier passé l'espace de vingt-quatre heures. On doit blanchir à la chaux tous les trois jours les crèches, râteliers et murailles, même les plafonds. En jeter même de la laitance sur le sol.

Ces procédés sont de bons accessoires des moyens curatifs. C'est une grande erreur d'attendre que l'animal ne soit plus dans les lieux pour détruire les mauvaises odeurs, qui ne font qu'augmenter son mal. Il ne peut en profiter et très souvent a succombé à la suite de ces odeurs pestilentielles que l'on n'a pas su combattre en temps opportun.

Ces opérations hygiéniques ne s'opposent pas à une récidive lorsque le malade est expulsé de ces lieux, car il est bon d'assainir un emplacement qui a été occupé par des animaux affectés d'une maladie quelconque.

Et lorsqu'on a fait tout ce que l'on doit faire, si absolument le malheur en veut, toujours est-il qu'on n'a rien à se reprocher. A l'issue de la maladie qui vient de nous occuper, une purgation avec l'aloès ne peut que faire du bien. (Voyez *Purgation.)* Arrivé à la convalescence, faites vos offres de quelques carottes crues à l'animal qui, pendant sa maladie, aura dû n'en avoir que de cuites, avec le son de froment et en barbotage ; ce dernier procédé pourra le flatter en le fortifiant. Et, à cette époque, les bons pansements de la main ne doivent point être négligés. Il faut être bien discret sur la nouvelle nourriture que l'animal a l'air de désirer. On lui donnera en outre un exercice proportionné à l'apparence de ses forces.

Les angines qui auraient affecté les organes de la respiration devront être combattues par un régime alimentaire et par tous autres soins hygiéniques ; c'est-à-dire qu'il faudra s'abstenir de livrer un cheval, surtout, aux intempéries, et et de le laisser s'abandonner sans mesure à une nourriture flatteuse et trop abondante, dont les inconvénients ne manqueraient pas de lui faire gagner une pulmonie incurable, la pousse, ce qu'on peut éviter en suivant nos principes hygiéniques.

ANKYLOSE.

On nomme ainsi l'état d'une articulation mobile, dont les mouvements des os qui la composent sont entièrement empêchés ou extrêmement gênés.

Lorsque cette affection est bien caractérisée, le mal est incu-

rable. Mais au début de l'affection, lorsque l'inflammation
se manifeste autour d'une articulation, après quelques saignées générales et des scarifications sur la partie, opérez comme je vais l'indiquer; à la suite de quoi on purge l'animal
pendant vingt jours, alternés d'un, avec le sulfate de soude
(voyez ce mot); au bout duquel temps on appliquera mon
feu topique (voyez ce mot) et le traitement des formes et
éparvins. On est sûr de réussir, de prévenir l'ankylose. Mais
pour ce faire, il ne faut pas laisser décliner la première
inflammation et réagir, vu qu'à cette période de réaction les
cartilages ont déjà acquis l'état squirrheux ou d'induration, et
que le remède ne peut que consolider l'affection et augmenter
les souffrances de l'animal.

Pour les scarifications, le lendemain d'une saignée générale, on assujettit l'animal à un bon licol, en lui levant avec
sûreté le pied opposé à celui sur lequel on veut opérer. Armé
d'un bistouri dont la lame est entourée d'un galon à séton, et
dont la pointe seule est découverte d'une largeur un peu moins
épaisse que la peau, un coup est appliqué et porté par une
main sûre. En tournant le dos de la lame du côté du membre,
on enfonce alors l'instrument en le faisant basculer sur les
doigts; on répète de vingt à vingt-cinq coups de chaque
côté du membre. On laisse saigner ou sortir le fluide séreux,
en l'excitant par un lavage d'eau fraîche. Le lendemain, on
commencera la première purgation, en continuant dix fois, et
alternant comme dessus. C'est au bout de ce temps qu'on devra
appliquer mon feu topique. Après quoi, le deuxième jour,
l'animal devra être mis dans un pré, le moins frais possible :
les marécages sont funestes à ces maladies; car, il faut le
dire, c'est presque toujours là où se constituent ces affections,
qu'on peut considérer comme rhumatismales. Donc, on doit
en éloigner ces causes. Il est bon, même essentiel, au bout
du huitième jour écoulé depuis la date de l'application du feu
topique, de graisser un fois par jour, en continuant jusqu'à
quatre fois, avec de la pommade camphrée. (Voyez ce mot.)

L'animal ne doit être soumis au travail ni à aucun exercice qu'après une parfaite guérison.

Les meilleures saisons pour obtenir un bon succès dans ce genre d'opération sont le printemps, principalement, et l'automne ; on doit éviter d'opérer l'été à cause des mouches, et l'hiver par rapport au froid qui vient en contre-sens du traitement. J'ai vu à la suite du traitement appliqué dans cette dernière saison le mal s'accroître au lieu de diminuer ; et l'été, par les contusions que se faisait l'animal en récidivant pour chasser les mouches, résulter des indurations squirrheuses, ce qui venait encore intercepter les moyens curatifs. Mieux vaut dans ce cas ne pas opérer du tout.

Il est à observer que si ces affections sont apparues sans causes connues, elles peuvent être héréditaires ; alors l'animal doit être exclu de la progéniture.

APHTHES.

On désigne sous ce nom de petites ulcérations superficielles et plus ou moins étendues qui paraissent, à la suite d'une irritation inflammatoire, sur la membrane muqueuse de la bouche ou de la gueule des animaux domestiques ; maladie que le vulgaire appelle cocote. Elle fait maigrir les animaux qui en sont atteints, mais elle n'est pas pernicieuse. Aussi nous ne nous étendrons pas longuement sur les traitements qui lui sont propres, attendu qu'ils sont très simples, et que fort souvent les animaux qui en sont atteints n'éprouvent que de l'amaigrissement et se rétablissent pour ainsi dire seuls, si toutefois la maladie n'est pas la conséquence d'une autre, ou adjointe de même à une autre, telle que le typhus contagieux. Dans ces derniers cas, elle mérite une grande attention et un traitement très rationnel, à cause de la gravité de ses suites.

Le traitement de cette maladie dans les cas simples consiste en des lavages acidulés, compresses de liniments et gargarismes détersifs acidulés (voyez ces mots); même ce traitement devient inutile si à l'invasion de la maladie les prairies sont couvertes de bons regains, parce que les animaux ont la faculté de se gargariser et de se lotionner par la rosée de l'herbe tendre.

Cependant nous nous arrêterons à un certain point, d'après des expériences faites par nous, je dis *nous,* sur quelques-uns de nos voisins.

Des personnes de notre localité, qui avaient l'habitude de prendre du lait le matin, ayant voulu au printemps consommer cette même ration, mais froide ou pour mieux dire crue, sortant du pis de la vache, et sans que le gardien des vaches ait eu l'idée de les prévenir que celles qui étaient soumises à sa traite étaient affectées de cette maladie, ont été atteintes de violents maux de l'œsophage et de l'estomac, qui, après des recherches exactes faites par le médecin, en y joignant l'indication du malade, ont été reconnus pour des apthes qu'avait occasionnés le lait des vaches, dont les trayons sont alors bouchés par un bouton blanc et plein de pus aphtheux qui s'échappe dans le lait.

C'est pourquoi nous recommandons de ne pas faire usage d'un semblable lait, surtout pour l'espèce humaine; et si l'on persiste à l'employer pour l'usage des animaux de basse-cour, on devra le faire bouillir en y associant d'autres substances. Mieux vaut le sacrifier dans la litière pendant les six jours du plus haut période du mal, c'est-à-dire pendant qu'on voit s'écouler le virus qui en résulte.

APOPLEXIE.

Cette affection, que l'on nomme aussi très communément coup de sang, consiste dans un état morbide. Nous ne nous arrêterons pas à l'état et aux conditions dans lesquels se trouvent les animaux qui sont victimes de cette implacable maladie, à cause de sa longue description qui deviendrait embarrassante, ou pour mieux dire inappréciable pour les personnes à la portée desquelles je veux mettre cet ouvrage. Seulement je ferai remarquer aux personnes les mieux familiarisées avec les animaux, que ce sont presque toujours ceux qui sont les plus forts, les plus vigoureux et les mieux en embonpoint qui y sont le plus susceptibles. Aussi nous allons, avant de parler de quelques moyens curatifs, indiquer les préservatifs. Ainsi, lorsqu'on a sous sa direction des animaux qui sont, comme nous l'avons dit, dans de bonnes conditions, et qui ont une trop grande abondance de nourriture et en qualité supérieure, on doit commencer par supprimer de cette nourriture, diminuer la force des travaux et arriver à une bonne demi-diète. Et lorsque l'animal a à peu près fait la digestion des aliments qu'il a dans son estomac et évacué quelques parties de ses gros excréments, ce qui demande de huit à douze heures, on peut le saigner à la jugulaire deux ou trois fois, à quatre heures d'intervalle, et observer si le sang est porté vers la tête, ce qui se reconnaît par la plénitude du pouls (voyez ce mot), la rougeur et l'engorgement des paupières. Dans ce dernier cas, il est préférable de faire l'amputation de la queue, en coupant de deux à trois nœuds, et laisser saigner jusqu'à ce qu'on voie que le sang répandu par cet appendice égale à peu près les deux tiers d'une saignée ordinaire, pas davantage, attendu que deux grammes extraits de la queue produisent au moins l'effet de trois grammes sortis de la jugulaire. On peut, s'il est possible, pendant que le sang coule, mettre le cheval dans l'eau courante; la plus froide est la plus convenable, pourvu toutefois que l'animal n'aie pas trop chaud. Il est bon d'arrêter le sang par un cautère. Cette cautérisation devient aussi dérivative. On lavera le front à l'eau fraîche; on entourera même la tête avec un torchon imbibé de cette même eau, dans laquelle il y aura un tiers de vinaigre; l'entretenir ainsi frais jusqu'au lendemain, et lorsque l'animal aura recouvré son état normal, éviter de le livrer à l'influence des premières causes.

Il y a deux genres d'apoplexie, la sanguine et la séreuse.

Cette dernière est nocturne ; il faut être homme de l'art et bien exercé pour en juger. Elle est presque toujours la conséquence de la première, qui est souvent aussi déterminée par l'influence des grandes chaleurs auxquelles les animaux sont exposés, chose qu'il faut éviter si on veut les en préserver. Nos marais de la Charente-Inférieure ont besoin d'être bordés d'arbres qui seraient, à cet égard, un bon préservatif.

Il y a aussi l'apoplexie du tissu réticulaire du pied. (Voyez *Fourbure.)*

ARTICULATION.

Les maladies des articulations sont en grand nombre ; aussi nous bornerons-nous à ne parler ici que des plus communes et de celles dont des faits nous sont bien connus et très remarquables.

On s'aperçoit qu'un animal souffre d'une articulation lorsqu'il boite et ne peut mouvoir cette partie du membre. Il y a chaleur dans cet endroit, et quelquefois même toujours gonflement. L'animal a de la fièvre et cesse de manger. On doit commencer par le saigner et appliquer sur le siége de la douleur un cataplasme anodin. (Voyez ce mot.) Le troisième jour, frictionner toute la circonférence de cette articulation avec de l'eau calmante (voyez ce mot), de deux à cinq minutes ; après quoi on entoure toute la partie douloureuse d'une bande de toile (linge blanc) bien imbibée de cette même eau, en ayant soin d'arroser toutes les heures ce bandage, afin d'en entretenir l'humidité, et sans le déranger. Il faut tenir l'animal à la paille bonne qualité et au barbotage, dans lequel on mettra, soir et matin, de vingt-cinq à quarante grammes de sulfate de soude pendant huit jours.

Après ce laps de temps, on cessera les compresses et les lotions, en faisant deux onctions par jour avec la pommade camphrée. (Voyez ce mot.) Ce traitement doit suffire, ou alors le mal demanderait les soins d'un homme plus éclairé.

Il est des cas où les accidents aux articulations sont très graves et même désespérants aux yeux de tous. Il y a environ vingt-cinq années, j'ai entrepris une cure fort remarquable. Le nommé Morisson, voiturier et loueur de chevaux, rue des Fonderies, à Rochefort, dans le courant du mois de mars, loua une jument à un homme qui avait besoin de faire une course rapide de notre ville à Ciré. Montant cette bête à selle, le cavalier maladroit, à la descente d'une butte très rapide, avait imprudemment abandonné la bride à ce pauvre animal, qui tomba d'une telle force, qu'en s'abattant sur les genoux, il s'ouvrit l'articulation des deux membres, au point qu'on pouvait cacher une pièce de cinq francs, aux deux tiers de sa totalité, dans chaque ouverture.

La bête fut ramenée à grand'peine chez son maître, qui la confia aux soins d'un vétérinaire très expérimenté, l'un de mes voisins, qui, après avoir prodigué ses soins pendant cinq jours, donna le conseil au maître de cette pauvre jument de la faire abattre, vu qu'à son avis il n'y avait aucune ressource; ce que celui-ci fit, en s'enquérant de l'équarrisseur. Ce dernier ne manqua pas de venir prendre la pauvre abandonnée, afin d'en faire l'exécution, mais un cas imprévu le mit en retard et dans l'obligation de remettre la chose au lendemain. Cet homme restait hors des murs. Il attacha à une des barres qui servent à l'entourage du champ de foire de notre ville la patiente qui, cependant poussée à bout, brisa la corde qui la liait en ce lieu et erra sur le cours jusqu'à ce que la nuit fût écoulée. A l'ouverture de la porte dite de La Rochelle, elle ne manqua pas de s'introduire dans la ville, à l'insu du factionnaire, qui sans doute l'eût arrêtée, et se rendit à l'établissement d'où elle avait été si péniblement arrachée la veille. Là, cette pauvre victime de ses bons services ne tarda pas à émouvoir la sensibilité de son maître, qui aussitôt lui accorda de nouveau l'hospitalité, en lui prodiguant à la fois caresses et soins, qu'il croyait bien lui donner pour la dernière fois. Mais à peine le repas terminé, le tanneur, qui ne voulait point lâcher sa proie, arriva pour la chercher, et mit son maître dans l'obligation regrettablement forcée de lui en laisser prendre possession. Ce fut donc lorsqu'il l'emmenait que le hasard me fit trouver sur sa route, et qu'ayant examiné les profondes plaies de cet animal, que je savais être de bon service, je lui proposai, en dernier ressort, une petite somme qui dépassait celle qu'il aurait pu en retirer, ce qui le décida à me la laisser.

Traitement. — Après avoir bien nettoyé les plaies à l'eau mêlée d'un cinquième d'aloès, je plaçai mon malade sur de larges sangles et l'enlevai presque à perdre terre des pieds de devant; après quoi je disposai de larges plumasseaux d'étoupe goudronnée, imbibée de teinture d'aloès; m'étant muni d'une bandelette de toile d'environ trois mètres, je fis une forte compression qui fut aussitôt recouverte par des attelles en bois mince percées de deux trous à chaque extrémité, afin de donner passage à une forte ficelle pour faire la réunion des attelles, au nombre de quatre, que je serrai encore avec une force modérée, lesquelles s'appuyaient sur le talon et la couronne du sabot et aboutissaient auprès du coude et du poitrail.

Cet appareil, surveillé avec soin, arrosé d'eau-de-vie camphrée allongée, est resté trente-deux jours. Au bout de ce temps je l'ai enlevé en présence de MM. les docteurs Bergeron, maire par intérim de notre ville; Préau, Cuau et l'honorable M. Clémot, tous médecins et chirurgiens, qui, à l'aspect des belles chairs qui recouvraient totalement les plaies, si profondes et si effrayantes, n'ont pas manqué, j'ose le dire, de me féliciter de ma cure. J'ai continué de panser à l'aloès avec des étoupades à tamponnets minces et maintenues par de légères ligatures, et dix jours après j'ai fait sortir ma jument, en laissant à découvert les plaies que je saupoudrai avec du quinquina pulvérisé. Seulement, cinq minutes avant de saupoudrer, j'onctuais les plaies avec l'onguent populéum. (Voyez ce mot.)

Quinze jours après on a pu monter cette jument; la quinzaine suivante, je la fis atteler au cabriolet, et je continuai à m'en servir pour faire mes courses dans les communes voisines où j'étais appelé à traiter les autres bestiaux. Six mois plus tard, comme j'avais un autre cheval, je soumis cette jument au louage, alternativement à la selle et au cabriolet, ce qui dura près de dix-huit mois, au bout duquel temps je la vendis à une foire de Pont-Labbé la somme de cent quatre-vingts francs, et ce fut là que je la perdis de vue.

Depuis ce temps, plusieurs accidents de ce genre m'ont été confiés; j'ai toujours employé les mêmes soins, fait les mêmes applications; jamais aucun de mes traitements n'a échoué. Il n'en a pas été ainsi pour d'autres cas qui me paraissaient moins graves, dans lesquels je n'appliquais que les appareils agglutinatifs ou de simples bandes, qui, quoique bien placées, tombaient une heure après sur les sabots de l'animal, comme cela était arrivé à mon confrère, le savant dont il a été parlé ci-dessus.

Ainsi donc, de pareils accidents doivent être traités comme une jambe cassée; j'affirme qu'en agissant ainsi, la cure est certaine.

Dans les autres cas d'affection d'articulations, lorsque le mal résiste au traitement indiqué plus haut, employez mon feu topique. (Voyez ce mot.) Appliqué au degré que j'indique, il m'a toujours réussi. S'il n'y a pas d'obstacle, il a cet avantage de ne pas laisser de traces marquantes.

ASPHYXIE.

Ce mot qui, d'après son étymologie, signifie absence du pouls, est employé aujourd'hui pour désigner l'interruption des phénomènes de la respiration, la suspension temporaire de la vie qui débute par le poumon, et dont la suite serait la mort de l'animal, s'il n'était pas secouru à temps.

Les phénomènes de l'asphyxie varient avec les causes qui la produisent, et qui agissent d'une manière toute spéciale sur les organes de la respiration. Ces causes sont : le manque d'air, la strangulation, la submersion, l'immersion dans les vides, les gaz non respirables et la fumée.

Il faut donc, avant de donner les soins nécessaires en cette circonstance, s'assurer du genre d'asphyxie qu'on a à combattre, et tout d'abord faire, s'il y a lieu, cesser la cause.

C'est-à-dire que si c'est par strangulation, on coupe la corde; si c'est par la fumée, provenant d'un incendie, il faut y soustraire l'animal. Par submersion, écarter seulement la cause suffit souvent pour sauver l'animal.

Il est une asphyxie qu'on peut bien éviter, celle des breuvages administrés sans précaution. Si on lève trop la tête de l'animal, comme on croit parfois utile de le faire, la déglutition est gênée, il entre du liquide dans la trachée-artère; c'est-à-dire que le liquide destiné à être introduit dans l'estomac passe dans le conduit de l'air, et le peu qui s'y introduit suffit pour asphyxier l'animal. Celui-ci tousse, bat des flancs et périt souvent après quelques minutes.

Il ne faut donc pas lever trop haut la bouche d'un animal auquel on fait prendre un breuvage, et bien observer de ne pas verser de liquide dans sa bouche lorsqu'il respire.

Quant aux autres sortes d'asphyxies, il y a le remède applicable à chacune; le tout est d'arriver à temps. Ainsi, dans l'asphyxie causée par l'incendie, lorsque la fumée est entrée dans la trachée, et quoique les animaux attachés auraient le nez brûlé à ne pas pouvoir respirer, attendu que les naseaux seraient bouchés, au plus vite on ouvre la trachée au cinquième nœud, en descendant de la gorge au poitrail; on passe une ficelle dans chaque bord de l'ouverture, en les écartant légèrement, de façon que l'air s'échappe, et l'on attache ces deux cordons sur le cou de l'animal, en attendant d'y adapter un tube qui sera confectionné sur l'indication d'un homme de l'art, qui continuera les soins selon la nécessité.

Cette opération porte le nom de trachéotomie, et ne peut être bien effectuée que par un vétérinaire.

Si c'est une asphyxie provenant de grandes inflammations

aiguës, on doit pratiquer une forte saignée et débarrasser
l'arrière-bouche des substances qui y sont accumulées. Dans
tous les cas, on devra appeler un homme de l'art.

ASSUJETTIR.

L'indocilité, la méchanceté même de quelques animaux
obligent souvent de recourir à la contrainte pour se rendre
maître de leurs mouvements, pour les mettre et les fixer dans
une situation commode, soit pour reconnaître en eux quelques
lésions cachées, soit pour pratiquer des pansements ou des opérations, soit enfin pour les empêcher de se livrer à des mouvements qui nuiraient à la guérison de certaines maladies.
C'est ce qu'on entend par le mot assujettir. Il ne faut pas croire
que la force dans toute sa rudesse, les emportements, les mauvais traitements, la violence, soient propres à rendre les
animaux plus traitables. Souvent on obtient davantage par
l'adresse, les caresses, la douceur ; et tel cheval qui résiste
avec opiniâtreté aux moyens de contrainte, cède en d'autres
mains à des moyens plus doux, surtout à la voix et aux
ménagements particuliers d'un maître qui le traite ordinairement bien.

Il faut étudier le caractère des animaux pour agir en conséquence; et toujours est-il qu'on ne doit jamais se livrer à
aucune opération sans avoir préalablement fixé l'animal d'une
manière sûre, ce qui s'appelle assujettir. Ni l'animal, ni l'o-
pérateur, qui peut travailler avec sûreté, ni même les aides
ne courront le risque d'être blessés.

Il y a une infinité de méthodes d'assujettir dont on doit
bien faire la distinction, mais chaque circonstance en exige le
principe, qui sera décrit chaque fois qu'il y aura urgence. Pour
nous, le mot assujettir est synonyme de sûreté, et l'on peut
dire que l'opérateur qui l'exerce en tout point mérite une
entière confiance. Une telle prudence n'est jamais suivie
d'accidents. Ne serait-ce que pour une simple saignée, l'ani-

mal doit toujours être bien assujetti. L'expérience nous oblige à faire cette recommandation.

ASTHÉNIE OU ATONIE, ASTHME, ATROPHIE, ATTEINTE.

ASTHÉNIE OU ATONIE. — Ces mots servent à désigner le changement en apparence de la santé d'un ou de plusieurs animaux. Ce qui fait apercevoir que cet animal ou ces animaux ne sont pas dans leur état normal, c'est qu'on remarque en eux le manque de force, la faiblesse, la débilité, quelquefois l'état de stupeur, qui annoncent l'approche d'une grave maladie, ou qui peuvent être la suite d'un trop fort exercice. C'est en rétrogradant pour la recherche de ces causes qu'on peut y remédier promptement et à peu de frais. Toujours est-il qu'on doit tout d'abord en faire cesser la cause et agir.

ASTHME. — Cette maladie de l'homme a tant d'analogie avec la pousse du cheval, que nous pourrions donner la description des phénomènes qui en font connaître les causes. Mais comme le mot pousse est plus vulgairement connu, nous renvoyons à ce paragraphe. (Voyez *Pousse.*)

ATROPHIE. — Diminution progressive dans le volume d'une partie du corps par un vice de nutrition. C'est le plus haut degré de la maigreur, qui prend le nom de marasme quand elle s'étend à tout le corps. Lorsqu'on voit le dépérissement d'un animal ou de quelques-uns de ses membres ou organes quelconques, il faut en chercher la cause, la faire cesser et même la détruire. D'abord on s'occupe de l'amélioration du sujet, et le mal étant bien connu, sa désignation indiquera elle-même les remèdes.

ATTEINTE. — C'est ainsi qu'on appelle une contusion, avec ou sans plaie, que les animaux se font très souvent à la région du paturon, à la couronne ou biseau du sabot, sur le sabot même, avec le pied opposé. L'atteinte est bien plus grave si l'animal est ferré. Ces accidents proviennent aussi d'un autre animal marchant derrière ou à côté de celui qu'il blesse. Le

traitement le plus sûr et le moins dispendieux, c'est l'eau
fraîche en bains ou lotions. Si ce moyen ne suffisait pas à un
étonnement du sabot, on devrait saigner à l'endroit dou-
loureux.

AUSCULTATION.

Ausculter, c'est écouter, prêter l'oreille, faire attention aux
sons perçus, afin d'en découvrir la nature, d'en saisir les
nuances et de s'attacher à deviner ce qu'ils expriment. Ce
mode d'exploration et d'investigation est très précieux par
rapport aux connaissances qui sont nécessaires pour l'application des traitements que MM. les propriétaires vont, plus que
jamais, être encouragés à appliquer eux-mêmes. Aussi insis-
terai-je à leur recommander de bien saisir le mode d'exploration qui consiste dans l'auscultation.

Par exemple, un animal est atteint d'une affection de poitrine ou pulmonie (maladie du poumon), qui peut se compliquer d'une inflammation de la plèvre (membrane qui tient
aux côtes), nommée alors pleuropneumonie (inflammation de
la plèvre), ou encore d'une affection du cœur, appelée cardite.

Dans ces conditions, voici les remarques certaines que vous
obtiendrez par l'auscultation. Si c'est la pulmonie, l'animal a
peine à tourner la tête pour se doubler sur lui-même, tellement les poumons sont gonflés; en posant la main à plat sur
l'un des côtés, et mettant l'oreille en contact avec la main, on
sent, on entend les palpitations. Si la pulmonie est compliquée
par l'inflammation de la plèvre, ce qui caractérise la pleuropneumonie, indépendamment et en plus des palpitations, en
pressant avec les mains les côtés de la poitrine, vous remarquerez que l'animal est extrêmement sensible à ces pressions.
Le mal n'a lieu quelquefois que d'un côté. Si c'est une
cardite, maladie du cœur, en posant la main sur la partie
gauche du thorax, près le coude de l'animal, qu'on fait tenir
tranquille, et plaçant l'oreille en contact immédiat avec cette

main, vous sentirez les mouvements et battements très sonores du cœur. Alors vous êtes convaincu que c'est une cardite que vous avez à combattre. Vous avez donc à chercher aux maladies ainsi désignées pour trouver l'indication du traitement.

L'auscultation s'emploie aussi pour se convaincre de l'affection dite cornage. (Voyez ce mot.) Il en est de même pour l'hydropisie de poitrine et d'abdomen. Mais je n'engage pas l'homme qui n'a qu'une connaissance extérieure à s'en rapporter à son simple jugement, attendu que les vrais hommes de l'art sont souvent incertains et ne se prononcent qu'après des recherches exactes.

AUTOPSIE.

Action de voir par soi-même, d'observer par ses propres sens. L'autopsie est la base d'une instruction solide; c'est elle qui apprend à apprécier la valeur des préceptes de l'art médical.

Ce mot joint à l'épithète de cadavérique sert à désigner l'ensemble des recherches que l'on fait sur les cadavres pour découvrir les altérations des organes.

On emploie le mot d'ouverture pour exprimer le procédé ou l'acte par lequel on met les organes à découvert après la mort, afin d'en faire l'autopsie.

L'autopsie cadavérique est indispensable au vétérinaire comme au médecin, pour acquérir la connaissance approfondie des maladies.

En effet, c'est en explorant avec attention et avec soin les organes dans les cadavres; c'est en appréciant les désordres reconnus après la mort, en les comparant avec les phénomènes maladifs observés pendant la vie, qu'on parvient à juger sainement de la valeur de ces phénomènes et à en tirer des inductions d'autant moins équivoques, qu'on a plus souvent observé les mêmes dérangements dans des cas semblables.

Il est donc bon pour tous de faire l'autopsie d'un animal

mort, et cela pour sa propre instruction, afin que dans l'avenir on soit sûr de ne pas prendre une autre maladie pour celle qu'on vient de reconnaître, et qu'on pourra peut-être alors combattre avantageusement.

D'un autre côté, j'engage encore ceux qui perdront des bestiaux dont ils seraient garants, ou voudraient obtenir garantie, d'en faire faire l'autopsie par un homme de l'art, ou commissionné à cet effet, et d'exiger qu'il rédige son procès-verbal lui-même sur le lieu du sinistre. Dans le cas contraire, le rapport qui en serait dressé pourrait être taxé d'inexactitude.

De plus, il est toujours avantageux qu'un homme qui a des bestiaux ait une certaine connaissance de leur construction interne.

AVALURE, AVANT-CŒUR, AVIVE.

Avalure. — Cette expression est dérivée d'avaler, qui signifie en descendant. C'est assez souvent à la suite d'atteinte au sabot qu'il y a chute de la corne, et que celle-ci est remplacée par la nouvelle qui la pousse. Avec le temps, ces sortes d'accidents finissent par guérir ; on doit toutefois avoir soin de ne pas laisser les entourages de la partie lésée trop longs, car ils pourraient, en se cassant, déchirer les parties supérieures et faire revenir le mal.

Avant-cœur, Anti-cœur. — Tumeur quelquefois charbonneuse, située au poitrail du cheval ou au fanon du bœuf.

Si la tumeur est toute récente, les cataplasmes résolutifs peuvent être d'un bon secours étant suivis de lotions du même genre. Mais lorsque le mal ne cède pas à cette première médication, il faut employer les maturatifs en mêmes applications ou le feu, par des cautérisations assez profondes, et avoir soin d'éloigner la cause du mal en mettant l'animal au régime des malades de cette nature. Et en cas de charbon, soit gangréneux ou virulent, lui mettre un collier-chapelet, ou par tout autre moyen l'empêcher de lécher cette plaie, dont le virus est dangereux. (Voyez *Charbon.)*

AVIVE. — Tuméfaction ou engorgement des glandes parotides, avec ou sans inflammation; elle se change souvent en abcès, et est traitée de même (Voyez *Abcès.)*

Toutefois, il ne faut pas faire comme certains connaisseurs et panseurs, qui pressent ces glandes dans la main, en les détachant, disent-ils, de façon qu'elles ne tiennent plus au cou. J'en ai vu même qui avaient l'audace de les battre avec deux morceaux de noisetier, dont l'un formait la pince et tenait la glande, et l'autre servait à la broyer en frappant. J'ai toujours désiré que ces espèces de verges ne servissent qu'à ces panseurs de mauvaise imagination, et je suis sûr que c'est la recommandation la plus sage.

AVEUGLE, AVORTEMENT.

AVEUGLE. — Cette affection étant bien prononcée est sans remède, c'est-à-dire incurable. Mais dans la majeure partie des cas, elle peut être prévenue. Nous renvoyons à ce sujet nos observations à l'article *Cécité.* (Voyez ce mot.)

AVORTEMENT. — Expulsion accidentelle du fœtus, parturition prématurée ou qui se fait avant terme.

L'avortement peut avoir lieu chez toutes les femelles des animaux domestiques et dans tous les temps de la gestation ; il donne pour résultat un fœtus mort ou expirant, quelquefois vivant, mais n'ayant presque jamais assez de vigueur pour continuer à vivre.

Il faudra distinguer l'avortement de la parturition prématurée. Dans celle-ci, l'expulsion du fœtus a bien lieu avant le terme ordinaire de la gestation ; mais ce terme est peu éloigné ; le petit est assez développé et réunit assez d'éléments vitaux pour subsister, quelquefois du moins, si l'on attache quelque intérêt à sa conservation. Il n'en est pas de même de la sortie du fœtus à une époque plus rapprochée de la conception. Le petit est alors moins formé, moins fort; il manque des conditions nécessaires à l'existence; il ne peut subsister, il faut qu'il meure, s'il n'est déjà mort dans l'antre utérin.

Dans l'espèce humaine, les enfants qui naissent au bout de sept mois, à dater de la conception, sont viables et vivent en général. Par analogie, on pourrait admettre qu'il en est de même, dans l'espèce bovine, pour la vache, dont la gestation a la même durée, et considérer comme parturition prématurée toute expulsion de fœtus à sept mois et avant neuf mois de la gestation, en réservant le mot d'avortement pour exprimer tout fœtus né avant sept mois. A l'égard des autres espèces d'animaux domestiques, on pourrait aussi déterminer une époque correspondante à celle de sept mois, comparée à celle de neuf.

Cet accident, auquel les vaches sont plus sujettes que les autres espèces d'animaux domestiques, a toujours des suites fâcheuses, tant pour la mère que pour le petit. Pour la mère, il entraîne quelquefois, mais rarement, la mort, et généralement la disposition à avorter de nouveau; en outre, l'inflammation et la difficulté ou l'impossibilité de délivrer. L'avortement le moins grave est celui qui s'opère à une époque voisine de la conception. Beaucoup de mères n'en éprouvent aucun dérangement dans leur santé; mais il en est d'autres qui deviennent en chaleur peu de temps après l'avoir éprouvé, et il est à remarquer que leurs périodes de chaleur sont plus longues, plus difficiles à calmer, et reviennent plus fréquemment, ce qui, pour les vaches, les a fait nommer *taurelières*.

Toujours l'avortement entraîne la mort pour les petits, soit avant, soit après leur sortie de l'utérus.

Mais l'avortement peut avoir d'autres suites; par exemple, lorsque les femelles éprouvent de mauvais traitements quels qu'ils soient, le manque ou la trop grande abondance de nourriture, les fourrages malsains, les mauvaises conditions dans lesquelles on les oblige à vivre, soit en les exposant aux intempéries, soit en les plaçant dans des logements insalubres; trop d'exercice ou pas assez, et autres causes qui ont été à notre connaissance à plusieurs reprises.

Ce qui est à remarquer, c'est que pendant mon exercice j'ai été appelé maintes fois pour secourir des juments et quelques vaches, mais plus souvent des juments. Les propriétaires ou leurs remplaçants manifestaient l'étonnement le plus grand de ces sortes d'avortements, attendu que, disaient-ils, ces bêtes n'avaient aucunement travaillé, et même n'étaient sorties de l'écurie ou de l'étable que pour aller boire à la mare voisine J'avoue que je n'étais point surpris de ce que j'apprenais, et je me hâtais de leur expliquer les causes, en leur faisant comprendre qu'à une époque avancée, le petit, devenant plus fort et plus gros, emplissait une grande portion de l'abdomen, et que les bêtes, étant livrées à elles-mêmes pour le manger, s'emplissaient l'estomac de fourrages quelquefois creux, tels que la farouche, le glui d'avoine, ainsi que tous autres fourrages artificiels, même nos grands et longs foins de marais, et étaient ensuite menées à l'abreuvoir, où elles complétaient cette plénitude outrée, et revenaient avec peine à leur logement.

C'est dans ce cas que le petit, se trouvant trop à l'étroit, était asphyxié, et cela sans secousse, puisqu'il n'avait pas de place. Voilà donc les causes de cette espèce d'avortement que peu de gens jusque-là ne soupçonnaient même pas. Aussi ai-je été remercié par bien des personnes, qui depuis se sont mises en garde contre ces inconvénients, en modérant l'exercice, appliquant un pansement convenable, rationnant la femelle dans cet état, tout en observant la qualité des fourrages, l'écartant des autres animaux, et, de plus, prenant la précaution de la faire boire plutôt trois fois que deux. On remarque même que l'animal ne prend pas plus d'eau en trois fois qu'en deux, et il est par conséquent moins suffoqué.

De quelque nature que soit un avortement, ou de quelque cause qu'il provienne, il faut toujours extraire le placenta, vulgairement les mères ou arrière-faix, et ne pas, autant que possible, laisser s'écouler le troisième jour, attendu que l'ouverture utérine, en se resserrant, comprime les portions du délivre et s'oppose à la sortie de la totalité qui fait masse ; puis, passé ce temps, lorsqu'on veut tirer sur ce qu'on appelle vulgairement le cordon, celui-ci se casse, et ce qui reste se putréfie et ne peut être expulsé de cette cavité qu'en matières purulentes et souvent gangrénées. Si la femelle ne meurt pas, cela lui porte un grand préjudice, tant pour la fécondité que pour le profit qu'on espérait en retirer.

Chaque fois qu'on est dans l'obligation de fouiller les femelles pour en extraire les délivres résultant de la parturition, soit à terme, soit prématurée, on doit toujours procéder immédiatement à l'extraction, bien nettoyer le vagin avec de l'eau à une température convenable, et à laquelle on ajoute un cinquième de vin blanc, ou à défaut de vin, un dixième d'eau-de-vie seconde. Pour bien opérer, on doit se munir d'un linge de la largeur d'un mouchoir qui, étant bouchonné de façon à être contenu dans une main, est bien imbibé de ce liquide et introduit dans la cavité où l'on a été obligé d'aller chercher le placenta, et dans le fond de laquelle on exprime le linge en le retournant avec modération ; puis le pansement est terminé. Si l'on voit la bête échauffée, on lui fait prendre quelque breuvage diurétique. (Voyez ce mot.)

La mise au pré en temps beau et calme est très avantageuse, surtout lorsque les herbes sont tendres.

Si l'on trouve que la femelle soit apte à être soumise à la progéniture, on ne devra pas laisser s'écouler la première quinzaine ; la fécondité n'en sera que plus certaine.

BAINS.

Séjour plus ou moins prolongé d'un animal ou d'une de ses parties dans un milieu autre que celui qui lui est naturel, et, par extension, le milieu lui-même qui sert à cette immersion. Les bains ont lieu le plus souvent dans l'eau, soit pure, soit

chargée de divers principes ; quelquefois dans des substances molles , telles que les vases , boues , fumiers ou sables ; rarement dans une atmosphère vaporeuse , et plus rarement encore dans des gaz.

Les bains dans l'eau sont ou locaux ou généraux. Dans le premier cas , ils prennent le nom particulier de demi-bains, lotions , etc. , suivant l'étendue du corps qu'on soumet à leur action ou la manière avec laquelle on les met en rapport avec la partie.

L'eau peut être courante ou dormante; la première mérite toujours la préférence , parce qu'elle est plus pure , et qu'en outre elle exerce une influence salutaire sur les organes cutanés. D'un autre côté, néanmoins , elle a fréquemment l'inconvénient d'offrir une température fort inférieure à celle de l'air, ce qui oblige à plus de précaution.

La température des bains varie. On les dit froids de zéro à quinze degrés du thermomètre de Réaumur ; frais de quinze à vingt-deux et vingt-huit , et chauds de vingt-huit à quarante. Les bains froids sont les plus usités comme moyens hygiéniques ; les autres ne servent guère que dans des vues thérapeutiques , c'est-à-dire pour des parties malades. Dans ces cas, voyez les mots *Bains* et *Lotions*.

Tout en ne voulant pas entretenir mon lecteur trop longtemps sur cet article, je ne puis cependant passer sous silence mes propres expériences à ce sujet. Si les bains sont d'un grand secours dans certains cas , je dirai hautement qu'appliqués impunément , ils sont très pernicieux. Or, pour qu'ils produisent de bons effets ou des résultats salutaires , il faut qu'ils soient employés selon l'indication d'un homme assez éclairé pour les prescrire , les suspendre , ou même les supprimer complètement , autrement ils peuvent devenir funestes.

Voici des faits qui me sont tout personnels , et dans lesquels ma science a été mise à l'épreuve.

Pendant environ quinze ans , la surveillance des chevaux de deux postes , au nombre d'environ quatre-vingts , indépen-

damment de ceux d'autres clients employés à différents services, m'a été confiée. Par suite de ma tolérance pour les bains que, selon leur caprice, les postillons ou les charretiers faisaient prendre à leurs chevaux, j'ai eu souvent, surtout l'hiver, à combattre des maux de gorge, des indigestions, des roideurs de membres; ils étaient comme atteints de paralysie, de fluxion de poitrine et autres maladies. Mais, fatigué et sensible à la perte qu'occasionnaient de pareilles manœuvres, qui ne servaient, outre le mal, qu'à ménager l'exercice de l'étrille aux conducteurs stupides des animaux que j'étais appelé à soigner, avec l'autorisation des maîtres, j'obtins que ces chevaux ne fussent plus plongés dans des mares dont l'inégalité de profondeur était démesurée, à dater du 15 novembre jusqu'au 15 mars suivant. Pendant ce premier hiver, je n'eus aucune affection de ce genre à combattre. Mais l'année suivante, lorsqu'à la dérobée, surtout la nuit, des postillons irréfléchis recommencèrent cette manœuvre, j'en eus quelques cas. Les maîtres de ces établissements ne manquèrent point de donner l'ordre absolu d'exécuter mes prescriptions, et tout alla bien.

Toutefois, il n'en fut pas ainsi chez nos autres clients, pour lesquels nos prescriptions étaient l'objet de railleries. Des sueurs furent arrêtées par l'effet des bains. Il en résulta des affections du rachis, de la poitrine, des rhumes, des maux de gorge qui se compliquèrent en outre de catarrhe nasal ou pulmonaire, qui étant caché arriva au jetage, qui lui-même, également négligé, passa à l'état chronique. Enfin, arrivé fin d'avril ou commencement de mai, nos opposants des relais, surtout un, celui qui avait donné à ses postillons carte blanche, eut des chevaux morveux, et nous fûmes dans l'obligation de l'interdire, en appliquant la loi du lazaret, et de le rendre garant des postes avec lesquelles il communiquait, c'est-à-dire de tous les chevaux qui en dépendaient. Pendant ce laps de temps, ceux qui étaient curables furent traités, et dix-huit de la poste de Rochefort furent abattus. On ne manqua pas

de faire cesser les causes, et le mal ne parut plus pendant six autres années qui suivirent cette époque.

Mais pour des raisons d'intérêts, nous fûmes obligé de cesser de donner nos soins à la poste des Trois-Canons, qui fut abandonnée comme par le passé au désordre. Les mêmes maladies ont alors reparu et le chef de cet établissement a été complètement ruiné.

J'éprouve une grande peine à citer ces faits ; mais leur authenticité m'y oblige, et d'ailleurs ils serviront désormais de préservatif, en sachant choisir les moments favorables pour soumettre des animaux de travail au bain. On doit toujours observer que les bestiaux, surtout le cheval, soient au moins à demi reposés avant de les conduire au bain, et qu'ils ne doivent pas y aller du tout en hiver.

On peut, si besoin est, leur laver les jambes avec de l'eau qui ne soit pas trop froide, les brosser et ensuite les sécher, soit en les bouchonnant ou en les enveloppant. Toujours est-il qu'ils doivent être séchés, ou bien ils s'enrhument.

Il est aussi d'autres bains qu'on nomme bains-marie. Ceux-ci servent pour la préparation de certains médicaments. C'est alors une opération pharmaceutique. (Voyez ces mots.) Les autres lavages prennent le nom de lotions, qui varient selon l'usage que l'on en fait.

Il y a également des bains de sable. Mais ceux-ci ne sont que très peu usités en médecine vétérinaire.

Je termine cet article en désirant, et j'ose même l'espérer, qu'il soit profitable par les exemples rapportés ci-dessus.

BANDAGE.

Appareil méthodiquement appliqué, à l'aide duquel on maintient soit des médicaments en contact avec quelques parties du corps, soit ces parties elles-mêmes dans leur situation naturelle. La chirurgie vétérinaire, imitant celle du corps humain, a étendu l'acception de ce mot aux appareils à fractures et à diverses machines fort compliquées, dont il serait trop long de donner ici l'emploi détaillé. Nous nous contenterons de parler des bandes, compresses et autres ligaments propres à composer un appareil et à le fixer sur une partie quelconque. On peut aussi, dans bien des cas, leur donner le nom de ligature; l'aspect du mal ou les divers accidents en déterminent la forme.

Dans cette catégorie de bandages sont compris les bourdonnets d'étoupe, les plumasseaux, que l'on charge plus ou moins de médicaments selon la nécessité; on peut même y ajouter la suture. (Voyez ces mots.)

Je laisse aux praticiens la confection de chacun de ces appareils nommés bandages. Seulement je vais en recommander un qui m'a été d'un grand secours et dont l'efficacité est incontestable.

En 1837, je fus appelé par un propriétaire d'une commune près Rochefort, à l'effet de donner des soins à un poulain de l'âge d'environ trois mois, qui était en proie à de violentes coliques qui l'excitaient à se rouler par terre, et à rester autant qu'il pouvait sur le dos. C'est dans cette dernière position qu'on s'aperçut qu'il avait dans les bourses ou poches testiculaires une forte tumeur, de la grosseur à peu près d'un fond de chapeau arrondi, qu'on m'engageait à perforer, ce que je me refusai à faire avant une manipulation. Et en en effet, en explorant ces organes, je reconnus une hernie inguinale. J'avoue que je fus embarrassé pendant un instant; mais bientôt mon imagination me suggéra l'idée d'un bandage approprié à l'affection et qu'on n'a jamais tout prêt. J'employai immédiatement toutes les personnes de la maison, les femmes surtout, à ce travail.

D'abord deux sachets furent confectionnés de la grosseur d'un œuf d'oie un peu oblong; à un côté de chacun de ces sachets fut adapté un large et fort galon à séton, dans son milieu, dont la longueur des bouts de chaque côté était d'environ un mètre et plus, lesquels, étant fortement cousus, servaient à comprimer les sachets sur les parties que nous allons désigner, en venant faire le tour du corps du sujet et s'attachant sur le dos. Un troisième galon, mais fourchu à son extrémité, cousu au centre des deux premiers, venait passer vers la queue et allait s'attacher en forme de T au nœud des deux autres.

Une serviette et une nappe furent préparées, l'une ployée en huit doubles carrés, l'autre doublée en quatre dans sa longueur, de manière à entourer l'animal, et ayant aussi trois forts galons à chacune de ses extrémités. Tout étant prêt, avec des aides je couchai le poulain sur une bonne litière, une corde attachée à chaque paturon des membres de derrière, avec un morceau de bois formant l'écartement, comme celui qui sert, par exemple, à pendre un cochon lorsqu'il est mort.

Ces cordes furent passées à une poutre, et les aides en tirant dessus, halèrent le derrière du sujet jusqu'à lui faire perdre terre, afin que la masse intestinale se dirigeât vers la poitrine. L'appareil auprès de moi, j'opérai la réduction de la portion de l'intestin qui avait franchi l'anneau inguinal, en le repoussant graduellement et avec modération. Tout à coup un choc gargouilleux se fit entendre; la tumeur, ou pour mieux dire l'apparence volumineuse, disparut à nos yeux. J'appliquai l'appareil, en commençant par les sachets bandés, ayant soin que les formes ovoïdes fussent exactement appliquées sur les cavités annulaires qui marquaient le passage où était sorti en partie l'intestin.

Par-dessus ce premier bandage et pour le comprimer fut appliquée la serviette en huit doubles, à forme carrée, et maintenue par la nappe, qui retint le tout en venant s'attacher sur le dos. A cette dernière était également cousu un cordon qui, en passant vers la queue, devait rejoindre les autres sur le dos. En opérant ainsi, je pris bien garde à ne pas comprimer le pénis, pour laisser sortir les urines.

L'animal remis de bout se dirigea vers les mamelles de la mère qu'on avait éloignée pendant l'opération. De temps en temps on eut soin de raccourcir les cordons qui se relâchaient, de manière que la compression fût constante. Pendant les trois premiers jours qui ont suivi, la mère a été mise à un régime modéré, au barbotage et à des aliments choisis. Après ce temps les bandages ont été enlevés et rien de fâcheux n'est survenu. J'ai castré ce cheval à l'âge de trois ans, et plus tard il a été choisi par la remonte.

Nous ne saurions trop recommander à l'attention le fait que nous venons de développer, et qui, faute d'être bien observé, a jusqu'à présent occasionné de grandes pertes. On peut d'ailleurs s'en préserver en ne confondant pas ce genre de colique avec toutes les autres, dont les symptômes varient.

Ces accidents sont à craindre dans la première huitaine que l'on sépare le petit de sa mère, soit pour la livrer à certains travaux, soit pour la conduire à l'étalon. C'est pendant ces absences que le jeune animal se tourmente, fait des efforts pour sortir du lieu où il est captif, et qu'il peut gagner ce mal, très grave et fort difficile à apprécier.

Il nous est arrivé depuis cette époque d'avoir été appelé pour plusieurs autres cas de cette nature; le même traitement, la même application de bandages ont toujours été satisfaisants. (Voyez *Hernie.*)

BLEIME.

La bleime est une altération, une contusion, une meurtrissure survenue par suite de contusion, qui vient à la sole du talon des gros bestiaux des espèces bovine et chevaline, et qui oblige l'animal à boiter.

On ne doit point hésiter à déferrer le pied boiteux, le forer à fond et mettre un cataplasme émollient, et dès le lendemain referrer l'animal, en ayant la précaution d'empêcher que rien ne porte sur la partie contuse. Si c'est un pied plat, dont les talons sont toujours faibles, on aura recours à un fer à planche. De plus, si l'on a été dans l'obligation d'enlever le quartier emporté, il faudra, avant d'appliquer le fer, enduire un plumasseau d'étoupe avec de l'onguent de pied, qui sera maintenu sur la plaie par une ligature à galon plat qui fera deux fois le tour du pied. Ce traitement doit suffire. Toutefois, si la matière purulente a fait des ravages et que, comme il arrive quelquefois, elle ait fusé dans les poils, on doit enlever toute la corne et au delà du siége du mal, mais sans faire saigner les parties où la matière a stationné, parce que, dans ce cas, on exposerait l'animal à une excroissance de chair nommée en vieux terme *sérèze*, pour la résolution de laquelle il faudrait trois fois plus de temps que pour le premier cas. J'en ai même vu qu'il a fallu dessoler, ce qui conduisait à près de deux mois le traitement. D'où il résultait que le remède était pire que le mal. Tandis qu'en procédant comme ci-dessus, je n'ai jamais dépassé le troisième jour sans que l'animal qui m'était confié fût apte au travail.

Ces sortes d'accidents sont quelquefois le résultat d'une ferrure mal faite par un ouvrier qui a trop affaibli le talon et laissé porter la branche du fer sur la partie faible, en maintenant la pince trop longue, ce qui forçait l'animal à marcher sur le talon et à se contusionner.

BOISSON, BRULURES.

Boisson. — Les animaux domestiques ont pour boisson l'eau telle que l'offre la nature. A l'article *Eau* nous ferons connaître les diversités que ce liquide présente et les qualités qu'il doit posséder pour réunir toutes les conditions salutaires.

Brulures. — Il est plusieurs genres de brûlures, et selon la nature de l'accident on fait la médication. Les cas sont si multipliés qu'il en est qui ne peuvent figurer ici, sous peine de trop compliquer ce paragraphe ; aussi ne nous occuperons-nous que des plus ordinaires, telles que celles occasionnées par le feu ardent, soit en brasier, flammes ou fers chauds à des degrés variés, réservant pour plus loin celles produites par

l'eau ou autres liquides en ébullition, de même que les brûlures qui résulteraient de l'application, soit imprudemment ou
accidentellement, de différents acides.

On entend par brûlures par le fer chaud ce qui arrive
quelquefois aux maréchaux malhabiles qui, après avoir paré
un pied à fond, laissent stationner trop longtemps sur cette
partie le fer chaud.

Il faut immédiatement arroser la plaie avec de l'éther sulfurique et la recouvrir d'un plumasseau d'étoupe bien imbibé de
ce liquide, en observant que la partie lésée ne soit pas trop
comprimée ; puis, le lendemain, panser la plaie à la pommade
camphrée. (Voyez ce mot.) Si la plaie avait des chairs bour-
geonneuses à découvert, il faudrait y appliquer une traînée
de poudre de camphre et la recouvrir de la même étoupade
enduite de la même pommade. Agir comme cela pour toute
autre partie du corps ou des membres, et surtout bien prendre
garde que la plaie ne soit en contact avec l'air ni avec d'autre
corps.

Pour les brûlures de brasier, même traitement.

CACHEXIE, CASTRATION.

CACHEXIE. — Ce mot, placé dans un grand cadre de médecine vétérinaire, ne devrait pas figurer ici, attendu qu'il
renferme un trop grand nombre de dénominations pour une
même maladie, telle que, par exemple, celle des moutons
qu'on nomme le *goître*, le *goumon*, le *flegmon*, la *pourriture*, etc., qui deviennent insignifiantes, et entraîneraient à
des recherches vétilleuses le lecteur, qui a besoin d'être bref.

C'est pourquoi j'ai cru devoir seulement en décrire le sens,
réservant les détails pour l'article *Maladie du mouton* ou *Mouton
(maladie du)*, afin de faire voir aux personnes qui pourraient
connaître la nomenclature des différentes maladies qui tuent
subitement le mouton, que je n'ai pas omis ce passage, mais
que je l'ai seulement abrégé et par conséquent rendu plus clair

CASTRATION. — Opération chirurgicale qui consiste à enlever aux animaux les organes nécessaires et indispensables même à la reproduction de l'espèce, les testicules dans le mâle et les ovaires dans la femelle, ou seulement à en annuler l'action. Ce procédé, vulgairement connu de tous les propriétaires d'animaux, n'est pas toujours bien appliqué, et souvent, pour peu que l'opérateur s'oublie, exerce à la légère, leurs intérêts sont compromis. Nous allons nous faire comprendre à l'article *Castration du cheval.*

Si la castration a été mise en usage pour l'affranchissement des animaux qui, dans leur état naturel, ne pouvaient se plier à la domesticité, surtout les mâles, tels que le taureau et le cheval, cette opération a aussi son avantage quand elle est exercée d'une façon convenable sur certaines femelles, telles que la truie et la vache.

Quant à la truie, cette opération n'est pas embarrassante pour les éleveurs, puisque la majeure partie d'entre eux la pratiquent.

Mais il n'en est pas de même pour la vache, et c'est à tort, car elle ne donne pas un produit moins avantageux que la truie, lorsqu'elle a subi cet affranchissement. J'en ai déjà publié les avantages, et je vais les reproduire ici.

Castration de la vache. — Avant d'entrer en matière, je dois prévenir toute personne qui se livrera à une telle opération sur une femelle, de quelque espèce qu'elle soit, de bien s'assurer que celle-ci n'ait pas habité avec un mâle. J'ai été témoin d'inconvénients de ce genre qui ont été pernicieux.

Comparant cet animal à la truie, on sait que celle-ci, après avoir fait plusieurs portées, n'engraisse que très difficilement, si elle n'a été, terme vulgaire du pays, castrée, et que pour arriver à l'embonpoint, elle mange plus que sa valeur. Si au contraire elle a subi cette opération, il est certain qu'avec un dixième de la même nourriture et en un plus court délai, elle acquiert le double de volume et les chairs en sont plus tendres, plus succulentes. Ainsi, lorsqu'elle a fait plusieurs veaux, veut-on mettre la vache à l'engrais, après quelques semaines de bonne nourriture, elle en a déjà profité; mais il est à remarquer qu'elle redevient taurelière, et que dans l'espace de jours que dure cette période d'érection elle perd ce qu'elle avait acquis. Or, c'est continuellement à recommencer.

L'expérience apprend et prouve l'immense avantage de la castration.

Premièrement, pour le lait, qui n'éprouve aucune altération. Secondement, pour le maintien du lait dans les mêmes qualité et quantité, sa durée de dix-huit à vingt mois et même deux ans, et souvent aussi son augmentation, pour la première année, d'un tiers en sus de sa quantité ordinaire.

Après cette époque, ou avant si l'on veut, on peut soumettre la vache à l'engrais; elle en profite sans interruption.

Il est prouvé que la viande résultant de ces vaches est beaucoup plus belle, plus tendre et plus succulente que celle des autres, et même que celle de bœufs aussi gras qu'elles, qui auraient été soumis au travail, puis à l'engrais. C'est par des expériences réitérées que j'ai déjà fait connaître les grands avantages que les propriétaires de ces bestiaux peuvent retirer en mettant mon procédé à exécution.

Il faut bien remarquer qu'en castrant une vache de trente-cinq à quarante jours après son vêlage, si elle donnait six pintes de lait par jour (neuf litres environ), elle en donnera sept ou huit journellement pendant un an. Le beurre sera en proportion, et le reste du temps elle donnera la même quantité qu'avant l'opération. Ce n'est que lorsque son produit cesse qu'on doit la soumettre à l'engrais.

Voici la manière d'opérer recommandée par M. Hurtrel-Derborval :

« La saison du printemps et celle de l'automne sont les « temps à choisir de préférence, et éviter les mauvais vents, « tels que les nord ou nord-est. Les basses températures « sont bonnes à choisir. On s'assure que la bête ne soit pas « dans un moment de fureur (d'érection.) On la met à la

« diète. Il est très urgent aussi d'être bien convaincu que la
« bête n'est atteinte d'aucune infirmité. Et enfin, elle doit ne
« ne pas être trop vieille et être en parfaite santé.

« Avant de la livrer à l'opération, l'emplacement qu'on lui
« destine doit être prêt, modérément clos, sans fumier. La bête
« doit être seule dans son étal. Tous les appareils destinés à cet
« effet doivent être prêts, et même préparer de quoi faire la
« ligature aux veines qui pourraient être coupées en faisant
« l'ouverture du flanc.

« Et avant de faire l'incision où l'on va introduire le bras,
« il est bon de vider le rectum, attendu que les excréments
« qui y sont contenus forment un volume qui gêne pour l'opé-
« ration.

« La bête doit être fixée et assujettie comme suit. Il est
« entendu qu'elle doit être à jeun au moins de quinze heures.
« On attache la vache par la tête à un mur contre lequel elle
« est appuyée du côté droit. Dans ce mur doivent être scellés
« trois anneaux. L'un pour y saisir la tête ; le second en face
« l'épaule, pour avoir la faculté d'y adapter une corde, jueille
« ou sangle qui entoure le corps de la bête et la lie au mur ;
« le troisième anneau en face la cuisse de derrière, qui recevra
« une corde assez longue, venant de celui de devant et qui
« aura fait l'enveloppe de l'animal par le côté gauche et arri-
« vant s'attacher à ce dernier, afin qu'il ne puisse pas s'écarter
« du mur. Un morceau de bois assez fort, de la grosseur environ
« de trente centimètres de circonférence, long de un mètre
« soixante-dix centimètres, ayant à chaque extrémité une
« entrave à boucles pour lier les deux jambes gauches ; de
« façon que celles-ci ne puissent se rapprocher l'une de l'autre.
« Ces deux jambes étant assujetties l'une à l'autre, on ne devra
« pas moins fixer son attention à lier les deux jambes de der-
« rière l'une à l'autre, de façon à ce que l'opérateur soit garanti
« des coups de pieds et puisse opérer librement. Il est bon
« d'avoir deux bistouris, l'un à lame convexe du côté tran-
« chant, un autre boutonné et droit, deux aiguilles à suture

« et courbes, enfilées d'un gros fil retors et bien ciré, et des
« aides en quantité suffisante. La vache ainsi fixée, l'opéra-
« teur, la main droite armée du bistouri convexe, se place
« près l'épaule de gauche de l'animal, la main gauche appuyée
« sur le dos du sujet. Il porte le tranchant du bistouri au
« milieu et à peu près à la partie supérieure du flanc gauche,
« et d'un seul trait il incise à la fois et verticalement la peau
« et les muscles de cette partie. Le flanc et le péritoine ouverts
« l'opérateur agrandit l'ouverture avec le bistouri à bouton,
« de manière à pouvoir y introduire le bras. Il enfonce la
« main dans l'abdomen, en la dirigeant contre le bassin, der-
« rière le cul-de-sac du rumen, où se trouvent les cornes de
« l'utérus. Dès qu'il a reconnu cet organe, il porte la main
« un peu au-dessus de la bifurcation où sont situés les ovaires,
« entre les lames des ligaments supérieurs et l'utérus. Il saisit
« l'un des ovaires qu'il détache à sa partie postérieure avec le
« pouce et l'index. Il passe celui-ci sur la convexité de l'ovaire
« pour le séparer complètement du ligament péritonéal qui le
« soutient ; alors il saisit l'ovaire dans sa main, le tire légère-
« ment, et au moyen de l'ongle du pouce, il ratisse les vais-
« seaux et la trompe de fallope sur l'index qui lui offre un
« point d'appui sur ces vaisseaux. Enfin, il rompt le cordon
« dont il s'agit par de légères tractions qu'il lui fait subir en le
« ratissant avec l'ongle, et il sort l'ovaire. Il introduit de
« nouveau la main dans l'abdomen, et procède de même à
« l'extraction de l'autre ovaire Puis il fait à la plaie une
« suture, ayant soin de ne pas trop la serrer à sa partie infé-
« rieure, afin de ne point empêcher la sortie du pus, qui sans
« cette précaution fuserait entre la peau et les muscles ainsi
« que dans l'abdomen, et pourrait déterminer des accidents
« qu'on évite en favorisant son écoulement. »

Le pansement, qui se fait deux ou trois jours après l'opération, consiste à bassiner deux ou trois fois par jour tout le
tour de la plaie avec de l'eau de mauve tiède, à la tenir propre,
et dans le temps des chaleurs, à ajouter à l'eau de mauve un

dixième d'eau-de-vie camphrée. Pour que l'air ne pénètre pas dans la plaie, appliquer un bandage de toile large comme deux fois la main, d'une forme oblongue, ayant à chaque bout une corde qui entoure le corps de la vache en se réunissant au côté opposé, et que l'on détachera à chaque pansement pour renouveler l'étoupade, qui aura dû être choisie bien propre et appliquée sèche. Les goudronnées sont les meilleures, telles que celles qui viennent des vieux cordages de navires.

Pour maintenir l'étoupade dont il est question ici, je préfère adapter à la peau du flanc de la bête quatre petits galons à séton, à une distance de trois travers de doigt de la plaie, formant le carré, et qui, en passant en croix sur le plumasseau qui couvre la plaie, forment un nœud à son centre. Ces nœuds devront être à rosettes, et pour ne pas être exposé à briser la peau à laquelle ces galons sont adaptés, avant de se décider à les détacher, il faudra les humecter pour qu'ils soient souples. Lorsqu'à leur base le pus paraîtra avoir affaibli la peau, il ne faudra pas attendre la chute de ces galons; mieux vaudrait les couper, et alors saupoudrer la plaie avec de la résine pulvérisée. Le dixième jour, la plaie peut sans inconvénient être abandonnée à elle-même et la bête mise en liberté, si le temps le permet.

Pendant ce temps, la nourriture sèche, toujours en bonne qualité, est préférable au vert. Les herbages verts des prés artificiels doivent surtout être sévèrement proscrits.

Quelque nourriture qu'on soit obligé de donner à la bête qui est dans cette condition, il faut de la sobriété; c'est-à-dire qu'on doit les trois premiers jours qui suivent l'opération ne donner que moitié nourriture et augmenter graduellement. Il est bon aussi qu'une vache qui a tout récemment subi cette opération ne soit plus remise avec les mâles de son espèce jusqu'à parfaite guérison, et jamais si faire se peut.

Il en est de ces vaches comme des bœufs bistournés qui, quoique ne pouvant rien effectuer de la fécondité, ne montent pas moins les vaches, qui n'en éprouvent que de la fatigue à en maigrir. De même les vaches opérées après avoir été fécondes, et surtout après plusieurs portées, éprouvent un tourment pernicieux qu'il faut éviter.

Si quelques personnes doutaient de l'efficacité de l'opération que je viens de conseiller et en contestaient même les précieux avantages, elles pourraient s'en informer auprès de MM. Hurtrel-Derborval et Févrat, vétérinaires distingués, ainsi que M. Yvart, ancien professeur et directeur de l'école d'Alfort.

Il est regrettable que dans un pays comme le nôtre l'ignorance conduise au doute de la science, qui étant encouragée dans sa mise à exécution, deviendrait si fertile et tournerait conséquemment au bien et à l'avantage de tous. C'est vraiment déplorable, dans un pays comme celui des deux Charentes, où les animaux de boucherie sont en aussi grande abondance, et où l'on pourrait avoir toujours de belle et bonne viande, de voir plus des trois quarts de cette viande pour ainsi dire avorter, et par conséquent livrée à la consommation sans être arrivée à son point de perfection, faute de vraie culture.

Je ne puis m'empêcher de le dire ici, il est à regretter d'avoir de la science dans un pays où l'on n'est pas apprécié. Pourtant les propriétaires ne manquent pas d'intelligence ; mais ils ont une mauvaise routine dont ils ne veulent pas sortir, et si quelques bons procédés leur sont présentés, c'est à qui ne les adoptera pas le premier ; en attendant, l'homme de l'art souffre et se dégoûte en vieillissant.

Voyons, poursuivons dans la voie du progrès, et cherchons à détruire le système retardataire qui est ancré dans ce pays, et qui, il faut l'espérer, aura disparu avant peu.

Il est une autre race d'animaux, très communs et abondants pour la boucherie, qui seraient aussi d'un bon rapport et très profitables à l'économie de la consommation, si l'élevage en était bien traité ; je veux parler de la race ovine. Mais pour celle-ci comme pour la race bovine, l'éleveur est encore arriéré.

Castration des moutons et brebis de boucherie. — Dans un troupeau de moutons, les brebis jouent un rôle très important,

tant pour la fécondité que sous le rapport du lait et de la laine;
mais épuisées par la gestation, lorsqu'on veut les destiner à
la boucherie, elles ne donnent qu'une viande inférieure à
celle du mouton. Cependant, soumise à la même opération
que la vache, la viande de la brebis égalerait celle du mâle de
son espèce; et nous en avons un bon exemple par nos voisins
les Anglais, qui sont toujours moins en retard que nous dans
cette science agricole (1). De là découle ce principe qu'on obtiendra une meilleure viande, plus tendre et plus succulente,
en castrant les femelles de moutons en bas âge, telles que les
agnelles de deux mois qui, n'ayant pas encore été fécondées,
deviendront fortes, charnues, et donneront davantage de laine
et en meilleure qualité.

Voici le procédé opératoire de Daubanton:

« On place l'agnelle sur une table; un aide tient les deux
« jambes de devant et la jambe droite de derrière; un autre
« écarte la jambe gauche de derrière. L'opérateur soulève la
« peau du flanc gauche avec les doigts de la main gauche, pour
« former un pli à égale distance de la partie plus haute de l'os
« de la hanche et du nombril; il coupe ce pli de manière que
« l'incision, qui doit être verticale, n'ait que quarante-et-un
« millimètres (un pouce six lignes). L'ouverture étant faite, en
« coupant toute l'épaisseur de la chair, et de manière à pénétrer
« dans l'intérieur sans offenser les intestins, l'opérateur intro-
« duit l'index dans la cavité abdominale pour chercher l'ovaire
« gauche. Lorsqu'il l'a senti, il l'attire doucement au dehors.
« Les deux ligaments larges de l'utérus et l'ovaire droit sortent
« en même temps; ou on coupe, ou on ratisse avec l'ongle du

(1) N'est-il pas pénible et blâmable de voir une science agricole
qui date d'Aristote et de Pline, et qui a été depuis ces temps-là
mise en pratique par les Italiens et les Anglais; n'est-il pas pénible,
disons-nous, de voir cette science négligée par nous, Français, que
je n'ose pas dire ignorants cultivateurs, et surtout dans la Charente-
Inférieure, où tout serait prospère?

« pouce les ligaments qui tiennent les deux ovaires, et ces
« organes sont mis avec ménagement dans leur place respective.
« On referme la plaie au moyen de trois ou quatre points de
« suture, qu'on recouvre d'un petit corps gras. On laisse pendre
« les bouts du fil en dehors, que l'on coupe au bout de dix
« à douze jours. La bête n'éprouve de malaise que les deux
« premiers jours. Il est cependant sage, pendant ces deux
« jours-là, de la tenir au parc, sans fumier et nourrie au sec. »

Il faut être bien convaincu, lorsqu'on veut castrer les mères,
qu'elles n'aient pas été fécondées ; de pareilles erreurs deviendraient funestes.

Pour les agneaux, j'engage les éleveurs à opérer la castration
par incision, ce qui consiste seulement, chez le petit, à fendre
les bourses et découvrir le testicule, le briser avec l'ongle en
le détachant du cordon et l'enlever; puis resserrer les bords
de l'ouverture, et l'opération est faite

Chez les grands, il est prudent, afin d'éviter une hémorrhagie, qui cependant ne se déclare pas dans tous les cas, de
lier avec une petite ficelle le cordon testiculaire. Toutefois,
il est toujours sagé de choisir pour ce genre d'opération un
temps doux, calme, sans pluie.

Ces procédés de castration sont préférables au système de
bistournage, qui souvent avorte; c'est-à-dire que le testicule
n'étant pas toujours complètement détruit, et seulement accidenté par la torsion, laisse une demi-vigueur (1), qui devient
nuisible à l'engrais de l'animal et lui donne lieu de tourmenter le troupeau dont il fait partie; c'est ce que les cultivateurs appellent reille. Et il est aussi à remarquer que les chairs
qui proviennent d'un pareil animal sentent et laissent un goût
de boucain, que l'on désigne encore sous le nom de tournis;
c'est répugnant.

---

(1) Que, par ignorance et imbus de préjugés absurdes, certains
anciens cultivateurs appellent de la gaieté.

Rejetez donc toutes ces vieilles routines qui ne vous sont que préjudiciables, et adoptez les principes vrais, puisque c'est pour le bien de tous.

Notre pays est, sans contredit, l'un des meilleurs de France pour l'élève des bestiaux employés en agriculture ou destinés à la boucherie; mais malheureusement les cultivateurs qui entourent Rochefort, je dis Rochefort principalement, quoique je comprenne presque toute la Charente-Inférieure, à l'exception, toutefois, de quelques très petites localités qui environnent Saint-Jean-d'Angély, jusqu'à présent n'ont pas su et ne savent pas généralement élever les moutons. En parlant de Rochefort, il faut convenir que ses entourages marécageux ou bas-fonds ne conviennent pas à cette espèce de bétail. Mais tout près il s'y trouve de très bonnes localités, qui pourraient être utilement appropriées à ce genre d'élèves, si les cultivateurs étaient plus éclairés et laborieux, je dirai même intelligents et actifs.

Aussi les habitants n'élèvent-ils que très rarement de beaux et bons moutons, dont la majeure partie se perd par suite de leur insouciance. On en aura la preuve, si l'on visite les pâturages où ils mettent leurs troupeaux à paître. A la saison de la végétation, on verra ces terrains couverts en majeure partie d'herbes pernicieuses ou malfaisantes, comme le serpolet, la renoncule, le bouton d'or, etc., qui sont nuisibles à la prospérité de ces bestiaux délicats. Et si les cultivateurs, plus soucieux de leurs intérêts, avaient le soin d'arracher ces plantes, elles n'encombreraient pas la bonne herbe qui, plus petite, se trouve couverte par la sommité de la mauvaise. L'animal, quoiqu'il la dédaigne, est souvent contraint d'en prendre quelques parcelles qui, multipliées, l'empoisonnent lentement.

Cultivateurs de Rochefort, détruisez donc avec énergie les plantes vénéneuses qui couvrent vos terrains et nuisent d'ailleurs à la croissance de vos céréales. Visitez les cantons voisins, à la saison où les blés fleurissent, vous verrez toute espèce de blé, surtout le froment, propre et bien nettoyé des mauvaises herbes ; tandis que le vôtre, autour de Rochefort, sert de rames à toutes espèces de plantes parasites qui le dominent. C'est avec peine que nous avons vu des cultivateurs, près Rochefort, n'aller que deux fois aux champs ; une fois pour semer, et l'autre pour récolter. Ils se disaient sans doute : si je n'ai pas de blé, j'aurai de l'herbe. Il est vrai, et il faut en convenir, cette funeste incurie est toute à la louange de la bonne qualité des terrains qui entourent cette belle cité, mais non pas à celle de ces sortes de cultivateurs. Arrêtons-nous un peu sur ce fait. Peut-on croire à la bonne qualité de pareils herbages qui ont crû indistinctement, et des parties nutritives desquels on ne peut juger lorsque l'animal auquel on le donne les absorbe ? Il est pourtant facile de comprendre que les bestiaux que l'on veut livrer à la boucherie n'arrivent à un point acceptable que par suite de bons aliments, et surtout le mouton, qui n'est pas pourvu d'une aussi forte masse de fluide sanguin (1) que les autres animaux de boucherie, et en conséquence plus susceptible d'être affecté des différentes conditions auxquelles on le soumet, telles que les rigueurs du temps auxquelles on ne sait pas assez le soustraire, les bons logements qui ne lui sont pas assez communément choisis, et surtout les aliments convenables, qu'on devrait s'attacher à lui procurer ; mais c'est tout le contraire.

Le mouton, qui, de tous les animaux de boucherie, demande le plus d'attention, est celui auquel on en accorde le moins. En voici quelques preuves, que nous trouvons dans ce pays. Un troupeau de moutons devrait être gardé par un

(1) C'est à ce manque de fluide sanguin qu'on peut attribuer sa douceur et son peu d'énergie, au point qu'il se laisse vaincre par un autre animal moins gros que lui, et ne défend même pas son petit. Il est moins énergique qu'une poule. Aussi celle-ci a-t-elle plus de sang, proportionnellement à sa grosseur. Elle est par conséquent plus vigoureuse.

homme expérimenté ; on y place tout ce qu'il y a de plus ignorant. Il devrait être bien logé ; on le loge dans les toits les plus insalubres des dépendances. Il faudrait que les parcs fussent souvent nettoyés, à cause des mauvaises émanations qui s'en exhalent et qui sont absorbées par ces animaux ; on leur laisse jusqu'à un mètre et un mètre et demi d'épaisseur de fumier. On devrait donner aux moutons des fourrages choisis et être sûr que ces fourrages ne renferment aucune herbe vénéneuse ; on leur réserve tout ce qu'il y a d'inférieur en qualité. En somme, les moutons de nos fermes sont très mal soignés ; aussi en voit-on rarement qui aient six années de date dans la même propriété. En faisant disparaître toutes ces mauvaises causes, on réussirait dans ce pays-ci comme partout ailleurs.

Je regrette de m'étendre si longuement sur cette question ; mais comment détruire ces vieux systèmes, si nous n'en faisons pas remarquer les erreurs, afin de leur faire succéder de bonnes méthodes, méthodes que nous donnerons à l'article qui traitera de l'hygiène et des moyens préservatifs des maladies du mouton ? (Voyez *Maladie du mouton*, ou *Mouton (maladie du.)*

Dans le système d'économie que nous espérons voir adopter, le mouton tiendra un des premiers rangs, attendu que notre sol permet d'en retirer de bons revenus.

Nous continuerons à nous occuper de la castration, et en passant, nous parlerons de celle du taureau, qui laisse aussi à désirer à cause du bistournage qu'on exerce encore sur ces animaux si précieux. Il est toujours regrettable de voir un animal d'un si haut prix sortir mutilé d'entre les mains d'un ignorant bistourneur, qui souvent ne fait qu'avarier les testicules et ne détruit qu'imparfaitement la capacité régénératrice, en ne lui ôtant pas la faculté de tourmenter la femelle de son espèce, ce qui l'empêche lui-même de profiter.

J'en ai vu qui, après avoir été ainsi manqués, ont eu le testicule tuméfié et adhérent au rein. Par suite, ce testicule

devient cancéreux, et enfin l'animal est tombé dans un état de dépérissement complet. Tandis que par la castration ou ablation du testicule, jamais de mauvais résultats. C'est pourquoi j'appuie et j'approuve ce dernier procédé.

Castration du verrat. — Elle s'exécute comme pour le cheval. Il s'agit de saisir l'animal de façon à ce qu'il ne blesse personne. Par précaution, on doit le museler et avoir assez d'aides. Lorsqu'il est couché sur le côté gauche, on lui rapproche les deux pieds de derrière de ceux de devant en les liant ensemble. L'opérateur fait une incision à la poche de chaque testicule, et après les avoir bien découverts, il lie le cordon testiculaire, qui doit être bien mis à découvert de l'épididyme, avec une ficelle d'une grosseur moyenne, en faisant trois tours et serrant modérément. Après le nœud fait, on coupe le testicule en laissant une petite parcelle de cet organe qui forme une grosseur plus volumineuse que le cordon, de façon que celui-ci ne glisse pas, et l'opération est terminée. Mais toujours l'animal doit être à jeun.

Castration de la truie. — Cette opération est si commune que nous ne nous y arrêterons que très peu.

Voici notre procédé :

Il s'agit d'être bien certain que la truie n'a pas été fécondée. Elle doit être mise à la diète dès la veille. On a soin d'avoir un bistouri et une aiguille enfilée d'un gros fil retors et ciré. On couche la bête sur le côté droit ; un aide tient la tête, un autre les jambes de derrière, en tirant la jambe gauche en arrière, croisée sur la droite. L'opérateur, placé à la droite de l'animal qui lui tourne le dos, lui pose son pied droit sur le cou, le pied gauche sur la hanche, afin de faire tendre le ventre. Après avoir coupé les soies et fait une incision dans la partie médiane, c'est-à-dire au milieu du flanc, de façon à ce que l'ouverture puisse permettre d'y introduire deux doigts, avec l'index, qu'il dirige vers la cavité pelvienne, il refoule les intestins vers le nombril, sans les offenser, et, tournant et retournant tout doucement le même doigt, il cherche vers le

sacrum jusqu'à ce qu'il ait rencontré l'ovaire droit, qu'il amène au dehors au moyen du doigt placé sur la surface antérieure du creux du ventre, jusqu'à l'ouverture, en appuyant le pouce sur la peau, tout près de celle-ci, pour saisir l'ovaire avec ce doigt et l'index. L'organe étant arrivé à l'ouverture, on tire sa corne en dehors, autant qu'il faut pour que la corne opposée soit amenée aussi à l'ouverture, et par ce moyen on fait approcher l'autre ovaire. Ces deux corps étant saisis, on les arrache, soit par torsion pour briser leurs ligaments, soit en les ratissant avec l'ongle; après quoi on fait rentrer tous ces organes en ordre, tels qu'on les a sortis, et l'opération est terminée par trois ou quatre points de suture. Seulement il est à observer qu'avant de faire la suture, il faut que l'aide remette la jambe gauche de derrière en position naturelle, parce que la peau viendra alors couvrir l'ouverture faite par l'incision des muscles, qui n'ont pas besoin d'être cousus avec la peau.

Il est prudent de garder la truie ainsi opérée de deux à trois jours au toit, de crainte qu'étant mise en liberté de suite, elle n'aille se souiller dans une fosse ou dans une mare d'eau bourbeuse qui pourrait s'introduire dans l'ouverture, ou tout au moins salir la plaie et retarder sa guérison. L'ayant ainsi renfermée, on doit éviter de lui donner à boire de l'eau froide. Du son bouilli et du laitage acidulé conviennent parfaitement, ainsi que de la mouture d'orge et de seigle.

Castration du cheval. — Quoique cette opération soit bien répandue dans toute la France et pratiquée de différentes manières, car chaque opérateur en adopte une, et il la croit la meilleure, je dirai, à cet égard, qu'elles sont toutes bonnes lorsque les organes accessoires de la reproduction sont bien enlevés et qu'il n'en résulte nul inconvénient. Cependant il en est de plus sûres les unes que les autres, celles par exemple qui sont moins susceptibles à entraîner des accidents.

Ainsi, la castration aux casseaux a toujours des résultats graves, qui, à mon point de vue, doivent la faire rejeter. Or donc, lorsqu'un opérateur a placé les casseaux en laissant

les testicules ensemble suspendus, n'est-il pas évident que l'animal doit éprouver de fortes douleurs pendant le laps de temps que l'appareil reste en suspension?

D'un autre côté, il est exposé à s'accrocher à un corps quelconque et éprouver une traction dangereuse, qu'il peut également effectuer lui-même avec les dents. J'en ai vu qui, à la suite d'accidents de ce genre, ont eu, entre autres, des excroissances de chair grosses comme les testicules eux-mêmes; excroissances qu'on appelle champignons, auxquelles on était obligé de faire l'opération, et dont les suites devenaient graves et quelquefois pernicieuses.

Il n'en est pas de même de la castration à la ficelle, qui est toute simple, plus tôt exécutée, sans suites de douleurs ni aucun inconvénient; aussi l'ai-je adoptée sans difficulté, et n'en ai jamais éprouvé de désagréments. En voici les principes.

D'abord, j'ai toujours eu la précaution, autant que possible, de faire mettre le cheval destiné à subir cette opération à l'écurie et à la diète dès la veille; car, sans cette précaution, on est exposé à ce que l'animal, par ses efforts, gagne une hernie.

J'en ai vu opérer à Rochefort, et par des hommes méritants, du reste; les intestins s'échappèrent par l'ouverture pratiquée pour la sortie des testicules, et l'animal mourut immédiatement sans qu'on pût lui donner des secours efficaces. J'ai su que ces habiles opérateurs aux casseaux n'avaient pas pris mes précautions qui, d'ailleurs, sont toujours bonnes, attendu que l'animal éprouve moins de fatigue et a moins de fièvre à la suite de l'opération. Il n'est pas exposé, non plus, à éprouver une rupture du diaphragme, qu'occasionne la trop grande plénitude de l'estomac, ou tout au moins à une grande abondance de sueurs, qui n'auraient pas eu lieu à jeun, et dont le refroidissement le rend roide, de la colonne vertébrale et souvent de tous les membres, à un tel point qu'on le croirait fourbu; à la suite, quelquefois se déclare le tétanos, et partant la perte du sujet, ce qui n'a nullement lieu d'après notre procédé.

Avant de terminer en ce qui concerne la castration, nous devons revenir encore une fois sur celle de la vache, en faisant connaître les conditions dans lesquelles elles doivent se trouver avant la castration :

1° Une vache destinée à cette opération ne doit pas être trop âgée, afin de donner des chances d'engraissement;

2° Le propriétaire doit être convaincu qu'elle n'a pas été accouplée au mâle depuis son dernier vêlage, ce qui pourrait être funeste; il ne faut pas non plus qu'il y ait un temps trop éloigné de l'époque de son vêlage si l'on veut tirer parti du lait et du beurre;

3° Il faut éviter qu'elle soit *taurelière* au moment de l'opération. Mieux vaut qu'elle soit calme, et enfin la tenir à la diète dès la veille de l'opération.

Tous les soins et nourriture par nous indiqués devront être fidèlement exécutés.

Nous faisons ici remarquer que, malgré que la vache castrée ne soit plus bonne à la progéniture, elle doit être soustraite à la société du mâle, qui pourrait la tracasser.

CRAPAUD.

Excroissance spongieuse qui exhale une odeur âcre et fétide. Elle se forme sur le talon et la fourchette du pied du cheval, du bœuf et du mouton. Cette dénomination, dont le terme est inexact et tout à fait mal appliqué, est cependant connue depuis longtemps. Sans doute que les anciens l'avaient ainsi appelée, par rapport à sa ressemblance avec le reptile dont elle porte le nom.

Mais aujourd'hui la science, plus éclairée, lui a donné le nom de carcinome, maladie cancéreuse. Les chevaux atteints du carcinome (crapaud) sont condamnés d'avance, car jusqu'à ce jour le crapaud invétéré a été incurable. Cependant, grâce à d'heureuses recherches, on est parvenu à trouver des moyens curatifs, moyens de médication (Plasse) que nous avons em-

ployés avec énergie et succès, et dont nous pouvons fournir des exemples irrécusables.

Une jument destinée au service du cabriolet, appartenant à une personne notable de Rochefort, était atteinte du crapaud. (Cette expression est si répugnante, que nous ne nous en servirons que le moins possible, mais bien du mot carcinome.) Cette jument étant ainsi attaquée des quatre pieds, ne pouvait plus marcher et ne savait de quel pied elle devait faire choix pour s'appuyer; la corne des sabots était toute délabrée et désunie ; le pus qui en découlait était d'une odeur infecte et repoussante.

L'un des vétérinaires de notre ville fut appelé à traiter cette bête ; il continua son traitement pendant huit mois, mais sans succès. Certes, il n'y avait pas à douter de sa bonne intention et de tous ses efforts; mais, ennuyé de son insuccès, il se vit dans l'obligation d'abandonner le traitement, en disant au propriétaire que le mal avait atteint un tel période, qu'il était incurable, et que conséquemment l'animal devait être abattu ; ce qui fut compris par ce monsieur, haut personnage, qui y consentit. Après cette décision prise, l'un de ses serviteurs vint m'engager à visiter cette jument avant qu'on l'abattît. Je me rendis au lieu où elle était, et l'ayant examinée, je pris l'engagement de la traiter.

Je commençai par deux pieds, l'un de derrière et l'autre de devant, le droit et le gauche ; et après avoir enlevé tout ce qu'il était possible d'ôter de la corne des sabots d'un animal atteint de pareille maladie, j'appliquai le remède, que je renouvelai le troisième jour, et ensuite chacun des autres jours qui suivirent ce dernier. Le dixième jour la bête pouvait s'appuyer sur ses deux pieds, ce qui me permit de mettre les deux autres en traitement. Je le fis, et le vingtième jour il me fut possible de placer des fers aux quatre pieds, et je pus mener la jument à la promenade. Enfin, deux mois venaient à peine de s'écouler depuis le jour où j'avais mis la bête en traitement, qu'il me fut loisible de l'atteler au cabriolet, pour faire une

première course et aller dans une commune voisine visiter d'autres bestiaux malades. Je n'ai pas besoin de m'occuper ici de ce que put dire mon collègue au propriétaire de cette jument; toujours est-il que celui-ci n'eut pas confiance en la guérison que je lui annonçai, et ce fut par suite de ces incertitudes que je me décidai à lui faire la proposition de m'arranger de sa jument, ce qui eut lieu. Or, voilà la cinquième année que je m'en sers, sans avoir éprouvé d'interruption dans les courses que j'ai eu besoin de faire avec cette bonne bête, qui est, sans contredit, l'une des meilleures juments de notre pays.

Un autre cas tout à fait identique s'est présenté pour une jument de trait appartenant à un propriétaire de la commune de Thairé, arrondissement de Rochefort.

Ce propriétaire, après avoir laissé son vétérinaire, homme très méritant d'ailleurs, épuiser les ressources de son art, et étant au désespoir pour sa jument, se décida à la conduire, mais à grand'peine, chez moi, pour la soumettre à ma visite. Et il faut aussi faire connaître la décision qu'il avait prise : il était résolu à ne pas la ramener chez lui, selon l'avis que j'émettrais, et à la livrer à l'équarrisseur. Le mal avait rendu cette jument méchante, et il était difficile de l'approcher. Malgré cela, après l'avoir examinée, je reconnus qu'il y avait pour moi une cure à faire, et je me décidai à accepter cette bête en traitement chez moi. J'employai les mêmes traitements que ceux qui furent appliqués à la première; au bout du vingt-cinquième jour de médication, la jument a pu être attelée à la charrette, et, d'après l'autorisation du propriétaire, a été vendue, à cause sans doute de sa méchanceté, à un entrepreneur de maçonnerie, qui s'en sert depuis quatre ans, et déclare n'avoir jamais eu une jument d'un aussi bon service. J'ajouterai qu'un jour étant à la ferrer, le hasard amena en ma présence l'ancien propriétaire de cette jument et l'un de ses voisins, également voiturier. Se rappelant alors que cet animal avait des pieds plus malades les uns que les autres, ils voulurent reconnaître lesquels c'étaient; mais ils furent si fortement étonnés de ne plus pouvoir dire seulement elle a eu mal à tel ou tel pied, qu'ils auraient presque prétendu qu'on les lui avait changés. Il faut dire aussi qu'il y avait six mois d'écoulés.

D'après ces faits prouvés et exacts, et sans nous arrêter à critiquer l'ancienne méthode, ni essayer même à ravaler les praticiens qui la suivent, nous nous bornerons à affirmer que celle que nous mettons en pratique est certaine. Mais pour l'exercer, il ne faut pas craindre le travail, qui est, sans contredit, plus pénible que dans la première méthode; je dirai même qu'il n'appartient pas à tous les vétérinaires du jour de l'exécuter ponctuellement. C'est ainsi que ceux qui ont de l'énergie se signalent...

Abstraction faite de toute critique, il faut cependant faire remarquer qu'avec cette nouvelle méthode, il y a non-seulement le précieux avantage d'une guérison radicale et à plus court délai (un mois sur dix); mais encore que la cure s'opère avec un dixième en moins des frais qu'occasionnait la première, et sans retour du mal.

Avertissement. — Lorsqu'on aura à traiter les quatre pieds au même cheval, il sera prudent de n'en entreprendre que deux à la fois, ayant à craindre de fortes douleurs qui se porteraient au cerveau de l'animal, ce qui pourrait devenir grave; seulement deux, l'un de devant, l'autre de derrière, du côté opposé. Il est bon aussi d'opérer l'animal pendant sa diète et de le mettre au barbotage pendant quelques jours.

Traitement curatif, méthode de M. Plasse. — « Il faut d'abord « parer les pieds à fond; puis, si l'animal n'est pas patient, « on l'abattra, afin de fixer chaque pied malade de manière à « pouvoir enlever toute la corne détachée du vif et dégarnir « exactement les parties affectées; les arcs-boutants surtout, « sous lesquels le mal se réfugie avec opiniâtreté, ne seront « pas ménagés et disparaîtront entièrement du côté où la ma- « ladie se sera portée, ce qui doit être fait par amincissement,

« et l'on aura soin de dégager la surface du mal des lambeaux
« de corne fibreuse et de toutes les végétations exubérantes. Il
« faut avoir eu soin, avant de coucher l'animal, de s'être
« assuré s'il n'existait point quelques cordons formant le cer-
« ceau au contour du sabot, afin de les râper à fond plus
« commodément. C'est à ne pas oublier, car ceux-ci opèrent
« une compression redoutable. On agira toujours de manière
« à prévenir autant que possible les épanchements de sang.
« Lorsque le mal sera ainsi dégarni à chaque pied, et que
« l'écoulement de sang sera arrêté, on prendra du caustique
« n° 5 (ci-après désigné), avec une spatule de bois, pour en
« graisser les parties malades; le traitement se fera une fois
« le matin, pendant cinq jours ; on pansera néanmoins une
« seconde fois dans la journée les pieds qui, malgré toutes les
« précautions, auront été exposés à l'humidité, dont il est
« important de les préserver.

« Le sixième jour on provoquera, s'il est utile, la chute de
« l'escarre avec de la feuille de sauge, et l'on continuera le trai-
« tement encore pendant cinq jours, et ainsi de suite, jusqu'à
« ce que l'épaisseur des parties malades ait disparu.

« Les plaies alors prennent un aspect favorable, la sécrétion
« de la corne rentre dans la voie ordinaire, et l'on termine la
« cicatrisation en appliquant tous les jours, à plusieurs reprises,
« la poudre n° 4. Lorsque, sur la fin du traitement, cette
« poudre ne tiendra plus, on aura soin pour la fixer d'hu-
« mecter préalablement la plaie du carcinome avec le liquide
« n° 3. Un des obstacles les plus embarrassants est la pousse de
« la corne, que la pâte caustique provoque d'une manière
« étonnante; c'est pourquoi l'on est souvent obligé de déblayer
« le mal de cet excès de corne qui l'encombre si rapidement. Il
« ne faut pas être timide dans l'application du caustique, qui
« tend toujours à se détacher du pied. L'aspect des plaies et
« les souffrances de l'animal serviront de guide à l'opérateur,
« qui nécessairement doit être un homme de l'art. Lorsqu'on
« n'aura qu'un pied à traiter, on pourra agir avec plus d'éner-

« gie, attendu que la bête peut se dispenser de l'appui du
« membre malade.

« On peut accélérer la chute des escarres par des cata-
« plasmes émollients pendant vingt-quatre heures ; ce moyen
« absorbe l'excès qui a pu exister dans l'application de l'acide.

« Si le mal, le carcinome, est au commencement de son
« apparition et n'a pas encore fait boiter l'animal, on peut
« faire ce traitement entre les heures de travail, pourvu
« cependant que le terrain où il doit marcher soit sec et
« propre ; mais, quoi qu'il en soit, il faut toujours dégager la
« corne, afin que le médicament soit bien mis en contact avec
« le mal.

« Il est à remarquer que dans ces pansements, après la plus
« forte opération, l'homme assez exercé peut remplir ce but,
« en ayant toutefois de la modération dans l'application de ces
« substances vénéneuses qui, après le pansement, doivent être
« serrées très scrupuleusement.

« *Caustique* n° 5.

« Alun calciné.................. 500 grammes.

« Acide sulfurique, quantité suffisante pour composer une
« pâte de la consistance du miel.

« N° 4.

« Sulfate acide d'alumine et de potasse privé de son
    « eau de cristallisation (alun calciné). 500 grammes.
« Sulfate de cuivre............... 100 grammes.

« Pour composer ce mélange, on emploiera des substances
« réduites en poudre impalpable.

« N° 3.

« Acide acétique, vinaigre......... 500 grammes.
« Chlorure de sodium (sel marin)..... 100 grammes.

« Faire dissoudre le sel dans l'eau, un verre suffit, et mêlez
« le tout. »

Lorsqu'un pied a supporté la plus forte opération, il est bon
de lui appliquer des fers à planches, parce que ceux-ci ont
l'avantage d'empêcher l'écartement des talons.

J'ai à me féliciter d'avoir copié, pour cette remarquable cure,
M. Plasse.

CREVASSES.

Fissure de la peau, étroite, plus ou moins profonde, et
affectant la peau plus fréquemment au niveau de ses plis,
ordinairement dans les paturons. Ces petites plaies, quoique
très sensibles pendant leur durée, n'offrent point de gravité.
Il s'agit seulement de lotionner le mal avec un liquide mucilagineux, et dans l'intervalle du lavage, appliquer un corps
gras, soit la graisse de porc ou le beurre, et ne plus laisser
surgir les causes qui fort souvent résultent de la malpropreté.

Remarque. — On ne voit que très rarement les chevaux bien
pansés avoir des crevasses, ou c'est par cas fortuits. Si cependant la crevasse à laquelle on aurait appliqué les soins ci-
dessus indiqués résistait à ce traitement, en présentant par
sa persistance un aspect inquiétant, c'est alors qu'il faudrait
rechercher la nature du mal qui l'occasionne, et aviser par
des moyens thérapeutiques applicables.

Ainsi, les flegmasies, les eaux-aux-jambes occasionnent des
crevasses; mais, dans ce dernier cas, la crevasse est compliquée; en conséquence, le traitement change, et il doit avoir
son application selon la nature du mal. (Voyez alors *Eaux-
aux-jambes.*)

CROISEMENT DE RACES.

On désigne ainsi l'accouplement d'individus qui appartiennent à une même espèce, mais de races différentes, c'est-à-dire
à des variétés présentant des caractères spéciaux bien tranchés

et constants ou à peu près. Les considérations qui se rattachent au vaste sujet du croisement des races de nos animaux domestiques sortent, à proprement parler, du cadre de l'art vétérinaire, car elles tiennent de plus près à l'économie rurale. Mais mon seul but étant de parler ici, comme dans tout mon ouvrage, d'améliorations conduisant à l'économie, je suis heureux, en marchant sur les traces de mes devanciers, de présenter ici quelques-unes de mes idées, ainsi que les quelques expériences que j'ai été à même de faire. A mon point de vue, le sujet que je traite en ce moment est une question d'hygiène et d'économie.

Il a été constaté qu'à part les exceptions, même assez fréquentes, à l'abri desquelles ne se trouvent aucune de nos règles générales, le produit de la génération tient du père pour les parties antérieures du corps et la vigueur, de la mère pour les parties postérieures, la vivacité, le caractère et la taille.

On sait aussi que les femelles tiennent généralement du père et les mâles de la mère.

On a reconnu encore que l'individu qui appartient à la race la plus constante influe ordinairement plus que l'autre sur le produit. Enfin, on a appris que les qualités procurées par la procréation sont susceptibles de devenir fixes et transmissibles après un certain nombre de générations, pendant lesquelles des circonstances favorables se sont continuellement reproduites.

Maintenant on se propose deux buts dans le croisement des races : l'un est de transformer une race commune en une autre meilleure ; l'autre, de créer une nouvelle race, participant des qualités qui appartiennent à celles qu'on unit ensemble.

Les résultats de l'expérience que nous venons de faire connaître doivent être pris en considération lorsqu'on cherche à atteindre l'un ou l'autre de ces deux buts.

Ainsi, comme la raison d'économie porte à n'employer jamais pour le croisement des races que des mâles qui exigent moins de frais et épargnent beaucoup de temps, puisqu'un seul suffit à beaucoup de femelles et peut donner chaque année de nombreux produits, on doit s'attacher à ce que celui dont on fait choix réunisse le plus possible de perfections dans celles des parties de sa construction physique et de ses dispositions morales qu'il transmet spécialement au produit. Mais ce n'est pas assez ; il faut encore que les qualités qu'on cherche à se procurer s'harmonisent avec celles que possède naturellement la race que l'on veut modifier. Faute de ce soin, on n'obtiendrait qu'un produit pour ainsi dire monstrueux et sans utilité réelle.

C'est ce que l'expérience a mis hors de doute, toutes les fois, par exemple, qu'on a tenté d'accoupler ensemble des races qui diffèrent trop l'une de l'autre, eu égard aux formes, à la taille, ou aux caractères particuliers. Loin de parvenir, comme on l'espérait, à neutraliser en quelque sorte les défauts contraires de ces deux races, on ne s'est procuré que des animaux plus ou moins défectueux et impropres au service qu'on attendait d'eux. Si donc il existe des différences essentielles entre les deux races que l'on se propose de croiser, le mieux est, malgré les lenteurs qu'entraîne nécessairement cette méthode, de prendre d'abord une race mixte pour type améliorateur. On pourrait cependant s'écarter de cette précaution, si l'on avait en vue d'utiliser surtout les premiers produits pour la propagation ; car, en unissant les métis femelles qui résultent d'un premier croisement, avec des mâles de même race que leurs pères, et continuant ainsi pendant une série de dix à douze générations, on finit par arriver à un moment où il n'existe plus aucune différence entre la race améliorée et son type améliorateur, et où les améliorations acquises sont devenues constantes, c'est-à-dire transmissibles par propagation ; en sorte que la nouvelle race peut se multiplier d'elle-même. Voilà ce qu'on peut affirmer d'après expérience.

Quoi qu'il en soit du bon choix qu'on a eu raison de faire dans les animaux destinés à servir de pères et de mères, il ne faut pas encore toujours croire à l'hérédité. Dans le cours de notre pratique, nous avons vu des pères faire dans une année de beaux poulains, et l'année suivante, avec les mêmes mères, faire de chétifs poulains. Ceci paraîtra un peu équivoque pour certaines personnes ; mais, prenons-y garde, le fait est historique.

Les pères dont est résulté cet incident avaient été livrés à une nourriture trop abondante et étaient devenus gras, chargés d'embonpoint, lourds et conséquemment paresseux. Or, il est bon d'observer ces conditions et de tenir ces animaux dans un état convenable et ordinaire, ce que nous ne saurions assez recommander aux éleveurs expérimentés, non-seulement pour la race chevaline, mais aussi pour toute autre race.

DÉLIVRANCE.

Délivrance, sortie du délivre ou arrière-faix, c'est-à-dire du placenta et des membranes du fœtus, hors de la cavité de l'utérus et du vagin. Ce travail qui fait partie de la parturition en est la terminaison et le complément. Le plus ordinairement il a lieu spontanément, par les seules forces de la nature, quelques heures après la mise bas. Quoiqu'il arriverait que les femelles fussent retardées dans l'expulsion des délivres, les résultats n'en sont que très rarement graves ; mais il est toujours préférable d'en faire l'extraction immédiatement après la parturition. Et si le cas se présente que ces délivres restent dans le corps de la bête jusqu'au lendemain, par exemple, sur les gros animaux, surtout la vache, un homme un peu exercé sur ces bestiaux peut sans crainte y introduire la main, en suivant le cordon. Et lorsqu'il parviendra au col de l'utérus, en dilatant l'ouverture avec le maître doigt, il s'en facilitera l'entrée, et de l'autre main tirera légèrement ; puis, ce sera fini.

DÉSINFECTION.

Emploi des moyens propres à éloigner les substances d'où provient l'infection qu'on éprouve, et qui consistent à déblayer les lieux qui les contiennent, et ensuite de parfumer, d'embaumer, si faire se peut, les mêmes localités.

Mais il est inutile de s'arrêter à décrire tous les procédés de désinfection, attendu qu'aujourd'hui tout le monde connaît l'emploi des moyens de salubrité; d'ailleurs, l'autorité de chaque localité est assez jalouse de la santé des habitants pour ne pas souffrir que la négligence les amène à ce point. Or, je crois préférable, à cet égard, de renvoyer à l'article *Hygiène*. (Voyez ce mot.)

DIAGNOSTIC.

Connaissance d'une maladie, l'art d'en découvrir le siége et la nature, et, sans contredit, la partie la plus importante de la pathologie vétérinaire; celle sans laquelle la théorie est presque toujours en défaut et la pratique souvent infidèle.

Le diagnostic n'est pas seulement la connaissance des signes d'une maladie, mais c'est lui qui forme la base du traitement; de son exactitude et de sa précision dépendent et la bonté du choix des moyens thérapeutiques, et l'assurance dans leur emploi, et la juste appréciation de leurs effets. Un dianostic bien établi est aussi le plus sûr fondement du pronostic. Mais si cette boussole du praticien est déjà hérissée de difficultés dans son application à la médecine de l'homme, les difficultés doivent être plus grandes et plus nombreuses relativement à la médecine vétérinaire. En est-il toujours bien exactement ainsi? C'est ce que nous allons examiner.

On répète tous les jours, à l'avantage des vétérinaires, et nous sommes loin de le blâmer, qu'ils ont plus de sagacité, plus de pénétration que les médecins, parce qu'il faut que les premiers devinent pour ainsi dire la maladie, visent juste l'organe ou les organes souffrants, tandis que les autres s'éclairent en interrogeant leurs malades. Cela est vrai jusqu'à un certain point ; mais nous pensons qu'il y a de l'exagération dans une semblable prévention.

Le médecin, en effet, peut faire toutes les questions qu'il juge à propos, et le malade y répond. Mais combien le médecin ne doit-il pas se tenir en garde contre la disposition morale où peut se trouver le malade ; contre la sensibilité exaltée de certaines personnes qui exagèrent tout ce qu'elles souffrent, qui se plaignent sans souffrir, qui se plaignent toute leur vie, et qui vivent très longtemps ; contre la force physique et morale d'autres personnes qui savent souffrir sans se plaindre, et qui n'accusent jamais tout ce qu'elles souffrent ; contre le dire d'hommes qui, sans qu'on le sache, ont intérêt de supposer une maladie qu'ils n'ont pas, ou des motifs pour en déguiser une autre dont ils sont atteints !

D'un autre côté, les passions de l'homme, le peu de modération qu'il met quelquefois en s'y abandonnant, ses privations obligées, ses écarts de régime et ses excès, qu'il aime souvent à cacher ; l'intempérance de quelques-uns dans le boire et le manger, les boissons factices auxquelles on cède trop facilement, les commotions, les penchants, les tendances, etc., ne sont-ce pas là autant de circonstances propres à en imposer à l'homme de l'art, s'il n'était en défiance contre elles ; si, plus confiant dans ses connaissances anatomiques et physiologiques, dans son habitude d'observer les maladies, il ne s'en servait que pour s'éclairer et asseoir son diagnostic ?

Nos animaux ne parlent pas, il est vrai, mais ils ont l'instinct de regarder, de porter l'extrémité de la tête vers l'endroit où ils souffrent, et l'on a la ressource d'interroger les personnes auxquelles ils appartiennent ou qui les soignent, tout en se méfiant des déclarations de certains valets ou palefreniers qui vendent l'avoine au lieu de la verser dans la mangeoire ; des déclarations d'un domestique ou d'un valet de charrue qui veut laisser ignorer qu'un accident, une maladie sont arrivés par sa faute. Il y a, sous un autre rapport, la sobriété permanente des animaux, qui ne boivent et ne mangent que quand ils ont soif ou faim, qui cessent de manger quand ils sont rassasiés ; l'uniformité de leur manière de subsister, la simplicité et la régularité de leur régime, qui ne varie que du sec au vert en certaines localités, l'égalité des travaux ou services de la plupart d'entre eux, etc.

Et enfin, ce n'est qu'au moyen d'un bon diagnostic qu'un praticien peut exercer avec assurance. Je dirai même qu'après avoir pris tous les renseignements nécessaires, s'il arrive qu'il ne se trouve pas suffisamment éclairé, il doit avoir recours à l'état atmosphérique, si toutefois il s'agit des bêtes au pâturage dans des lieux non abrités, et même aussi se convaincre de la qualité des herbages et des eaux, ce qui nous est arrivé plusieurs fois dans notre pratique.

DIÈTE.

Ce mot signifie emploi restreint des aliments en général, abstinence plus ou moins complète de nourriture, ou emploi raisonné de celle-ci dans les maladies. La diète doit être bien observée dans les maladies, car elle est d'un précieux secours pour activer leur guérison. Sans la diète, l'homme de l'art le plus éclairé, tout en ordonnant l'application la plus rationnelle, peut échouer, surtout lorsqu'il n'a pas son malade sous les yeux ; car, on peut le dire, il est souvent trompé par ceux qui soignent les animaux. Cultivateurs, observez donc bien la diète.

EAU.

L'eau est l'unique boisson des animaux et tient le premier rang parmi les substances alimentaires. Car il est à remarquer qu'un animal herbivore qui serait renfermé dans une prairie dont le terrain serait ingrat au point de ne fournir en herbe que la moitié suffisante pour l'existence de cet animal,

y vivra en bonne santé , si cette prairie est entourée de bonne
eau et à sa discrétion.

Au contraire, si cette prairie où il est contraint de vivre
fournit une grande abondance d'herbe en bonne qualité, et
que l'animal n'ait que de mauvaise eau pour s'abreuver, il ne
survivra pas; nous en avons la preuve certaine par plusieurs
cas qui ont eu lieu avant nous, dans nos parages surtout.

Mais, par exemple, je vais en citer un très saillant. En
1844 , un propriétaire éleveur, dont les prairies où il paca-
geait ses bestiaux de toutes espèces bordaient le canal qui se
vide dans la mer à Châtellaïon, à peu près à moitié distance
de Rochefort à La Rochelle , et qui s'étend dans les marais de
Voutron et autres , à trois ou quatre lieues au moins dans les
terres , abreuvait ses animaux à ce canal. L'autorité supérieure
fit faire un pont à l'embouchure de ce canal à la mer ; cette
construction exigeait une interruption momentanée du cours
de l'eau, ce qui n'empêcha pas les animaux de continuer à s'y
abreuver. Trois mois s'écoulèrent. Nous entrions dans le mois
de juillet; justement la chaleur excitait ces animaux à boire
plus fréquemment. Je ferai remarquer qu'à cet endroit le
terrain était plus bas qu'ailleurs, et l'eau du canal s'y était fait
un lit qui par conséquent avait creusé; or , l'eau ne tarissait
pas comme dans les autres parties de son parcours. Cet accident naturel du terrain semblait avoir protégé ce propriétaire
par la faveur dont il paraissait jouir en ayant continuellement de l'eau à son usage, avantage dont ses voisins ne jouis-
saient pas. Ce fut donc dans les premières semaines de juillet
que je fus invité par ce propriétaire à me transporter chez lui,
à l'effet de donner des soins à deux animaux de l'espèce bovine,
une vache et un veau broutor. Je me rendis à cette invitation;
mais en arrivant dans la cour de la ferme, les deux malades
qu'on y avait fait rendre étaient morts, étendus sur le côté
gauche et sous un hangar.

Ma première conjecture, de concert avec ce propriétaire,
très expérimenté d'ailleurs , fut d'attribuer cette mort subite à

une apoplexie sourde, terminée par une affection charbonneuse. Je demandai si dans le troupeau il n'y avait pas d'autres animaux dont la santé donnait des craintes. Les gardiens
répondirent que non ; que tous mangeaient et buvaient comme
à l'ordinaire.

D'après cette déclaration, je dus m'en tenir là et me retirer.
Le lendemain, on vint me prier de nouveau de me rendre au
même lieu ; un bœuf venait de mourir et plusieurs étaient
malades.

Je me hâtai de m'y transporter. En arrivant à la ferme, je
rencontrai le berger qui en conduisait une vingtaine dans une
condition désespérante. Rentré à l'établissement, je commençai mon examen, et à l'exploration des organes bucaux et
autres, je remarquai que la membrane muqueuse de tous était
dans un grave état inflammatoire, dont l'aspect ne différait que
peu de celui du typhus charbonneux ou de toute autre affection qui résulterait d'un empoisonnement.

Les matières expulsées par ces animaux étaient infectes ;
les yeux, dont le gonflement semblait extraire le globe de sa
cavité, étaient larmoyants et hagards ; la panse emplissait
l'abdomen outre mesure ; en somme, cette série de symptômes
me donna l'idée de demander au propriétaire d'aller faire une
excursion dans les lieux ou pâturaient et s'abreuvaient ses
animaux, ce qui eut lieu immédiatement. Après avoir exploré
toute l'étendue de ces terrains sans y reconnaître aucune
plante malfaisante, je dus m'enquérir des abreuvoirs.

Ce fut donc là, qu'après avoir descendu plusieurs brèches ou
passages commodes aux animaux qui s'y abreuvaient, j'aperçus
une eau croupie, bouillonnante, que la stagnation avait rendue
putride, et que je reconnus la cause de cette maladie meurtrière. Je désirai, après avoir légèrement dégusté cette eau, en
convaincre mon compagnon d'exploration, le propriétaire, et
l'engageai à faire de même, ce qu'il fit ; mais, en ayant pris
dans sa main, il en absorba plus qu'il aurait voulu et tomba
sur son séant.

Convaincus de la sûreté de notre découverte, nous nous rendîmes à la ferme. Des tisanes de décoction de son de ménage et des infusions de pariétaire, édulcorées d'oxymel, furent administrées en grande quantité à tous les malades, avec diète de tous aliments solides. Des gargarismes d'ail pilé et de sel de cuisine mêlés à l'oxymel furent faits deux et trois fois dans la journée et les breuvages réitérés. Quelques lavements de décoction de son de froment, légèrement salés, furent administrés.

Le lendemain, un mieux sensible se fit remarquer ; le traitement cessa, l'exigeance de la veille diminuant. On offrit quelque peu de bons aliments en foin choisi, salé avec du sel de cuisine fondu préalablement dans l'eau, qu'on jeta avec précaution sur les fourrages, qui furent agréablement acceptés par nos convalescents.

De l'eau, qu'on avait eu soin de tirer du puits trois heures à l'avance et d'exposer à la température, et dans laquelle on avait jeté une poignée de sel de cuisine par trois seaux d'eau, ainsi qu'une jointée de son de ménage, afin de la rendre plus sapeuse, leur fut offerte et réofferte à discrétion.

Le surlendemain, le troupeau fut reconduit à son même pâturage, avec condition de venir boire à la ferme pendant le reste de la saison, et la maladie fut ainsi arrêtée.

Je ferai remarquer qu'au moment de l'invasion de la maladie les herbages étaient en profusion, et qu'après cet évènement les fortes chaleurs avaient détruit la tige des herbes; que par conséquent ces animaux n'avaient, en certains endroits, que la terre à lécher. Mais ils avaient de si bonne boisson, préparée comme il est dit ci-dessus, qu'ils se sont bien conservés.

Du reste, n'avons-nous pas d'autres exemples bien manifestes dans nos anciens marais, qui sont aujourd'hui de belles et bonnes prairies, notamment ceux des communes de Beaugé, Moësc, Saint-Froult, Saint-Nazaire, Saint-Laurent-de-la-Prée, du Vergeroux; les marais de Fouras, le Breuil-Magné, de

Loire , de Saint-Louis ? Nous ne saurions dire combien de fois nous avons été appelé pour donner nos soins à des bœufs gras , que nous trouvions morts sur la jètée du fossé qui bordait le pacage, dont l'herbe était à la hauteur des jambes. Mais à cette époque, les eaux des fossés qui entouraient ces pacages étaient croupies et stagnantes, et à l'autopsie cadavérique on ne pouvait reconnaître d'autres causes que celles des eaux putréfiées.

Sans contredit, l'eau est l'un des principaux aliments auxquels il faut s'attacher pour la nourriture des animaux.

EAUX-AUX-JAMBES.

Maladie hideuse et dégoûtante qui affecte les régions inférieures des membres locomoteurs ; qui se manifeste plus particulièrement chez le cheval, mais atteint rarement le mulet et l'âne.

Cette maladie mérite une attention d'autant plus sérieuse, que nous ne voyons pas que jusqu'à présent on l'ait envisagée comme il convient.

Le meilleur ouvrage qui en traite , et avec plus d'efficacité (à mon point de vue , sans toutefois en critiquer d'autres), est celui de M. Plasse. Aussi nous l'avons adopté et mis en pratique, et nous avons toujours obtenu des succès certains.

Voici la méthode de M. Plasse :

« Il est à remarquer, lorsqu'un cheval ou une jument sont « atteints de cette maladie (je distingue le sexe par raison), qu'il « y a fort souvent des causes communes qu'il faut détruire , « telles qu'une gourme mal jetée par le mâle , et un lait mal « coupé à la jument. Ces accidents hygiéniques ont laissé un « virus dans le sang qui s'épanche dans les parties inférieures « des membres, et qu'il faut détourner par d'autres voies. « Avant que d'attaquer et guérir le siège qu'il occupe , je place « deux longs sétons sous le ventre, et lorsqu'ils rendent abon- « damment, je commence le traitement suivant :

« Il faut couper les crins le plus près possible de la peau,
« laver les jambes, même les savonner, et ensuite employer
« l'eau de mauve. Le lendemain on commencera, en agissant
« lentement, afin de conserver à la peau toute son intégrité.

« On les attaquera par le liquide styptique n° 1er ci-après,
« qu'on appliquera à l'aide d'un pinceau en crin, soir et matin,
« pendant trois jours, après lesquels on lavera au savon vert,
« et l'on recommencera jusqu'à guérison.

« Si la maladie résistait, on emploierait le liquide n° 2; et
« si l'on a des végétations à combattre, on les attaquera par
« le caustique n° 5 ou par celui n° 6. Si elles sont très fortes,
« vers la fin du traitement les purgatifs sont utiles.

« *Liquides styptiques.*

« N° 1

« Acide sulfurique.............   500 grammes.
« Eau distillée................. . 1,000 grammes.

« N° 2.

« Acide sulfurique.............   250 grammes.
« Eau......................... 1,000 grammes.

« N° 3.

« Acide acétique (vinaigre).......   500 grammes.
« Chlorure de sodium (sel marin)...   100 grammes (1).

« Pour composer les liquides n°s 1 et 2, on versera l'acide
« dans l'eau à petite quantité, et l'on agitera le mélange, afin
« que la chaleur qui se dégage soit distribuée uniformément,
« et pour prévenir aussi la rupture du vase, qui doit être en
« verre.

---

(1) Toutes ces substances devront être manipulées par des gens
sûrs et qui mettront sous clé celles qui resteront.

« *Poudre styptique.*

« N° 4.

« Sulfate acide d'alumine et de potasse privé de son
« eau de cristallisation (alun calciné). 500 grammes.
« Sulfate de cuivre................ 100 grammes.

« Pour composer ce mélange on emploiera des substances
« réduites en poudre impalpable.

« *Pâtes caustiques.*

« N° 5.

« Alun calciné................... 100 grammes.

« Acide sulfurique, une quantité suffisante pour composer
« avec les 100 grammes d'alun une pâte de la consistance du miel.

« N° 6.

« Alun calciné................... 100 grammes.

« Liquide n° 2, une quantité suffisante pour composer avec
« les 100 grammes d'alun une pâte de la même consistance
« que la précédente.

« Pour faire les deux pâtes caustiques n°s 5 et 6, on versera
« les acides à petite quantité dans un vase en terre, et l'on agi-
« tera de temps à autre le mélange, jusqu'à ce qu'il soit
« refroidi ; on évitera par là la formation de cristaux qui nui-
« raient à son application.

« Cette pâte caustique n°s 5 et 6 est d'un grand mérite
« pour détruire les vieilles plaies, telles que les cancéreuses.

« Après ce traitement achevé, tous autres soins hygiéniques
« ne doivent point être négligés, afin d'éviter le retour du mal. »

ÉBROUEMENT.

Ce phénomène, qui a lieu chez les animaux domestiques, a
de l'analogie avec l'éternuement de l'homme. Il sert à ces ani-

maux, surtout au cheval, à se débarrasser des corps étrangers qui ont été introduits dans les naseaux, et, selon l'usage vulgaire, sert aussi à confirmer qu'un cheval n'est pas poussif. Après qu'on lui a comprimé la gorge (la trachée) avec la main, si le cheval s'ébroue et fait une expiration brusque, on dit qu'il n'est pas poussif.

ÉCART.

Distension violente exercée sur le bras, qui tend à l'éloigner de la poitrine, suivie de douleur et de claudication particulière, dont le plus haut degré est nommé *entr'ouverture*.

Saignée à l'avant-bras et, plus efficace encore, à la veine de lacq.

Frictions et cataplasmes résolutifs (voyez ces mots), repos absolu ; et quand cet accident est ancien, un séton au poitrail est très avantageux.

EMBONPOINT.

C'est l'état dans lequel les animaux ont justement la proportion de graisse convenable pour exécuter leurs mouvements avec souplesse et vigueur, et n'avoir les muscles ni trop saillants, ni pas assez.

Cet état est le signe d'une santé florissante, et il annonce que les organes de la digestion et ceux de l'assimilation remplissent parfaitement leurs fonctions ; il constitue l'obésité lorsqu'il dépasse certaines limites.

Nous avons déjà engagé les éleveurs à s'arrêter à ce point pour les mâles qu'ils destinent à faire des pères, attendu que passé le degré d'embonpoint, un animal arrive à l'état de gras, et conséquemment devient lourd et paresseux, comme ceux qui ont été castrés. Et même, on peut l'assurer, lorsqu'ils arrivent à la copulation, s'ils fécondent leur femelle, le fruit qui en proviendra sera mou, aura peu d'énergie et enfin sera moindre en tout.

C'est donc au bon embonpoint qu'il faut s'attacher à maintenir les animaux dont on veut obtenir un bon service, tant
pour la progéniture que pour le travail.

EMPOISONNEMENT.

Ce qui résulte de l'action d'empoisonner, c'est-à-dire d'administrer un poison avec l'intention de nuire ; état d'un animal
aux organes duquel un poison aura été appliqué, ou, en d'autres termes, ensemble des effets que les substances vénéneuses
produisent, quelle que soit la partie du corps de l'individu
vivant avec laquelle on les met en contact.

Nous nous bornerons à faire connaître qu'un animal peut
être victime d'un empoisonnement, sans pour cela avoir été
empoisonné par une main méchante, seulement pour avoir,
par oubli, laissé du poison à sa discrétion.

Abstraction faite de tous ces malheureux cas, il est d'autres
circonstances où les animaux domestiques sont parfois victimes du poison tout en étant en liberté dans certains pâturages, soit par des plantes, soit par des eaux et différents
éléments. Ces cas arrivent même dans les étables ou écuries.
Nous en avons eu plusieurs exemples, mais un surtout bien
saillant.

En 1847, un maître boulanger de notre ville avait deux
juments pour son service de carriole et cabriolet.

Sans doute que le défaut de débit fit qu'il se trouva des pains
en plus que la quantité qu'il avait à livrer, et ceux-ci, restés
en magasin, vinrent à moisir, à tel point qu'ils n'étaient plus
mangeables par personne et lui restaient en pure perte. Il
s'ingéra d'en faire manger à ses juments, qui ne tardèrent pas
à paraître malades par les indigestions que leur causa ce pain
moisi.

Je fus appelé pour leur donner des soins ; mais ayant examiné ces juments et interrogé leur maître sur les conditions
dans lesquelles il les avait tenues, j'obtins l'aveu qu'elles

avaient fait leur dernier repas avec du pain , et il m'en montra de pareil. Alors j'arrêtai sans hésitation mon jugement , en lui déclarant qu'elles étaient empoisonnées.

Tout en me disposant cependant à porter les secours de l'art qui étaient en ma puissance , j'engageai ce propriétaire à recueillir , s'il y avait lieu , les avis d'un vétérinaire plus expérimenté , ce qu'il fit. J'aurais été bien aise de voir arriver mon supérieur en science ; mais nous trouvant du même sentiment, nous mîmes la main à l'œuvre , et il ne fut pas plus heureux que moi dans ses efforts : malgré les tentatives les plus énergiques, l'une des juments mourut dans la soirée du même jour.

Il est à remarquer que celle-ci était poussive et ne put recevoir avec facilité les breuvages digestifs avec l'élixir calmant, qui venaient par surcroît augmenter la trop grande plénitude de l'abdomen. Les lavements évacuants réitérés , la seconde fut sauvée , en conservant une gastrite que j'eus à combattre.

Dans le pain moisi qui restait, de celui que ces animaux avaient mangé , à l'aide du microscope on apercevait des multitudes de champignons.

Cette mauvaise entente d'économie nous a donc fait connaître que le pain en corruption, qui n'est pas bon pour le genre humain , est aussi malfaisant pour les animaux domestiques ; que, également, toute espèce de substances destinées à la nourriture des animaux , lorsqu'elles ont subi une altération qui les réduit à l'état de corruption et quelquefois putrides , sont également indigestes ; et que l'animal qui les consomme, étant souvent excité par la faim ou par la contrainte et n'en ayant pas de meilleures, est considéré comme empoisonné.

Cependant ce dernier genre d'empoisonnement laisse quelque espoir, en le combattant par les breuvages digestifs et l'élixir calmant. (Voyez ces mots.) Tandis que les autres genres d'empoisonnements , surtout les arsénieux et autres, ne peuvent être combattus par l'art, attendu que l'effet qu'ils produisent ne donne pas de temps à la médication. Il faut donc y renoncer.

Or, nos éleveurs doivent se mettre en garde contre toute espèce de substances, soit solides ou liquides, destinées à l'alimentation de leurs animaux.

Il peut aussi y avoir l'empoisonnement par l'air, occasionné par des substances en corruption, telles que des cadavres qui sont concentrés, et sous l'influence desquelles un animal est dans l'obligation de vivre. Ce dernier cas peut être combattu et guéri par des soins hygiéniques, qui deviennent de salutaires préservatifs.

ENTÉRITE.

C'est une inflammation des intestins. De toutes les phlegmasies, c'est celle-ci qui, considérée isolément, a été le plus longtemps méconnue chez les animaux.

Cette maladie est très grave, soit à l'état aigu, soit à l'état chronique. Toutes les considérations qui s'y rattachent deviendraient si longues, que nous nous bornerons aux plus courtes et aux causes les plus communes à nos animaux domestiques. Je ferai remarquer que cette maladie est souvent la conséquence de la gastrite, et souvent aussi les deux à la fois, ce qui alors constitue la gastro-entérite.

Cette maladie résulte souvent, et presque toujours, des mauvaises nourritures, des mauvaises eaux ou herbes, des fourrages ordinaires qui ont éprouvé quelque altération au moment de la culture.

Chose à bien considérer de la part des cultivateurs, si les herbes varient, tant en nombre qu'en qualités différentes, il en est donc de bonnes et de mauvaises. Or, il est très important pour le cultivateur de les connaître, afin d'approprier à chacune son application. Il faut donc distinguer les espèces ; ce qu'on trouvera, comme je l'ai promis, à l'article : *Espèces (Herbes)*.

Nous allons donc seulement nous occuper ici des causes communes de l'entérite et des moyens curatifs.

Lorsqu'on s'aperçoit qu'un animal est atteint d'une forte

inflammation d'intestins, et qu'il est quelquefois ballonné, on doit commencer avant toute chose à éloigner les causes de cette maladie, le placer dans un endroit convenable et salubre, le mettre à la diète de tous aliments solides, puis provoquer par des lavements mucilagineux une prompte évacuation; quelques boissons cuites, blanches et miellées; lui appliquer autour de l'abdomen de larges cataplasmes émollients, réitérer.

Si l'animal est abattu au point de refuser les boissons du baquet, on les lui fera boire à la bouteille, par deux chaque ration, en ayant préalablement ajouté à ce liquide une cuillerée de sel de cuisine par chaque bouteille.

On réitérera ces breuvages à deux heures de distance.

Si l'inflammation de l'abdomen résiste, on posera deux longs sétons sous le ventre.

Lorsque l'animal entrera en convalescence et manifestera le désir de manger, on lui offrira du fourrage choisi et en bonne qualité, que l'on aura salé, ou pour mieux dire arrosé avec de l'eau dans laquelle il y aura eu du sel dissout (une forte cuillerée de sel de cuisine par litre d'eau, un litre d'eau salée par trois kilogrammes de foin).

Si l'on peut faire manger des carottes crues à l'animal, la convalescence sera bien moins longue et la santé bien plus promptement revenue.

Dans les premières boissons cuites ci-dessus, la carotte cuite est très adoucissante et même légèrement tonique. Il faut observer que jusqu'à parfait rétablissement, tout fourrage artificiel doit être exclu et éloigné.

Si l'entérite est suivie de diarrhée, dévoiement, le traitement est modifié. On devra examiner si les déjections sont : 1° noirâtres, glaireuses; 2° putrides. Lorsqu'on aura reconnu ces deux degrés distincts d'affections, il faudra aussi chercher l'application des remèdes convenables à chacune d'elles.

Au premier degré, on administrera à l'animal deux litres d'infusion d'herbes ou mieux de simples, espèces cordiales, aromatiques, édulcorée d'oxymel, à deux heures d'intervalle.

Continuer les boissons cuites de son de froment et miellées ;
lavements astringents. (Voyez ces mots.)

Au deuxième degré de diarrhée, qui est le troisième de l'entérite, dans les infusions comme dans les breuvages précédents,
on ajoutera par chaque deux litres d'eau la moitié d'une tête
de pavot blanc, et l'on emploiera des fumigations aromatiques
(voyez ce mot) deux fois par jour. On graissera les flancs de
l'animal deux fois par jour avec de la pommade camphrée (voyez
ce mot), en en employant 100 grammes à chaque onction.

Arrivant à la convalescence, on fera boire à la bouteille, en
trois doses, six litres d'un liquide résultant de l'infusion suivante : pariétaire, une poignée ; — racine de bardane (vulgairement connue sous le nom de lapace), également une poignée ;
— son de froment, suffisante quantité.

Et lorsqu'on aura fait bouillir le tout un quart d'heure, on
le passera à travers un linge. Tandis que ce liquide est bien
chaud, ajoutez trois cuillerées de miel, puis administrez.

Si l'animal paraît faible, on lui offrira un peu de grain,
moitié avoine et autres.

Même régime pour les fourrages que dessus.

Lorsque l'animal aura recouvré ses forces et qu'on jugera
convenable de le traiter au vert, soit à l'écurie, soit en liberté,
on ne devra agir qu'avec modération et graduellement.

De plus, choisir pour les premiers jours de la mise au pré
un temps pur, calme et sans pluie.

ENTORSE.

On entend par ce mot toute extension forcée, tout tiraille-
ment plus ou moins considérable survenu aux ligaments et
autres tissus fibreux qui affermissent les articulations, et occasionnant des désordres susceptibles d'offrir des degrés très
multipliés, qu'il est inutile de détailler ici. Pour abréger,
nous allons nous occuper du traitement le plus ordinaire.

Au début de l'accident, des bains, lotions ou compresses

d'eau froide sont les moyens les plus efficaces le premier jour. Et si ce moyen est insuffisant, que par la violence du mal il en résulte de l'inflammation, il faut le lendemain avoir recours aux cataplasmes émollients. (Voyez ce mot.)

Le troisième jour, les cataplasmes devront être arrosés de vin blanc et renouvelés deux fois le jour. Le quatrième jour, ils devront être entièrement de son de froment bouilli avec du vin blanc. Et le cinquième jour, on les remplacera par des onctions de pommade camphrée (voyez ce mot), qui auront lieu trois fois le jour.

Il est bon d'observer que pour parvenir à guérir l'entorse il faut un repos absolu.

ÉPARVIN.

L'éparvin est le résultat accidentel de la nature et un vice de construction de l'animal qui a engendré, et qu'il est en conséquence susceptible de transmettre à sa progéniture. C'est à ce sujet que j'ai déjà donné l'avis d'exclure de la propagation tout animal qui en est atteint.

Cette tumeur osseuse, qui occupe la partie latérale interne et inférieure du jarret du cheval, est une infirmité très préjudiciable au commerce de nos animaux de l'espèce chevaline, et qui malheureusement règne plus dans les pays humides que dans les pays secs. Cette affection se divise en deux parties distinctes : l'éparvin sec et l'éparvin humide. Le traitement est différent. On reconnaît l'existence de l'éparvin sec par la flexion brusque que l'animal fait aux premiers pas lorsqu'il sort de l'écurie; puis, en relevant son pied, il semble éprouver de la douleur, et en le reposant sur le sol, il fait une nouvelle flexion. L'éparvin est sans apparence de grosseur.

Pour remédier à cette affection, les frictions fréquentes sont d'un bon secours. On a un morceau de flanelle à la main et l'on frotte à chaque fois la partie du jarret dans toute sa circonférence, pendant deux minutes; répéter jusqu'à mieux.

Et si ces frictions sèches deviennent insuffisantes, on aura recours à l'esprit de vin ou à l'eau-de-vie camphrée, avec laquelle on imbibera la flanelle pour exercer les mêmes frictions. Si on le juge convenable, il sera bon d'appliquer autour du jarret une bande de flanelle humectée d'eau-de-vie camphrée, qui fera trois fois le tour du jarret. Et en dernier temps, s'il est besoin de continuer le traitement, on se bornera à faire des onctions de pommade camphrée, deux fois chaque jour : 100 grammes pour deux frictions. (Voyez *Pommade.*)

Pendant le traitement, l'animal devra avoir une bonne nourriture, surtout en grains, et être livré à un exercice modéré.

L'éparvin osseux humide se fait connaître par son volume, qui excède la forme ordinaire de la partie qu'il occupe dans le jarret. Il arrive qu'au début de l'apparence du mal cette tumeur est molle et sensible, et que l'animal boite.

Dans ce cas, les émollients sont très urgents, soit en cataplasmes, en lotions ou pommade. (Voyez ces mots.)

Mais lorsque ces tumeurs deviennent osseuses, il faut avoir recours aux agents fondants, soit par onguent ou feu de cautère actuel, soit par mon feu topique. Ce dernier, que j'ai découvert en 1848, après vingt-cinq années de recherches, m'a donné de grandes satisfactions par son efficacité. Aussi je le recommande, surtout à son bon degré.

On observera toujours que pendant ce traitement les animaux doivent recevoir une bonne nourriture, notamment du grain, attendu que le mal provient du sol marécageux et des herbes aquatiques. Dispensez-les surtout de la propagation. (Voyez *Exostose.*)

ÉPILEPSIE.

L'épilepsie, connue sous le nom de mal caduc, haut mal, est une maladie chronique et intermittente, caractérisée par des accès périodiques, des mouvements convulsifs plus ou moins violents, généraux ou partiels, qui durent de six à dix minutes et sont accompagnés de la perte subite de la sensibilité, de la suspension ou de l'abolition de l'exercice des sens.

Les accès sont d'autant plus prolongés et fréquents que la maladie est plus ancienne et plus invétérée. Ils surviennent tout d'un coup, et l'animal qui en est atteint tombe comme s'il était frappé de la foudre.

Nous ne nous occuperons pas de parler des remèdes à employer, si ce n'est d'éviter que ces animaux ne fassent du mal dans leurs malheureux accès, ou ne s'en fassent eux-mêmes, car tous moyens curatifs nous sont inconnus. Seulement nous ferons remarquer que l'infirmité qui affecte ces animaux est classée dans la catégorie des vices rédhibitoires, et qu'un propriétaire qui en a de semblables prendra le plus court chemin en ne les vendant pas, si ce n'est avant d'en avoir préalablement prévenu l'acquéreur, et en les abattant. Il devra en outre scrupuleusement éviter de les livrer à la production.

ÉPIZOOTIE

L'épizootie est depuis des siècles l'objet de longues et pénibles recherches des hommes d'étude et de talent, et sans que ces recherches soient aussi fructueuses que l'humanité le désirerait et en aurait besoin. Néanmoins nous leur en devons une grande reconnaissance. L'épizootie est l'une des études de l'art agricole, aidé aujourd'hui plus que jamais de la médecine vétérinaire, de la plus haute importance.

Ces maladies qui dévorent en peu de jours une multitude d'animaux en jetant l'alarme dans toutes les contrées où elles sévissent, sont toujours un fléau redoutable auquel nul ne peut se soustraire. C'est en considérant ces malheurs inattendus et que la nature peut nous réserver, que nous devons tout au moins mettre à profit les préceptes qui nous ont été si bien tracés par la science des grands hommes, surtout l'hygiène, qui est la dispensatrice de la médecine, dans bien des cas du moins. Tenez donc compte de l'hygiène, et si le malheur voulait que vous soyez frappés ou menacés des fléaux ci-dessus décrits, il est fort possible que vous en soyez exempts. Et du reste, après que l'homme a fait son devoir envers lui-même et envers la société, il n'a rien à se reprocher.

ÉRYSIPÈLE.

L'érysipèle est une flegmasie de la peau, occasionnée par les mauvais traitements que l'animal subit forcément, tels que l'exposition aux grandes chaleurs et aux pluies subites, suivie de mauvaises nourritures, tant en solides qu'en liquides ; les sueurs arrêtées et accompagnées de fraîcheurs excessives, avec de mauvais logements dans lesquels se trouvent concentrées des affections cadavéreuses et putrides, et enfin une série de causes qui tendent à détruire la nature du sang, qui se convertit en eau séreuse. C'est cette eau séreuse jetée par les forces vitales dans les voies cutanées qui, les gonflant, constitue l'érysipèle, dont voici le traitement qui nous paraît le moins dispendieux et le plus efficace :

Avant tout, on doit faire disparaître les causes de la maladie, poser des sétons de la plus longue étendue possible, sous le ventre et aux fesses.

De plus, faire boire des infusions copieuses de sudorifiques, de huit à douze litres par jour : deux litres par potion, à deux heures d'intervalle.

Fumigations émollientes dès les premiers jours, établies sous le nez et l'abdomen de l'animal, réitérées à une température moyenne. Lavements du même liquide, nourriture appétissante, barbotage au son de froment.

Le troisième jour, fumigations aromatiques. (Voyez ces mots.) Augmenter la nourriture fortifiante graduellement ; arroser les fourrages d'eau salée. (Voyez Sel.) Renouveler l'air de l'écurie, qui doit être propre et même blanchie à la chaux vive. Ce dernier moyen est très salutaire, en même temps que fortifiant.

EXOSTOSE.

C'est une tumeur osseuse développée à la surface d'un os, avec la substance duquel la sienne se confond. L'exostose peut se former sur tous les os. Elle atteint plus ordinairement le cheval. On a employé pour faire fondre les exostoses des onguents très efficaces; tel est le chaux-résolutif-fondant. Mais, appliqué à forte dose, il a l'inconvénient de flétrir la peau et de détruire le poil, tout en laissant des traces qui déprécient la valeur commerciale de l'animal. Et souvent encore n'a-t-il pas fait dissoudre la tumeur osseuse.

Aussi est-il bien reconnu que le moyen le plus sûr pour faire fondre ces tumeurs osseuses, ou tout au moins en arrêter le progrès, est l'emploi du cautère actuel. Car, il ne faut pas se le dissimuler, le feu bien appliqué est, sans contredit, l'agent supérieur à tous pour remédier aux affections osseuses. Mais malheureusement, et je regrette de le dire, il a cet inconvénient de laisser des traces qui sont pour la vie, et, par ce fait, diminuent le prix de nos jeunes chevaux, lesquels cependant n'en sont pas moins bons, ce qui compromet les intérêts des éleveurs.

Désirant améliorer cette thérapeutique, pendant plus de vingt ans j'ai cherché un moyen; j'en ai trouvé un que j'ai mis à exécution aussitôt, et qui m'a parfaitement réussi en plusieurs circonstances. Ce n'est qu'après de nombreuses épreuves que je me suis décidé à le rendre public; je vais en donner une analyse.

Cependant, il faut l'avouer, ce moyen n'est efficace que pour les chevaux au-dessous de dix ans; mais jusqu'à cet âge, il est infaillible étant appliqué au moment opportun. Pour en faire l'application, il est bon et même avantageux d'observer la température; les saisons du printemps et de l'automne sont celles qu'on devra choisir de préférence.

6

J'avoue que l'art avait réussi dans la découverte de l'onguent chaux-résolutif-fondant (formule Le Bas); on peut même dire avec certitude qu'il aurait été préférable au feu du cautère actuel, s'il était resté à l'endroit où l'artiste l'appliquait. Mais à peine celui-ci s'était-il éloigné, que l'onguent, par la chaleur du membre, se liquéfiait, s'écoulait de telle sorte, que quinze ou vingt minutes après son application, cet onguent était sur l'endroit voisin du mal, et causait des ravages sur les parties saines en privant de son efficacité celles qui étaient malades. C'est pour éviter cet inconvénient que j'ai cherché à y remédier en l'emprisonnant par mon topique de poix de Bourgogne brai-goudron.

Lorsque l'animal qui doit subir cette opération est couché, j'assujettis le membre affecté. Des cautères ordinaires (les pointes de préférence) sont chauffés rouge seulement; j'applique sur l'exostose, selon la force du membre, huit, dix ou douze pointes au plus de cautères, que je repasse une seconde fois seulement. J'obtiens alors un calorique du premier degré, et par le dégarni du poil et la découverte de l'épiderme, l'onguent peut mieux pénétrer dans les parties sous-jacentes. J'applique ensuite une petite couche de l'onguent chaux-résolutif-fondant, que je recouvre immédiatement de la poix-goudron, chauffée toute prête, à demi liquide, de l'épaisseur d'une pièce de cinq francs environ, de manière à bien circonscrire l'onguent et envelopper le pourtour de la tumeur. L'onguent étant ainsi concentré, maintenu, produit tout son effet. L'opération est terminée, et au bout de dix ou douze jours, selon le besoin, une ou deux onctions de pommade camphrée suffisent.

Je ne me dis pas l'inventeur de cet onguent si précieux, mais bien celui de son application, que je qualifie du nom de *feu topique*.

Ce feu, appliqué à son degré convenable, ce qui ne peut avoir lieu que par la main d'un artiste bien exercé, est infaillible pour les jeunes chevaux jusqu'à cinq ans, six au plus. J'en ai déjà retiré de grands avantages. Des poulains atteints de ces défectuosités mettaient les éleveurs dans le désespoir de ne pouvoir les présenter pour la remonte ; ils ont pu subir l'examen et même été acceptés dans l'année qui a suivi leur guérison par mon procédé.

Employez le feu topique pour les jeunes chevaux. Quant à l'autre feu, je ne dédaigne point son application, pas plus que je ne récuse les préceptes des hommes versés dans la science de l'art vétérinaire.

J'engage les éleveurs qui auront soumis leurs poulains ou jeunes chevaux à l'opération ci-dessus, de leur procurer une nourriture agrainée, et de les placer autant que possible sur des terrains marécageux.

Voici un exemple entre autres. Un cheval de quatre à cinq ans fut présenté à la remonte, et refusé à cause de deux énormes éparvins à deux jarrets. Le propriétaire le vendit à un homme d'une commune voisine qui voulait l'employer aux travaux agricoles. Mais l'ayant soumis à ma visite, je lui conseillai mon feu topique, qu'il m'autorisa à appliquer immédiatement. La mise au pré succéda à mon opération, pendant toute la saison du printemps ; l'été, le cheval fut utilisé pour les charrois agricoles, et l'année suivante il fut vendu à la remonte, comme l'ont été depuis plusieurs autres.

FARCIN.

C'est une maladie qui, étant bien caractérisée, est, dans la majeure partie des cas, incurable.

C'est pour ce motif que nous ne nous donnerons pas la peine d'indiquer aucun des traitements qui lui sont applicables.

Seulement nous engageons le propriétaire qui aura un animal ainsi affecté, de s'adresser à un homme de l'art, tout en regardant son animal comme perdu.

Des soins hygiéniques bien entendus peuvent, jusqu'à un certain point, prévenir ces cas pernicieux.

FEU.

Le feu, en chirurgie vétérinaire, est d'un grand secours pour préserver, dans bien des cas, de la perte de certains animaux en proie à des maladies de différents genres et à des degrés variés ; mais son application n'appartient qu'aux hommes de l'art. C'est par ce puissant motif que je m'abstiendrai d'en dire davantage à ce sujet.

Toutefois, je recommanderai celui dont j'ai eu l'avantage de faire la découverte et que j'ai nommé *feu topique* (voyez *Exostose)* et feu aux poulains jeunes chevaux.

FIC.

Le fic est une excroissance qui a ordinairement son siége à la surface de la peau, et est de la grosseur d'un pois à manger. Ayant acquis cette consistance, on peut le couper avec des ciseaux et le cautériser à sa base avec la pointe d'un cautère chauffé à blanc, pourvu qu'il n'occupe pas des parties qui pourraient amener quelques suites dangereuses. Dans ce dernier cas, il faut en confier le traitement à un homme de l'art et rafraîchir les animaux dont le sang est trop âcre.

FIÈVRE.

C'est le mot adopté par la médecine, tant humaine que vétérinaire, pour désigner le trouble produit dans l'économie vitale par une cause quelconque et qui dérange l'ordre naturel d'un corps.

Il existe tant d'espèces de fièvres, que la description de toutes mettrait la plupart de mes lecteurs dans l'embarras pour en apprécier la différence. Aussi me bornerai-je à faire connaître aux personnes auxquelles l'étude n'a pas donné le moyen d'en distinguer aucune, qu'il y a fièvre chaque fois qu'il existe un trouble dans l'économie animale, tel qu'une mauvaise digestion, une blessure faite en quelque partie que ce soit du corps d'un animal, la mauvaise condition de température à laquelle il a été soumis, soit trop au chaud, soit trop au froid, ou encore les mauvais traitements.

Nous ne prétendons pas ici entreprendre de guérir la fièvre; nous conseillerons seulement d'en détruire les causes connues, et pour les en préserver, de donner aux bestiaux tous les soins hygiéniques.

FISTULE.

La fistule est une solution de continuité, étroite et allongée. Elle est accidentelle, suppurante, et le pus diffère selon la nature du mal.

Nous ne nous étendrons pas jusqu'à faire connaître toutes les parties du corps qui y sont susceptibles par suite des accidents auxquels il est exposé; mais nous recommanderons à tous connaisseurs de ne pas trop se hâter à arrêter leur jugement sur ce point, attendu que quelquefois il est des cas où l'on peut se méprendre et se tromper.

En voici un exemple patent :

En 1847, un propriétaire amateur, des environs de Surgères, avait acheté pour la somme de deux cents francs une jolie et belle jument percheronne, âgée de quatre à cinq ans, de forte taille, destinée à l'usage du cabriolet et de la voiture à charrois. Cette bête fut atteinte de violents maux de gorge qui occasionnèrent l'inflammation des glandes parotides.

Un abcès eut lieu du côté droit, à la partie inférieure de la glande susnommée. Cette maladie, que le vétérinaire qui avait été appelé crut reconnaître pour le mélange d'un reste de gourme, ce que nous n'avons pas contesté, s'est prolongée pendant un certain laps de temps, et est devenue dispendieuse et onéreuse à la fois. A la suite de cet abcès, il s'est déclaré une fistule à la base inférieure de la même glande. En ce moment,

l'animal entrait en convalescence; il ne tarda pas à être capable
de recommencer son service, et en peu de jours reprit sa
vigueur du temps passé. Mais cette fistule existait toujours,
sans qu'on eût trouvé le moyen de la détruire, et à chaque,
mouvement que la jument faisait pour tirer, la pression que
le collier exerçait sur le cou occasionnait un jet de matière
qui salissait les personnes se trouvant dans cette direction, ou,
lorsque le foyer de ce fluide était vide, le reste s'écoulait sur
les harnais, ce qui, en fait, devenait désagréable, répugnant
et ennuyeux pour le propriétaire, qui persistait à ce qu'on fît
la cure de cette infirmité.

Ce fut alors que le vétérinaire, très estimable d'ailleurs,
crut l'affection incurable et en avertit le propriétaire, qui ne
tarda pas à se décider à vendre cette bête. Elle fut mise en
foire et achetée par un de mes clients, pour une somme de trois
cents francs; il la destinait aux charrois sur le port marchand
de notre ville. Il ne tarda pas à la soumettre à ma visite. Après
l'avoir examinée à l'écurie, je voulus la voir dans le collier et
à la voiture. Ce fut en l'exerçant que je vis ce jet du fluide
contenu dans le canal descendant de la fistule, que je fus
poussé à faire des recherches exactes, et qu'en manipulant le
cou de la jument, je sentis une tumeur mollasse qui occupait
toute la longueur du cou (plus d'un décimètre) le long de la
jugulaire, et à peu près de la même grosseur.

Sûr d'avoir trouvé le siège du mal ou foyer, je proposai à
mon client d'opérer cette tumeur, ce qu'il me permit sans
hésitation. La bête fut placée à un poteau, le pied de derrière,
du côté de la tumeur, enlevé et un bon tord-nez. Ainsi assujettie, en pinçant la grosseur que formait ce canal, entre le
pouce et l'index de la main gauche, avec un bistouri à lame
convexe je fis une incision de bas en haut, mais en ayant eu
soin d'introduire le bistouri plus bas que le foyer du pus, toujours en remontant dans celui-ci. Arrivé à son centre, j'eus
une abondance de matières purulentes qui auraient pu em-
plir un litre. L'ouverture était de la grandeur d'une bouton-

nière d'habit, en s'élargissant comme celle-ci lorsqu'elle se déchire vers le centre.

Le pansement immédiat consista environ en un quart de litre de teinture d'aloès, allongée de moitié d'eau, introduite à l'aide d'une seringue de grosseur moyenne, par l'ouverture du haut. Le deuxième pansement fut le même. Le troisième jour, de l'eau légèrement blanchie avec de l'extrait de saturne (acétate de plomb liquide).

Un séton fut posé à l'avant-cœur. La bête continua son travail pendant un an chez le même individu, qui se décida à s'en défaire, à cause de sa trop grande vigueur. Elle fut vendue à un négociant de notre ville pour une somme de cinq cents francs, et destinée au service de cammionnage, et quelquefois au cabriolet. Pendant quatre ans, cette jument a fait le meilleur service qu'on eût pu désirer, sans interruption, ni même aucune apparence de l'opération Durant ce laps de temps, ce négociant en a refusé à différentes fois mille francs. Enfin, il se décida à la vendre pour le service de la carriole d'un voyageur.

D'après ce fait ostensible, sans prétendre blâmer et moins encore froisser qui que ce soit, je me permettrai de conseiller à l'homme appelé à juger de pareils cas, comme tant d'autres qui sont graves, avant de se prononcer, de rentrer en lui-même, de se livrer à un examen sérieux de la chose, puisque d'un jugement trop brusque dépend l'intérêt d'un client, et conséquemment sa réputation. Le grand nombre d'exemples que je pourrais citer ici m'oblige à m'arrêter, tant pour éloigner le système de critique que par modestie. Tel est notre principe, dont le point de départ est une prompte amélioration dans le jugement qu'on porte quelquefois des maladies.

FOIN.

On donne généralement ce nom à l'herbe des prairies fauchée et desséchée pour servir à la nourriture des bestiaux.

Lorsque toutes les précautions ont été prises dans la fanaison, que la dessiccation a été parfaite, qu'il a été engrangé convenablement, ensuite maintenu avec soin dans cet état, le foin est préférable à l'herbe fraîche pour nourrir les animaux.

Tous ces soins étant pris, certes, on peut croire que l'on a de bon foin. Mais si nous examinons bien la question, quoique bon, cela ne suffit pas toujours, attendu que le faucheur coupe, bien entendu, indistinctement toutes les herbes qui se présentent à sa faux.

Or, si l'ensemble des herbes est convenable et propre à la nourriture des animaux auxquels on les destine, évidemment un tel foin peut être regardé dans de bonnes conditions, et même parfait; mais si parmi les herbes qui constituent le foin il s'en trouve qui soient malfaisantes, vénéneuses, ou seulement nuisibles à leur engrais, elles n'y sont pas moins comprises. Ainsi, le foin en général est un mélange de variétés d'espèces végétales.

Pour être certain d'avoir du bon foin, celui que j'appelle parfait, il serait utile, et dans notre pays surtout, que les cultivateurs fissent la vérification des prés ou des champs qu'ils emploient alternativement à la production du foin, en une saison convenable, par exemple au printemps, afin de détruire les herbes malfaisantes. On ne se bornera pas seulement à les couper au collet, parce qu'elles repoussent avec plus de force, mais on les arrachera, principalement les renoncules, les boutons d'or, le safran, le serpolet et une infinité d'autres herbes que les animaux eux-mêmes désignent en les dédaignant. On les reconnaît facilement, attendu qu'elles restent presque intactes. En agissant ainsi, vous aurez du foin pur et vos bestiaux seront en état prospère; dans le cas contraire, ils sont atteints de maladie dont vous ne connaissez pas la nature, ou tout au moins ne prospèrent pas suivant les soins que vous leur donnez.

J'ose croire qu'au commencement de ce paragraphe on ne

se serait pas douté que ce mot foin, qui n'est aux yeux du
cultivateur qu'une branche de l'agriculture, méritât d'être
adjoint aux principes hygiéniques, et pourtant, mon lecteur
le comprend maintenant, la culture du foin ainsi comprise
tient une large place dans l'hygiène des animaux.

Le foin récolté à un degré de sécheresse suffisant et pur de
toutes plantes malfaisantes est, comme nous l'avons déjà dit,
une excellente nourriture; mais il est encore susceptible d'é-
prouver quelques altérations, dont on ne le préserve pas avec
assez d'attention dans les greniers ou granges destinés à le
conserver. Souvent ces locaux n'ont pas assez d'ouvertures
pour entretenir la circulation de l'air, et par la vapeur se
dégageant du foin, il se forme un ressuintement qui se joint à
l'humidité des murailles, et que le foin qui y est en contact
pompe. Alors il moisit, et dans cet état de corruption, si on
l'examine au microscope, on y verra une multitude de champignons. Prenez-y garde! le foin en bonne nature, bien traité
et serré dans d'excellentes conditions, devient par les causes
ci-dessus malsain pour les animaux qui sont dans l'obligation
forcée d'en faire leur nourriture, et qu'un domestique leur
jette toujours impunément.

Veillez-y, cultivateurs; de cette prévoyance dépendent tous
vos intérêts, et elle doit présider sans relâche à la propreté et à
la bonne construction des habitations des animaux. Car, il ne
faut pas se le dissimuler, malgré toutes les bonnes précautions
qu'on apporte, un animal mal logé ne prospère pas.

FORME.

La forme est une tumeur molle dans son principe, par la
suite dure et osseuse. Elle constitue la véritable exostose, qui
survient au-dessus de la couronne et à l'os du paturon du
cheval, quelquefois d'un seul côté, d'autres fois de deux, et
même à la partie antérieure, ce qui oblige l'animal à boiter.
De plus, cette défectuosité déprécie l'animal. Au début, la

tumeur est molle et sensible. On doit profiter de cet état maladif pour appliquer les cataplasmes émollients pendant trois ou quatre jours, et ensuite faire usage pendant le même temps de la pommade camphrée. (Voyez ces mots.) Lorsque ce traitement devient insuffisant, après cependant un mois de date, on appliquera mon feu topique (Voyez *Feu topique.)*

FOURBURE.

La fourbure des animaux à sabots ou à onglons est, selon moi, une apoplexie du sabot; elle est déterminée par l'excès de vitesse ou de travail quelconque, poussé à l'extrême chez l'animal qui en est atteint. On s'en aperçoit à la roideur des membres. On doit de suite, si l'animal n'a pas pris de nourriture depuis deux heures, et si la transpiration est arrêtée, lui pratiquer une copieuse saignée à la jugulaire. Si faire se peut, on lui met à la fois les quatre extrémités dans l'eau courante, ou tout au moins la plus froide possible. Si l'état de l'animal ne permet pas ce genre de bain, on lotionne les membres et l'on applique des compresses d'eau froide qu'on récidive le plus souvent possible, et l'on réitère la saignée. Faire prendre des breuvages vulnéraires. Le lendemain, si ce traitement est insuffisant, on doit déferrer l'animal; et après lui avoir paré les pieds à la rosée, on lui fera une saignée à la pince de chaque pied, de chacun desquels on tirera un demi-litre de sang. Après avoir arrêté l'hémorrhagie, on enveloppera les sabots de terre glaise ou argile, délayée avec du vinaigre. Renouveler ces sortes de cataplasmes et frictionner les membres avec du vinaigre, un demi-litre chaque fois. L'animal doit être mis à une demi-diète de tous aliments solides, mais barbotage à la farine d'orge à discrétion; bon pansement ultérieur. Il est à remarquer que le quatrième jour écoulé, la fourbure peut être passée à l'état chronique et que le traitement change. Alors il faut bien se garder de parer les pieds, ce qui pourrait occasionner une déviation de l'os du pied, qui se montrerait vers la sole et rendrait l'animal infirme. En cette circonstance, il faut agir comme dans la fluxion de poitrine, car elle a déjà dû se manifester. (Voyez *Fluxion de poitrine à l'état chronique.*)

FOURCHET.

C'est une maladie qui affecte les animaux à pieds fourchus, et c'est sans doute de là qu'elle a tiré son nom.

Ainsi, le bœuf, le mouton et tous les autres animaux à pieds fourchus sont sujets à cette maladie, qu'on pourrait plutôt appeler accident, et qui résulte souvent de corps étrangers introduits de force entre les parties digitées, donnant par leur tenacité naissance à des crevasses, qui sont aussi, la plupart du temps occasionnées par la malpropreté. Il suffit donc de débarrasser le pied des immondices qui l'encombrent et le gênent; puis, après l'avoir nettoyé, si l'on aperçoit de la douleur, les cataplasmes, bains ou lotions émollientes seront d'un bon secours. Renouveler ce traitement.

Lorsqu'on s'aperçoit de la persistance du mal et qu'il s'y accumule des matières de mauvaise odeur, il faut avoir recours aux eaux ou liquides styptiques les plus faibles qu'on emploie au début pour humecter la plaie du crapaud. (Voyez ce mot au traitement du *Crapaud.*)

FRACTURE.

La fracture est ce que le vulgaire nomme cassure, accident qui arrive à nos animaux domestiques comme aux personnes, et qui pourrait aussi bien se guérir chez les uns que chez les autres, si ce n'étaient les grandes difficultés qui se présentent tout d'abord : le manque de raison qui s'oppose au maintien des appareils; de plus, le prix des dépenses que ces appareils entraînent, et qui dépassent souvent un chiffre plus élevé que celui de la valeur de l'animal (calcul que l'homme de l'art doit faire). Et malgré les soins les mieux exercés, si la gangrène se met au membre accidenté, nous ne pouvons pas faire l'amputation de ce membre et démontrer que nous savons guérir. C'est donc par cette série de motifs que l'art vétérinaire a renoncé à la tentative de cure des fractures, et non par l'impossibilité de réunir les os cassés, attendu, dit-on, généralement, que nos gros animaux, et surtout le cheval, n'ont pas de moelle solide, mais huileuse. C'est une erreur. Pour s'en convaincre, qu'on prenne l'os majeure d'un membre de nos gros animaux, qu'on le coupe étant froid, et l'on sera convaincu de l'erreur.

Maintenant, nous pouvons donner des exemples par des cures que nous avons faites nous-même. Un jeune cheval, poulain de deux ans et demi à trois ans, était dans une prairie de Saint-Froult, arrondissement de Marennes, avec une jument. Ce poulain entier voulut s'approcher de cette jument qui ne pouvait le sentir. Par suite de la persistance du poulain, la jument lança des ruades, et d'un coup de pied cassa une jambe au poulain, à la distance moyenne du canon.

Le propriétaire m'invita à aller visiter cet animal, qu'il devait faire abattre le lendemain.

Je couchai le cheval, et après l'avoir assujetti d'une manière convenable, j'appliquai les appareils que j'avais préalablement tenus prêts, assez élastiques et entourés d'une grosse ficelle qui permettait de lier le membre dans toute sa longueur, et même de dépasser l'appareil. Du goudron fondu à demi chaleur fut coulé en traînant, tout autour du membre, ce qui ne forma qu'une seule masse et resta ainsi trente-six jours. Au bout de ce temps, j'allai lever mon appareil, en indiquant quelques onctions d'onguent populéum. L'animal fut guéri, conservant seulement un léger calus, et put être employé au labour et à tous autres travaux agricoles.

Je fus encore appelé à donner mes soins, dans la même commune, à un poulain de deux mois, auquel la mère, tandis qu'il était couché, avait cassé une jambe en marchant dessus. Le même traitement lui fut appliqué et réussit.

FUMIER.

Le fumier tient une large place dans l'engrais des terres et est d'une grande utilité pour le rapport des grains, surtout le froment.

Cependant, quels que soient les avantages qu'on en retire, on ne voit pas figurer ce mot, et surtout suivi d'une longue dissertation, dans les ouvrages qui traitent des maladies des animaux domestiques. Mais on ne s'étonnera pas de le rencontrer dans notre ouvrage, qui contient tous les principes de l'hygiène des bestiaux.

Si le fumier est d'un grand rapport quand il se trouve dans de bonnes conditions, ce dont on doit convenir, il est bien pernicieux aussi dans beaucoup de cas, surtout comme l'emploient certains cultivateurs de notre pays.

Il est reconnu par tous les agriculteurs que le fumier de moutons, en fait de fumier commun et abondant, est le meilleur, et par conséquent préféré à tout autre. C'est là que je veux arriver, afin de faire connaître l'erreur de plusieurs individus qui croient être et même passent pour être expérimentés en agriculture économique. Voyons jusqu'à quel degré ils envisagent la supériorité du fumier de moutons. Ils mettent tous leurs soins à transporter les fumiers de leurs autres bestiaux dans les toits ou parcs où ils logent et font coucher leurs moutons. J'en ai vu et connais encore aujourd'hui qui en ont mis dans ces toits jusqu'à un mètre, et même, sans exagérer, un mètre et demi d'épaisseur, par couches qu'ils répétaient chaque semaine pendant huit à dix mois. Et c'étaient les pauvres moutons qui donnaient ce fumier pendant la nuit, en absorbant les exhalaisons résultant des émanations putrides de toute espèce de substances livrées à la corruption. En bonne conscience, peut-on croire que ces animaux puissent acquérir ou même conserver une bonne santé dans de pareils logements ? J'entends toute personne de bon jugement dire :

non, ce n'est pas possible ! Ces éleveurs-là perdaient presque chaque année de dix-huit cents à deux mille francs de moutons ou brebis, à part les autres races et espèces non mieux soignées, et ils vendaient pour quinze cents francs de fumier de moutons, pour lequel ils avaient la préférence; différence en perte, cinq cents francs.

Je ferai remarquer aux appréciateurs qui savent nourrir et bien loger les animaux, que si ces moutons eussent été soignés comme il convient, ils auraient prospéré, et la vente aurait donné au moins un tiers en plus que le prix d'achat, ce qui aurait produit au maître trois mille francs. J'admets qu'il eût vendu son fumier cinq cents francs en moins que dans la première condition, il aurait gagné quinze cents francs dans un an, et la société en aurait profité par la plus forte quantité de consommation.

Je regrette d'entretenir si longuement mon lecteur; mais lorsqu'il m'aura compris, il sentira la nécessité de ce détail, dans lequel je devais entrer pour mettre à nu et déraciner de si graves erreurs.

Déjà le mouton est un de nos animaux de boucherie le plus susceptible de ressentir les différentes influences de la température, et conséquemment très difficile à élever, surtout au point que le désire la boucherie. Or, il faut donc, si l'on veut en tirer bon rapport, c'est-à-dire bénéficier de toutes ses productions, qu'il soit bien logé et couché proprement, par rapport à sa laine, puis bien **nourri** pour engraisser, et en outre soustrait à toute mauvaise température.

GALE.

La gale est une phlegmasie cutanée et essentiellement contagieuse. Elle provient d'une infinité de causes qu'il serait trop long de décrire ici, ainsi que les traitements qui y sont appropriés.

A quoi servirait-il de mettre sous les yeux des personnes

appelées à vivre parmi les animaux, des choses qu'elles ne pourraient pas traiter régulièrement? Seulement nous avons voulu en parler en passant, pour faire connaître la gravité de cette maladie, qui souvent est l'avant-coureur du farcin, et consécutivement de la morve. Ainsi donc, il est préférable d'en appeler aux hommes compétents, et éviter d'y remédier par la seule administration des soins hygiéniques.

Il ne faut pas pourtant que la trop forte timidité nous interdise au point de ne rien tenter, et nous empêche de remarquer qu'il y a des différences sensibles entre certaines démangeaisons que des connaisseurs peu expérimentés classeraient toutes dans la catégorie de la gale. Il en est qui n'existent qu'à la surface de la peau. Ces démangeaisons-là peuvent être traitées par une main habituée à la pratique de ces légères affections.

On prépare une suffisante quantité de lessive avec du savon noir, on en frotte l'animal partout où il pourrait être sale, de façon à bien détacher les écailles qui se trouvent sur la peau. Le lendemain on recommence avec la même préparation, dans laquelle on aura ajouté des liquides acidulés, tels que du vinaigre, de l'eau de suie. Les acides suffisent presque toujours pour obtenir la propreté et faire disparaître les démangeaisons qui résultent de la crasse.

GANGRÈNE.

La gangrène est une mortification plus ou moins étendue d'un ou de plusieurs tissus.

C'est une diminution progressive plus ou moins complète de l'action organique dans une partie, jusqu'à ce que cette action soit éteinte et que la putréfaction s'empare de la place. Quoique la gangrène ne soit pas toujours l'extinction de la vie, nous ne nous occuperons pas de tracer les moyens à employer, ni d'en décrire toutes les causes, pas plus que de donner les détails de cette corruption, toutes choses qui n'appartiennent qu'à un homme de l'art qui les a bien étudiées, ce qui d'ailleurs ne ferait qu'embarrasser les gens à la portée desquels nous voulons mettre cet ouvrage. Seulement nous nous occuperons des moyens de l'éviter, ou d'en arrêter les progrès en attendant un homme compétent.

Lorsqu'une plaie est en état de putréfaction et exhale une mauvaise odeur, il faut la laver avec de l'eau tiède salée, en y ajoutant le tiers de son volume d'eau-de-vie camphrée et autant de vinaigre, la couvrir de charpie et la saupoudrer ensuite de camphre en poudre. Répéter ce pansement deux fois dans le jour, et trois fois si les chaleurs et la plaie l'exigent. Si la plaie est sèche, noirâtre tendant au charbon, après l'avoir lavée comme il est dit ci-dessus, on y appliquera, une fois saupoudrée de camphre, un large plumasseau d'étoupe, enduit de pommade camphrée. On tiendra l'animal dans un lieu sain, avec une nourriture fortifiante et modérée, en observant, toutefois, qu'il n'ait pas la faculté de lécher ses plaies. Tous les soins hygiéniques ne doivent pas être négligés, et l'on doit éloigner le malade de tous les autres animaux.

GASTRITE.

La gastrite est une inflammation de l'estomac qui est assez difficile à reconnaître dans nos gros animaux. Ce n'est que lorsqu'on a eu connaissance des causes qui ont pu la déterminer et que l'on est certain de son existence, qu'il faut chercher à y remédier. Toutefois, il ne faudrait pas s'y tromper, c'est-à-dire ne pas la supposer. La gastrite est simple ou composée ; dans le dernier cas, elle prend le nom de gastro-entérite.

Les causes sont nombreuses et diffèrent entre elles. Elles sont internes ou externes. Les causes internes peuvent provenir des différents aliments, tels que les fourrages avariés ou ceux de mauvaise qualité, par conséquent indigestes, et encore les fourrages artificiels ou ceux mal cultivés; par suite du longi ntervalle entre leurs repas ou de l'avidité avec laquelle

ils mangent et prennent dès lors trop de nourriture; enfin,
par la mauvaise qualité des eaux qu'on les oblige à boire.

La gastrite ainsi connue à ce premier degré est assez facile
à combattre. On commence par éloigner toutes les causes et
mettre la bête à la diète de tous aliments solides.

Boissons blanches. On peut donner du barbotage au son de
froment cuit, avec une poignée de persil par deux seaux d'eau
et trois cuillerées de sel de ménage.

Les premières rations de foin (demi-rations) devront être
arrosées d'eau salée. (Voyez *Sel.*)

Pour la gastrite compliquée (gastro-entérite), le traitement
demande plus d'attention et est plus long, attendu que le
malade est exposé à périr si les soins ne sont pas rationnels.

On reconnaît cette complication de maladie à la tristesse de
l'animal, qui a la tête basse, la queue entre les jambes, le dos
courbé, la marche lente, les oreilles chaudes à la base et
froides à l'extrémité, les yeux et la langue pâles; il éprouve
quelques mouvements fébriles.

Comme il est dit plus haut, il faut éloigner toutes les causes
connues, soumettre l'animal à une diète sévère de tout aliment
solide, et l'empêcher de boire de l'eau crue. Il est à remarquer que lorsqu'ils sont dans cette position, les animaux, auxquels il semble qu'un brasier leur brûle l'estomac, pensent se
soulager en allant se désaltérer à une mare où l'eau est croupie
et pleine d'impuretés, ce qui viendrait aggraver la maladie,
tandis qu'ils refusent les tisanes bienfaisantes qu'on leur offre
au baquet. Alors on les leur fait boire à la bouteille, par trois
à chaque potion.

Ces premiers breuvages se composent de décoctions mucilagineuses et tempérantes. (Voyez *Breuvages.*) Lavements des
mêmes. Lorsque l'animal manifeste le désir de prendre lui-
même, on offre des carottes cuites avec le son de froment,
qu'on lui donne mêlés ensemble, et l'eau qui en provient sert
pour les breuvages; trois fois le jour on lui fera manger, avec
une spatule de bois, du miel en propre substance, 600 gram-

7

mes pour trois fois. Gargarismes à l'oxymel (voyez ces mots)
trois fois le jour.

Tous soins hygiéniques devront être sans réserve lorsqu'on
le verra en état de convalescence. Les premiers foins pendant
quelques jours, donnés avec modération, devront être bien
arrosés d'eau salée ; on mettra aussi dans chaque seau d'eau,
pour son baquetage, une cuillerée de sel de cuisine. A cette
époque, si l'animal veut manger des carottes crues, on peut
lui en donner à volonté, cependant modérément, et la guérison sera plus prompte ; on pourra même continuer en le
remettant au travail, et l'on en retirera un bon avantage.

Les bêtes de la race bovine aiment quelquefois mieux les
pommes de terre, qu'on doit aussi faire cuire pendant la maladie, jusqu'à la convalescence. Pour le porc, pendant la
maladie, les feuilles de mauve sont, avec la graine de lin,
d'un grand secours ; et comme fortifiant, on donne les pommes
de terre avec le pain d'orge. Le mouton préfère la carotte avec
le son de froment, plus la baillarge en grains et salée. En
définitive, quels que soient les animaux atteints de cette maladie, la salaison de leur nourriture est très salutaire.

GESTATION.

La gestation est la durée de temps que les femelles portent
leurs petits, qu'on peut encore appeler leurs fruits.

La longueur du temps varie selon l'espèce, ce qui est connu
des propriétaires éleveurs, et nous n'en dirons rien. Nous ne
nous occuperons que de l'état et des conditions dans lesquels
doivent se trouver les femelles pendant leur plénitude ou bien
la gestation. Et pour nous mettre à l'aise dans nos conversa-
tions, nous nous servirons de l'un ou de l'autre de ces mots,
vu qu'il nous semble plus coulant de dire une vache ou une
jument pleine.

Comme on n'a pas rencontré jusqu'à présent tout le monde
d'accord sur la question de savoir s'il y a ou non avantage,

pendant la gestation, de faire travailler les femelles pleines ou de les laisser dans un repos absolu, nous dirons que l'expérience nous a appris que l'excès de l'un comme de l'autre est pernicieux. Avant de donner des exemples sur ce fait, nous nous bornerons à adopter le juste milieu et à écarter tout ce qui paraît nuisible à une femelle pendant sa gestation.

Tous les propriétaires savent que le travail modéré maintient les forces chez l'animal comme chez l'homme; par conséquent, ils en usent lorsqu'ils ont des bêtes pleines, par exemple une jument, attendu que le sujet qu'elle porte sera plus nerveux et en somme plus robuste. Seulement ils n'ont pas tous la capacité, ou pour mieux dire l'idée de faire, dans ce cas, une différence entre ces femelles et celles de leur espèce employées aux mêmes travaux. Habituellement ils n'ont pas, dis-je, le soin de réserver à la bête pleine un régime spécial, et la plupart du temps ils sont victimes de leur incurie. Ils suivent en tout, pour l'une comme pour l'autre, les mêmes habitudes, tant en travail qu'en nourriture et logement; aussi, de temps à autre, ont-ils des juments avortées. Ah! c'est alors, par exemple, qu'ils reconnaissent que le travail outré est pernicieux à une jument pleine. (Je dis les juments, comme les ânesses et les vaches, dans les pays où toutes ces femelles travaillent.)

Ils ne pensent pas que c'est parce qu'ils ont agi imprudemment, et ils restent dans cette croyance, sans s'entourer de renseignements plus rationnels. N'écoutant que leur propre idée, ils font ensuite tout l'opposé: ils laissent leurs juments poulinières non-seulement dans une inactivité trop prolongée, mais ils ne les livrent à aucun travail agricole. Qu'en résulte-t-il? En ce dernier cas, elles avortent dans le repos absolu; c'est-à-dire qu'étant abandonnées dans une écurie où elles mangent et boivent à discrétion et sans mesure, elles avortent par suite d'être trop grasses. L'éleveur dit alors à haute voix: Ma jument n'a pourtant rien fait, et elle est avortée! Comment faut-il donc faire? Nous allons vous le dire; mais avant, et pour votre gouverne, nous vous donnerons quelques exemples de mauvaises gestations sans principes, après quoi l'on verra l'extrême de chacune, et l'on pourra prendre le terme moyen.

Dans les différentes contrées de notre belle France où l'on s'occupe de l'élève des animaux domestiques, surtout des chevaux, les poulinières travaillent, mais modérément, jusqu'au moment de la délivrance. On peut même le prouver, car on en a souvent vu pouliner dans les champs, et n'être pas plus de huit jours avant de reprendre leur labeur ; les poulains qui en provenaient faisaient des chevaux de première qualité. Mais il faut tout avouer, ces juments, quoique travaillant, n'étaient plus au même régime que les autres chevaux ; il y avait une spécialité pour elles. A l'époque où la gestation s'avançait, on forçait la nourriture, non en volume, mais en nutrition ; de plus, lorsqu'elles travaillaient, on évitait le brancard, les courses au galop, et lorsqu'elles arrivaient du travail, on ne les conduisait pas au bain comme les autres ; on évitait de leur faire boire de l'eau trop froide et on ne les mettait plus avec les autres ; on les logeait seules dans une étable à part, afin qu'elles n'éprouvassent aucune gêne ; on poussait les soins jusqu'à leur laisser la latitude de boire à volonté pendant la nuit. De cette sorte, elles n'étaient pas exposées à prendre trop d'eau à la fois. En somme, on choisissait tout ce qu'il y avait de mieux et de meilleur pour une bête dans cette position.

Depuis que je suis à Rochefort, j'ai été maintes et maintes fois appelé pour faire ou aider la parturition de juments qui, pour la majeure partie, n'étaient sorties depuis plus de deux mois, et même quelquefois trois, que pour aller, quelque temps qu'il fît, à la mare s'abreuver ; et encore, pour arriver à l'eau, fallait-il qu'elles se missent dans la vase jusqu'aux jarrets et aux genoux, et fissent de grands efforts pour en sortir.

Dans les écuries, souvent trop étroites et trop courtes, on leur donnait à manger sans mesure de quantité ni connaissance de qualité. Il suffisait que ces bêtes ne travaillassent pas, quoique pleines, pour qu'on leur servît les plus mauvais fourrages, tels que du glui d'avoine ou même la paille de celle-ci, ce qui, on le sait, constitue un fourrage creux, sans parties nutritives et très volumineux. Or, lorsque l'animal boit après un pareil repas ; on comprend que l'abdomen est plein et tendu, et combien le petit sujet se trouve gêné ; c'est alors qu'il meurt asphyxié. Et la mère, quoique bien portante, n'ayant éprouvé aucune secousse au travail, n'en est pas moins avortée. Quelquefois la mauvaise nourriture lui a causé une indigestion, elle meurt dans la parturition faute de bonne délivrance, que la trop grande plénitude de l'abdomen rend impossible à d'homme de l'art, ce qui nous est arrivé, bien qu'assisté de praticiens distingués.

Il est donc à remarquer que, dans notre pays, on a ce grand défaut de croire qu'une jument poulinière ne doit pas travailler, par conséquent ne pas manger du grain. Aussi, et cela me fait peine à dire, cette impardonnable erreur cause la perte au moins et au bas mot des deux cinquièmes du nombre des poulains. La meilleure preuve, ce sont les nombreux cas d'avortement et le manque de fécondité, qu'on ne sait à quoi attribuer. L'inexpérience empêche de s'apercevoir que le travail modéré et les bons soins, tant en pansements de la main qu'en bonne nourriture, donnent de la vigueur à la femelle et la rendent plus apte à la fécondité que celle qui, abandonnée à toutes les intempéries, a une alimentation sans parties nutritives et est réduite à l'inaction.

En voici pourtant une bonne et incontestable preuve. A combien de personnes (que nous pourrions appeler en témoignage), se trouvant dans une auberge ou tout autre lieu, est-il arrivé de mettre leurs juments de travail dans des écuries où se trouvait un cheval entier, qui se détachait et allait avec elle. La copulation n'avait lieu que cette seule fois, et la jument était pleine. Rarement on a vu une jument manquer d'être fécondée par cette seule copulation, tandis que près des trois sixièmes des juments de nos marais ne le sont pas.

Croyez-moi, propriétaires, nourrissez bien vos juments et

faites-leur gagner cette bonne nourriture par un travail modéré, toutes seront fécondes, il n'en manquera pas une par vingt.

Pendant la gestation, tout en employant les juments à un travail bien calculé, appliquez-vous à leur donner de bons pansements et des logements convenables; en un mot, observez pour elles toutes les règles de l'hygiène. Seulement, pour celles-ci, il s'agit, lorsqu'elles avancent du terme de la gestation, d'augmenter la nourriture, non en volume, mais en substance nutritive, c'est-à-dire en grains. Et il est très facile de comprendre ce besoin d'augmentation de nourriture. A cette époque, une mère est dans l'obligation naturelle de fournir des matériaux qui concourent à la formation du fœtus qu'elle contient en elle-même; or, pour les fournir bons, il faut qu'elle-même en possède.

Quant à la durée du travail, elle peut être déterminée par la prudence du propriétaire, seul intéressé. Lorsque les éleveurs auront adopté nos principes, ils regretteront le temps passé; mais ils diront à ceux qui viendront après eux : Ne vous écartez pas de ces principes, ils sont très bons et offrent de grands avantages sous le rapport du gain.

Dans notre pays, il ne manque que du savoir et de l'intelligence, et, sans contredit, les animaux, surtout le cheval, étant soignés selon notre indication, seront plus aptes à un long et pénible service que ceux de quelque contrée que ce soit de la France. Et pourquoi ne pas en profiter et en faire profiter aussi nos voisins, notre patrie même, qui se glorifie aujourd'hui de dire : Nous nous montons sur notre territoire (surtout dans nos prairies de la Charente-Inférieure)?

Nourrissez donc au grain, et l'animal vous sera payé le triple du prix que vous en retireriez autrement. Il est d'autant plus nécessaire de faire manger du grain aux chevaux pour les avoir nerveux et forts, pendant la gestation et dès le bas âge, que dans nos pays marécageux les herbages sont aquatiques, c'est-à-dire que ces herbes contiennent beaucoup d'eau, et que par conséquent elles ne fournissent dans le corps de l'animal qui les consomme qu'un fluide séreux; que dès lors, ce qui est bien reconnu, nos chevaux sont lymphatiques, très mous, quoique ayant une large poitrine, dont le développement est dû au gros volume de ces fourrages, mais ne deviennent solides et d'une force résistante qu'après avoir été agrainés. Et nous en avons l'exemple par nos voisins de Toulouse et autres contrées où il y a des fourrages ronds et pleins. Tous ceux qui possèdent des chevaux achetés jeunes dans nos pays s'accordent à dire que ce sont des bêtes invariables au travail. Cela se conçoit; c'est que ces animaux ont de bons aliments. Imitons-les donc, et nos chevaux trouveront toutes ces qualités essentielles sur le sol qui les a vus naître.

GLANDES.

Les glandes, chez les animaux, sont très sujettes à des affections inflammatoires, attendu que c'est par leurs canaux que circulent les fluides vitaux, et que lorsqu'elles rencontrent quelque obstacle dans la circulation, elles s'engorgent et se tuméfient. Aussi dit-on vulgairement : ce cheval est glandé, souvent par inexpérience et sans chercher à connaître la nature de l'inflammation qui en est la cause, ce qui importe beaucoup, vu que chacun de ces organes a sa fonction respective, que les tuméfactions dont ils sont affectés sont plus ou moins redoutables. Ainsi, l'inflammation des glandes parotides, appelées communément avives, peut être combattue par des cataplasmes émollients, tout en faisant cesser les causes ultérieures. Il en est ainsi des glandes maxillaires, qu'on peut aussi graisser, onctuer avec de l'onguent populéum ou, par économie, de la pommade camphrée (au lieu de 3 fr. 50 c., 50 c. suffisent). Mais il n'en est pas de même des glandes qui sont adhérentes et souvent accompagnées de jetage par les narines du cheval, et aussi d'ulcères (chancre) sur la membrane qui tapisse la cloison nasale.

Ces dernières méritent une attention sérieuse, et l'on doit appliquer la loi du lazaret. (Voyez *Morve.)* Ne vous amusez donc point à donner les soins ordinaires, ce genre de traitement n'appartient qu'à un homme de l'art, et encore malheureusement trop souvent il échoue.

GOURME.

La gourme est une affection au sujet de laquelle, jusqu'à présent, les hommes de l'art médical n'ont pu se mettre d'accord pour en faire bien connaître la nature. Aussi nous sommes-nous décidé à n'émettre aucune opinion contradictoire sur ce qui a été dit par les savants.

Nous nous bornerons seulement à comparer cette maladie de bas âge chez nos animaux domestiques à la petite vérole ou picote de l'homme, et à conseiller aux éleveurs d'animaux de ne point en déranger le cours, de laisser agir la nature ; cependant à ne rien négliger des soins hygiéniques, et, s'il y a lieu, à faciliter en temps opportun l'écoulement des matières purulentes accumulées dans les abcès, lequel écoulement ne peut pas s'effectuer naturellement, à cause de la dureté de la peau. Appliquer quelques cataplasmes, onctuer ou graisser les parties tuméfiées, et si l'on s'aperçoit que la gourme n'ait pas produit son effet, poser un séton.

HABITATIONS.

Quoique le mot habitation ne paraisse pas être applicable au traitement des animaux, nous croyons qu'il est d'une grande importance de nous y arrêter, afin d'en développer le caractère et de faire ressortir tout ce qu'il y a eu jusqu'à ce jour d'ignoré, de bon et de mauvais, d'avantageux ou de nuisible à la prospérité des animaux employés aux travaux agricoles.

Les habitations sont, sans contredit, l'un des principaux points de salubrité décidant essentiellement de la santé des animaux.

Les propriétaires éleveurs se hâtent de faire des élèves, pour bénéficier, bien entendu, sur les animaux qu'ils ont choisis à cet effet. Mais, par un calcul mal combiné, ils ne peuvent y arriver que très rarement. Pourquoi? Je vais vous le dire. C'est parce que la majeure partie d'entre eux ont cru, et beaucoup croient encore, qu'il ne s'agit que d'avoir de la nourriture en abondance à donner à ces animaux pour les faire prospérer, et ne s'occupent nullement des habitations qu'ils leur destinent, en les jetant impunément dans des toitures sans combinaison de formes de construction.

Ces braves gens, plus à plaindre qu'à blâmer, ne savent pas que l'air est l'un des principaux éléments de la vie animale, mais qu'il peut être aussi modifié. Les habitations des animaux domestiques, comme celles de l'homme, ont pour but général de mettre ces êtres à l'abri des intempéries et des variations de l'atmosphère. C'est surtout cet office qu'elles sont destinées à remplir pour ceux dont on utilise les forces pendant la journée. Mais elles servent en outre de prison habituelle et comme de serre à beaucoup d'animaux dont on recherche seulement le produit; et parmi ces derniers, il en est quelques-uns autour desquels elles ont pour but d'accumuler certaines conditions qui augmentent et améliorent la qualité de leurs produits. Elles portent des noms divers suivant les espèces. On les appelle *écuries*, pour l'espèce chevaline; *étables*, pour l'espèce bovine; *bergeries* ou parcs, pour les bêtes à laine; *porcheries*, pour les cochons; *chenils*, pour les chiens; *poulaillers*, pour les oiseaux de basse-cour; *colombiers*, pour les pigeons; *magnaneries*, pour les vers à soie; *ruchers*, pour les abeilles, etc., etc.

Or, de tout ce qui précède, chaque habitation est destinée à servir de logement à un animal ou à plusieurs animaux. Il est très facile de conclure que pour être saine, toute habitation doit offrir un espace qui permette à chaque animal de s'y mouvoir et coucher librement, un volume d'air proportionné au nombre de bêtes qu'elle renferme; enfin, toutes les dispositions nécessaires pour garantir celles-ci des atteintes de leurs co-habitants, pour entretenir la chaleur à un juste degré et pour assurer la propreté, c'est-à-dire écarter la poussière et rejeter au dehors les émanations de toute espèce provenant des sécrétions et excrétions.

Il faut de plus, quand l'habitation doit servir de séjour permanent, que la lumière y trouve un accès suffisant, car elle n'est pas moins indispensable que l'air.

Après avoir examiné la conformation des locaux qui servent d'habitation aux animaux, dans notre pays surtout, et la malpropreté qui, la plupart du temps, les entoure, qu'on juge d'après cet examen très restreint des conditions rigoureuses, combien les logements ordinaires de nos animaux sont loin de répondre aux exigences les moins sévères de l'hygiène. Voyez et revoyez donc l'hygiène !...

A part quelques écuries de luxe, que trouve-t-on presque partout, notamment dans les étables et bergeries ? Des espèces de cavernes surbaissées, étroites, presque dépourvues d'ouvertures, dont les parois crevassées, vermoulues, se chargent de moisissure, de poussière, de toiles d'araignées, et dont le sol est couvert d'une épaisse couche de fumier, qu'on enlève deux fois chaque année, et quelquefois une seule, spécialement chez les moutons. Il est même des cultivateurs qui y ajoutent le fumier des autres bestiaux, et cela par un faux calcul, dû à l'ignorance la plus profonde. Le tout se convertit alors en une sorte de fange, d'où s'élève sans cesse une vapeur fétide, imprégnée d'ammoniaque et de matières animales corrompues ; par suite, l'air, chargé de toutes ces émanations et élevé à un très haut degré de température, constitue une atmosphère étouffante, au milieu de laquelle on respire avec peine.

Si, pour un instant, le lecteur que cette question intéresse veut raisonner, il verra que pour arriver à un résultat avantageux, il doit changer de système, savoir : tenir avec la plus grande précaution toute espèce d'habitation bien aérée, bien propre, ne laisser jamais consommer le fumier sous les animaux, et même transporter celui qu'il enlève à une distance assez éloignée pour que les exhalaisons qui s'en échappent ne puissent revenir dans les habitations. En admettant que par ce moyen il paraîtrait avoir en moins, soit en quantité, soit en qualité, pour une somme de cent francs, il s'assurerait certainement une amélioration en bestiaux de plus de trois cents francs, ou quelquefois même se mettrait à l'abri de la perte de tout son troupeau, causée par une épidémie qui aurait pu être déterminée en suivant l'ancien principe. Il est à remarquer que les précautions à prendre pour conserver la santé des animaux ou les préserver des maladies dont ils sont si susceptibles d'être atteints, ne sont pas seulement dans un but pécuniaire; elles sont aussi avantageuses pour la consommation des viandes. En effet, on peut remarquer qu'une volaille qui se juche ou se perche dehors est plus prisée que celle qui couche dans un toit où l'air est concentré.

Ainsi, les viandes de boucherie provenant des animaux qui ont été élevés et engraissés dans des lieux bien aérés et propres, exempts de respirer de mauvaises odeurs, présenteront des chairs plus succulentes, plus tendres et même plus saines pour le consommateur que celles des animaux qui auront été soumis à des conditions contraires.

Et du reste, il n'est pas toujours utile de faire usage des viandes pour les connaître. Les chairs des premiers sont d'un rouge vermeil et fermes au toucher, tandis que celles des derniers donnent de la viande d'une couleur jaunâtre, tirant sur le pâle, flasque et mollasse au toucher, répandant une odeur peu agréable, et dérangent presque toujours les organes de la digestion du consommateur.

Il y a donc double avantage à suivre nos principes hygiéniques, puisqu'il s'agit tout d'abord de la santé, de la conservation des animaux, et par suite du rapport pécuniaire qu'en retirera le cultivateur; en second lieu, de la santé de l'homme qui en consomme les chairs.

Par spécialité, j'insisterai de toutes mes forces sur l'observation de l'hygiène à l'égard des moutons, qui sont d'un rapport si précieux. Mais ces animaux sont si délicats, si difficiles à élever, que dans notre pays on serait tenté presque d'y renoncer, et cela se comprend. Un pauvre cultivateur qui a placé ses économies de plusieurs années dans un troupeau, avec l'espoir d'en recueillir les laines pour habiller sa famille, tout en comptant sur l'accroissement de ces animaux productifs pour le pain de cette famille laborieuse, voit tout à coup arriver la mortalité par suite de pulmonie, qu'on appelle pourriture du mouton, maladie qui émane de l'impureté de l'air qu'ont respiré ces pauvres bêtes, qu'il faut enfouir chaque jour! N'est-ce pas déplorable? Et pourtant ce travailleur a fait tout son possible. Il faut le plaindre, mais non le blâmer; il n'en savait pas davantage.

Espérons qu'à l'avenir, par les soins hygiéniques, il sera exempt de ces malheurs, qui ont tant de fois mis les familles au désespoir. (Voyez *Hygiène*)

HÉMATURIE.

L'hématurie est un pissement de sang occasionné par un excès de travail et de nourriture excitante.

On commence par faire cesser les causes, puis on saigne l'animal plusieurs fois, selon la durée de la maladie; on lui fait prendre des breuvages tempérants, et alternativement des bains entiers. Diète d'aliments solides, barbotage à la farine d'orge.

Si l'on ne connaît pas les causes, et que la maladie continue à faire des progrès, on doit appeler un homme de l'art.

HÉMORRHAGIE.

L'hémorrhagie est un écoulement de sang, plus ou moins abondant, hors des vaisseaux qui sont destinés à le contenir. On distingue les hémorrhagies en spontanées et en accidentelles.

Il y a hémorrhagie spontanée lorsqu'un animal a, sans cause connue, un écoulement de sang par les voies naturelles, telles que le nez, l'anus ou les voies urinaires. Alors on le saigne pour diminuer la masse qui, trop surchargée, fait une révolution. Il faut une diète sévère, et quoique nous ayons dit qu'elle survient sans causes, il en existe toujours, mais elles sont plus ou moins apparentes. On peut attribuer cette hémorrhagie à la trop grande abondance de nourriture, qu'il faut par conséquent retrancher.

La seconde est l'hémorrhagie accidentelle, qui est déterminée par un coup qui aura causé la rupture d'une artère ou d'une veine, coupé l'une ou l'autre, et dont le sang s'échappe à grands flots.

En attendant un homme compétent, on doit toujours chercher à étancher le sang, dans le but de ne pas laisser périr l'animal. Pour cela, on tâche de saisir les bords de la rupture de la veine avec une petite pince, on tord et retord, puis on applique une bande qui circonscrit la plaie, en faisant plusieurs fois le tour du corps ou du membre blessé. Le sang étant ainsi arrêté, on ne lèvera l'appareil que le troisième jour, avec la précaution de le replacer si besoin est. On lavera la plaie avec du vin rouge sucré, et s'il y a lieu de craindre les chaleurs et la gangrène, on aura soin de faire une traînée de poudre de camphre sur la blessure. Lorsqu'on s'apercevra qu'on peut la laisser à découvert, on la graissera avec de la pommade camphrée. (Voyez ces mots et *Plaie.*)

HÉRÉDITAIRE, HÉRÉDITÉ.

Les maladies considérées comme héréditaires sont celles qu'on croit susceptibles d'être transmises par les père et mère à leur progéniture, par l'acte générateur. Presque tous les savants s'accordent sur l'hérédité des affections morbides; ils pensent que si des vices de conformation, des traits de ressemblance, des analogies de caractère et de tempérament se transmettent avec la vie, il peut en être de même des affections morbides. D'accord avec les hommes de l'art les plus expérimentés, nous avons la certitude, par nos propres expériences, que les vices de construction des organes internes, ainsi que les difformités des membres et les accroissements qui surviennent aux parties osseuses de ces membres, sont des affections héréditaires. Il y a une distinction à faire dans l'hérédité des vices de construction, des difformités et des maladies. Les uns sont des défectuosités qui ne nuisent nullement à la santé, ni même au service de l'animal qui en est affecté, seulement ils lui ôtent de ce bel ensemble qu'on exige pour l'uniforme, et par conséquent le déprécient pour la vente; tandis qu'il y a aussi des vices de construction qui sont de vraies maladies, comme la mauvaise construction de la poitrine. Les animaux ainsi constitués deviennent poitrinaires, poussifs. Qu'on les soumette à la reproduction, les enfants seront évidemment poitrinaires, poussifs. C'est une maladie héréditaire, de même que la fluxion périodique (maladie des yeux).

Il est aussi des vices de caractère, tels que la méchanceté, l'indocilité. Du reste, nous allons en énumérer un certain nombre qui pourra suffire pour éveiller l'attention des éleveurs et leur permettre, par la pratique, de faire eux-mêmes quelques recherches et se convaincre que les animaux que l'on destine à faire des pères et des mères doivent être, autant que possible, sans vices de caractère ni de construction, attendu que le nouveau-né est toujours assez à temps d'en contracter.

Voici quelques-uns des vices les plus saillants qui peuvent donner lieu au rejet, ou pour mieux dire obliger à éloigner et même dispenser exclusivement de la reproduction :

1º Un cheval dont la poitrine est si resserrée que les coudes semblent vouloir se rencontrer. Les poumons ne peuvent pas se dilater, par conséquent l'animal est court d'haleine et est susceptible de devenir poitrinaire, poussif. On sait que la pousse chez le cheval est l'asthme de l'homme.

2° *Fluxion périodique*. — Cette maladie survient avec accès réglés par les périodes de la lune ; c'est de là qu'elle a tiré son nom. Après plusieurs accès arrive la cécité, c'est-à-dire que l'animal devient aveugle. Comme entre les accès, qui durent deux ou trois jours, l'animal y voit, le vendeur profite de ces moments pour s'en défaire. Mais la loi a prévu cette fraude, et a classé cette maladie ou mieux cette infirmité dans la catégorie des vices rédhibitoires.

Tous les chevaux qui ont des yeux trop petits ou saillants peuvent être atteints de cette affection.

3° *Fics ou mélanoses*. — Ces affections, qui se montrent à la surface de la peau, la traversent et ont des ramifications dans les parties sous-jacentes, varient de la grosseur d'une noisette à celle d'un œuf d'oie ; elles sont accompagnées d'une masse charnue squirrheuse qui dégénère en cancer, et rend des matières si fétides qu'on peut à peine en supporter l'odeur. Comme le mal est le résultat d'un sang vicié, il est incurable. Il atteint principalement les chevaux des deux sexes *blancs*, *gris-blancs*, et semblerait n'être héréditaire que pour ceux de ce poil. N'en ayant jamais fait l'expérience, je ne m'y fie pas, et j'engage les personnes qui en douteraient d'en faire l'épreuve avant d'y accorder confiance.

4° *Cornard ou siffleur*. — Le cheval cornard possède un vice dans les organes de la respiration, à partir des bronches jusqu'aux mâchoires, qui sont trop serrées, trop près l'une de l'autre ; c'est-à-dire que la cavité qui fait l'intervalle qu'on appelle l'auge est trop étroite (accident de la nature) et resserre tellement la trachée, que l'air ne peut en sortir que par la force des organes majeurs, ce qui occasionne le bruit du sifflage qu'on a aussi appelé cornage.

5° *Poussif*. — Nous avons parlé à l'article premier de ce cadre du cheval étroit de la poitrine comme susceptible de devenir poussif. Mais celui qui l'est réellement est à bien plus forte raison rebutable, attendu que cette affection est visible

6o *Haut mal, mal caduc.* — C'est l'épilepsie. On en est encore
à savoir le oui ou le non pour se prononcer; mais notre prudence nous recommande la méfiance comme mère de sûreté.

7o *Immobile, immobilité.* — Il en est qui, à la suite de l'accès d'immobilité, deviennent furieux et mettent en danger le
conducteur et toutes les personnes qui sont dans la voiture
qu'ils traînent.

8o *Méchanceté, indocilité, rétif.* — Un animal qui possède
de pareils vices est bien plus dangereux que celui du paragraphe précédent, attendu qu'en toute autre occasion les
personnes qui l'approchent après le travail, même pour lui
donner les soins nécessaires à son existence, sont exposées.
Nous en avons vu de bien regrettables exemples par des étalons du gouvernement et d'autres encore. De semblables animaux doivent être abattus.

9o *Tic.* — Ce vice n'est pas toujours préjudiciable; mais
comme il faut faire d'abord la distinction de la nature du tic
dont l'animal est affecté, il est urgent de se convaincre si ce
tic est d'imitation ou s'il est né avec l'animal, car celui qui
a été acquis par imitation peut ne pas avoir d'hérédité. Seulement nous devons, en émettant notre opinion, dire que
puisque les animaux apprennent, surtout le cheval, par
imitation, il ne faut pas leur donner de mauvais maîtres
d'école.

10o *Exostose.* — L'exostose est une tumeur osseuse qui
reçoit des dénominations différentes, variant selon l'endroit
du corps qu'elle occupe. Ainsi : 1o on nomme sur-os la tumeur qui occupe la partie longitudinale du canon; 2o éparvin, celle qui occupe la partie interne et inférieure du jarret;
3o jardon, celle de la partie externe du jarret ou jarde;
4o capelet, celle de la pointe du jarret; celle-ci est le plus
souvent mollasse à son début; 5o courbe, lorsque l'ensemble
du jarret est affecté de toutes croissances osseuses et que le
jarret s'enquilose; 6o enfin formes, les tumeurs osseuses qui
affectent un côté et souvent les deux de l'os du paturon.

Certes, toutes les infirmités que nous signalons dans ce petit cadre, qui n'est qu'un léger aperçu des affections héréditaires, ne sont pas toutes transmissibles à la progéniture, attendu qu'il y a certaines considérations à leur appliquer. Nous ne devons pas aussi nous montrer trop exclusif, et il sera bon pour l'éleveur de se familiariser avec ces différentes défectuosités, qui lui causent tant de pertes sur des animaux qu'il a cultivés, pour ainsi dire, depuis leur naissance jusqu'à l'âge de trois ou quatre ans. De sorte que, nous ayant bien compris, il prendra à tâche de s'en préserver, en ayant le soin de toujours choisir les mieux faits et les plus sains de ses animaux pour en faire dès pères et des mères.

HERNIE.

La hernie est une infirmité heureusement rare et très dangereuse chez nos animaux de travail, à cause des difficultés qu'on éprouve pour le placement et le maintien des bandages, qui ne restent jamais où on les met; et encore, malgré le traitement le mieux exercé, on échoue souvent, ce qui fait que la plupart du temps on y renonce. Cependant il nous est arrivé plusieurs fois de faire la cure de ces affections, par exemple la hernie ombilicale, chez les jeunes poulains, depuis l'âge de deux mois jusqu'à celui de trois ans, mais non par les moyens usités et indiqués par la science vétérinaire; car, je regrette de le dire, par suite de l'opération, toute bien faite qu'elle était, j'en ai vu plus périr que guérir, et sans toutefois blâmer les opérateurs. Qu'elle soit faite sur des organes sensibles, ou bien que les animaux sur lesquels on la pratique arrachent les casseaux ou ligatures, toujours est-il qu'en raison des mauvaises chances de réussite, il y a à renoncer à cette cure, attendu que le blâme, quoi qu'il en soit, plane toujours sur l'opérateur. C'est ce que j'ai fait, ainsi que beaucoup d'autres.

Cependant la même occasion se représente sans cesse et

chaque année ; on ne peut pourtant pas laisser périr ou rester infirmes de jeunes animaux avec lesquels le propriétaire espérait retirer le fruit de ses peines et de ses soins. Aussi, après avoir médité longtemps sur ces faits, j'ai conçu une méthode moins compliquée et par conséquent moins dangereuse.

L'ayant pratiquée sur plusieurs sujets depuis quinze ans, elle m'a parfaitement réussi, sans nul inconvénient.

On opère l'animal le matin à jeun. Il a dû être à la diète tout le jour précédent.

On l'assujettit comme d'habitude, le derrière élevé au moyen d'une corde fixée à une poutre. On fait une incision à la peau, et l'on détache le bout du cordon ombilical qui y est adhérent. On continue de séparer la peau de l'abdomen autour de l'ombilic, un peu plus que de la largeur d'une pièce de cinq francs (comme si l'on voulait y placer le cautère anglais, vulgairement ortie). Cela fait, on rentre bien nu et propre l'ombilic dans le trou annulaire, puis on le maintient dans la cavité avec le petit doigt, en rassemblant la peau détachée qui forme bourse plate ; on la traverse de deux petites chevilles grosses comme un tuyau de plume, de la même longueur. Ensuite on prend une ficelle comme pour la castration du cheval, avec le même nœud et faisant la même ligature, en observant qu'on peut serrer cette ligature plus fortement qu'on ne le ferait sur le cordon testiculaire, vu que la peau en cet endroit n'est pas aussi délicate. On doit toujours avoir soin de ne pas laisser remonter l'ombilic, qui pourrait être comprimé par la ligature, ce qui deviendrait pernicieux. L'opération faite, on livre l'animal à son même régime ; la ligature tombe avec la parcelle de peau, la cicatrice a lieu et la réduction est faite.

En opérant ainsi, on connaît le degré de pression que peuvent exercer les ficelles ; on ne peut pas en juger par les casseaux, qui quelquefois coupent la peau et laissent un passage aux intestins, que j'ai vus sortir à près de quatre mètres de longueur hors de l'abdomen, ce qui, malgré toutes les tentatives, causerait la perte de l'animal. C'est donc pour ces diverses causes que je recommande mon procédé, que je donne comme très efficace.

Si je conseille de traverser la peau séparée de l'ombilic par deux chevilles, ce n'est que pour empêcher la ficelle de glisser, ce qui aurait un grave inconvénient. A la suite de l'opération, une demi-diète et un bon barbotage à l'écurie conviennent très bien. Exercer particulièrement par une température douce, le printemps ou l'automne.

La hernie inguinale est bien plus dangereuse que la hernie ombilicale, car les animaux peuvent survivre à celle-ci ; mais il n'en est pas de même de la première. Souvent et presque toujours, faute d'en faire la réduction, l'animal périt. J'ai été assez heureux dans plusieurs circonstances, sur de jeunes poulains tétant encore, pour triompher de hernies inguinales les plus développées, et par suite desquelles l'animal était sur le point de périr. J'en ai décrit le traitement et ses applications à l'article *Bandage*. (Voyez ce mot.)

Il est d'autres hernies, telles que l'éventation et celle du renversement de la matrice, etc., etc., que nous ne décrirons pas ici, parce qu'elles ne peuvent être bien comprises que par des hommes de l'art.

Cependant nous pouvons faire remarquer que le renversement de la matrice est assez fréquent chez nos gros animaux, surtout la vache, après la parturition. Nous traiterons cette matière à l'article *Parturition*. (Voyez ce mot.)

Quel que soit le genre de hernies, il est toujours prudent d'appeler un homme de l'art, qui peut mieux que tout autre opérer la réduction des organes.

HYDROCÉPHALE.

L'hydrocéphale est un phénomène de la nature qui, fort heureusement, se rencontre rarement, mais que cependant on trouve dans le cours de l'exercice vétérinaire. Ce sont des constructions anormales, des difformités, des monstruosités qui gênent les effets de la parturition. C'est par ces motifs que je donne en passant ce simple exemple de l'hydrocéphale dont j'ai été témoin.

En 1838, je fus appelé par l'un de mes clients de la commune de Saint-Laurent-de-la-Prée, près Rochefort, à l'effet de faciliter la parturition d'une vache forte qui était pleine de deux veaux. L'un des jumeaux fut expulsé par quelques efforts ordinaires, et ce ne fut qu'après la sortie de ce premier que nous nous aperçûmes qu'il en restait un second. Ce dernier paraissait assez bien se présenter à l'orifice du vagin, en montrant son nez, ce qui faisait croire à sa venue aux prochains efforts qu'on devait attendre. Comme précédemment, en effet, ceux-ci eurent promptement lieu, et avec autant d'énergie que les premiers, mais sans fruit. Les contractions utérines furent d'une violence extrême, et la mère en fut épuisée et comme anéantie. Le cas se présentait donc où il fallait agir manuellement, et ce fut en introduisant la main dans le bassin que je m'aperçus qu'il existait un obstacle à cette parturition.

Une grosse masse sans forme et que je ne pouvais distinguer se faisait sentir au toucher, ce qui me poussa à croire que le petit veau était doublé. Les manœuvres devinrent fatigantes et laborieuses Je parvins cependant à retourner le veau dans le corps de la mère, la tête dans le fond et le derrière vers l'orifice. Bien allongés, les deux pieds de derrière furent alors dirigés à la sortie de la vulve, la queue du petit rabattue en bas; un lacs entoura les deux jambes; des aides, à mon commandement, firent des tractions sans secousses, tandis que de mes deux mains je favorisais l'écartement de l'ouverture vaginale. Aux premières tractions, le veau fut amené en dehors jusqu'au milieu de son corps. Par une seconde manœuvre, il apparut de toute la longueur du corps, le cou même à découvert; mais la tête, que nous regardions comme la moindre des difficultés que nous avions à éprouver, était restée, et nous ne nous hâtions pas trop de l'extraire, à cause de l'abattement que nous reconnaissions à la mère.

Cependant, ne pouvant rester dans cette attitude, nous nous décidâmes à en finir et à procéder à la délivrance. Une légère manœuvre fut exécutée, mais sans effet; de plus fortes restèrent vaines. Quelle fut donc notre surprise quand, au toucher des contours de ce petit animal, nous reconnûmes une monstruosité d'une grosseur dépassant celle de trois fois son corps, et qui s'opposait à la sortie intégrale de la tête! Désireux que j'étais d'avoir ce phénomène vivant, je m'abstins de la section, et ce ne fut qu'à la suite de manœuvres bien plus pénibles que les premières que nous parvînmes à opérer cette laborieuse parturition.

Le veau est donc mis au jour, il se fait entendre par un beuglement. Mes aides le soignent. Je m'occupe de délivrer la mère, qui paraît reprendre son état normal; elle a immédiatement adopté le premier des jumeaux, qui lui est resté.

Je me suis aussitôt empressé de prodiguer des soins au phénomène, qui a absorbé environ un verre de lait; il a eu l'air d'en désirer un second par un beuglement, en remuant toutes ses extrémités, même la queue, excepté toutefois la tête, qu'il ne pouvait maintenir d'aplomb, à cause du renversement à droite ou à gauche qu'occasionnait la masse charnue qu'il portait au-dessus, en forme de huppe (comme la crête d'une poule), et dont la grosseur dépassait trois fois celle de la tête. La peau qui recouvrait cette éminence était aussi épaisse et garnie de poils que les autres parties de cette tête, ainsi que toute la surface du corps.

M'emparant, avec le consentement du propriétaire, de ce curieux animal, je l'emportai chez moi, et il ne manqua pas d'attirer toute l'attention de la faculté de médecine et de chirurgie de la ville de Rochefort, notamment de MM. Clémot, Constantin et autres, qui avec moi l'ont disséqué, lorsqu'après quelques jours d'existence dans mon infirmerie, ce petit animal cessa de vivre. Je le fis ensuite porter au cabinet de dissection de l'amphithéâtre de l'hôpital de la marine, auquel j'en fis présent, et il occupe aujourd'hui une case au musée d'histoire naturelle de ce bel établissement. On voit cette pièce curieuse avec son étiquette portant la date de mon présent et ornée de mon nom : *Bellot, praticien vétérinaire.*

Non-seulement je suis heureux de citer ce fait curieux, mais aussi de fournir un exemple des précautions à prendre dans la parturition, qu'on peut appeler accouchement des animaux, et dans laquelle on rencontre parfois des obstacles de différents genres qui s'opposent à l'expulsion du fœtus. C'est par ces motifs que j'engage les personnes qui s'occupent de ces laborieuses opérations à ne pas, lorsqu'elles ont quelquefois lié les membres des jeunes naissants, tirer impunément; c'est-à-dire qu'à la moindre résistance, on doit toujours s'assurer avec la main qui fait le tour du sujet s'il est ou non d'une forme régulière.

Cette précaution est dans l'intérêt de la conservation du petit et de la mère.

Je ne m'occuperai pas de faire une description des causes de l'hydrocéphale, ce qui deviendrait trop long pour mes lecteurs, et en même temps s'écarterait du cadre que je me suis tracé. Je me bornerai seulement à conseiller aux propriétaires qui ont des femelles en état de production, à bien se livrer à toute espèce de précautions pour ne pas les contrarier pendant leur gestation. Si je dis de ne pas les contrarier, j'entends que tous soins hygiéniques (voyez ce mot) ne doivent pas être négligés; car les accidents provenant de la nature ont souvent des causes inconnues aux hommes les plus expérimentés.

HYDROPISIE.

L'hydropisie consiste dans l'accumulation d'un fluide séreux dans l'une des cavités du corps, soit dans l'abdomen, la poitrine ou différentes autres parties du corps et des membres d'un animal. Quoique l'hydropisie soit reconnue pour être incurable, nous ne devons pas la passer sous silence pour nos lecteurs, attendu qu'il y a bien des causes qu'il est très utile

de leur faire connaître, afin qu'ils puissent au moins se mettre
en garde contre ces causes qui, étant détruites, garantiront
fort souvent contre cette incurable maladie.

Nous allons parler d'abord de l'hydropisie du cerveau, en
faisant connaître ce qui produit cette affection des plus redoutables.

Il est bien compris que cette hydropisie est un épanchement
séreux ou sanguinolent dans la cavité du cerveau, ce qui est
quelquefois le résultat des intempéries ou d'une trop longue
exposition à la pluie après de trop fortes chaleurs que les animaux ont été obligés de subir. Les soins hygiéniques seuls
auraient suffi pour écarter cette maladie.

D'autres fois elle provient de coups violents portés sur cette
partie de la tête par les conducteurs ou gardiens, dont la bru-
talité a été jusqu'à assommer, pour ainsi dire, ces pauvres
animaux. Car, nous le dirons en passant, il est bon qu'un
propriétaire choisisse les gens auxquels il confie ses bestiaux.

Combien de fois (et le nombre serait trop grand à énumérer)
avons-nous été appelé pour donner nos soins à des animaux
dont le mal était dû aux mauvais traitements qu'ils avaient
endurés. Dans ce cas, on n'avait pas besoin de rechercher les
causes, et celui qui en était l'auteur aurait mérité d'être privé
de son pain.

Il est vraiment déplorable de voir ces mauvais gardiens ou
conducteurs d'animaux maltraiter de la sorte leurs compa-
gnons de travail; et, tout le monde en a été témoin, il semble
à ces hommes qu'ils ne peuvent pas commander sans faire précéder la voix d'un coup plus ou moins fort. L'animal se trouvant surpris, fait un mouvement brusque qui involontairement
le dérange de la ligne que son brutal conducteur voulait lui
faire prendre. Ah ! c'est alors qu'il ne manque pas de lui porter directement sur la tête, avec toute la force stupide dont il
est doué, les coups les mieux dirigés et appliqués.

Le pauvre animal a pourtant reçu une correction injuste,
puisqu'il est donc vrai qu'on n'a aucun tort à lui reprocher

pour son obéissance ; cependant il en est la victime par ses souffrances, ce que je regarde comme des actions criminelles de la part de ces brutes à deux jambes. Aussi, messieurs les propriétaires, choisissez donc bien les gens auxquels doivent être confiés vos animaux. Cette prévoyance doit entrer pour une large part dans l'hygiène.

En continuant de parler de l'hydropisie, j'en ferai remarquer quelques symptômes auxquels on donne d'autres noms sans signification. Ainsi le tourni, appelé vulgairement *virouna*. C'est tout bonnement que l'épanchement séreux n'a eu lieu que d'un côté de la cavité du cerveau, et qu'il semble à l'animal qu'il a un fort poids qui l'oblige à tourner en ce sens.

Lorsque la maladie a atteint ce période, elle est incurable, et si les animaux sont propres et convenables pour la boucherie, il est préférable de les y livrer, en jetant la tête, plutôt que de perdre son temps à des traitements infructueux qui ne feraient qu'augmenter la perte.

Par exemple, si au début de la maladie on veut agir convenablement, il faut confier le malade à un homme de l'art, en lui faisant connaître ce qui l'a occasionnée, de même que pour l'hydropisie abdominale.

Cette dernière hydropisie est due à des causes qui ont les mêmes résultats, mais elle diffère cependant beaucoup de la première ; car souvent, et presque toujours, indépendamment des coups violents portés aux régions abdominales, il existe de nombreux cas qui ont déterminé la décomposition du sang, et dont nous ne chercherons pas à faire la cure. Seulement nous insisterons pour l'emploi des moyens hygiéniques, qui en sont assurément le meilleur préservatif. En définitive, il est avéré que l'hydropisie est incurable, attendu qu'il y a en quelque sorte désorganisation de certaines parties du système vital, dont les lésions sont irréparables. Qu'on fasse donc la part au feu, et qu'on sache préserver ce qui reste, car si l'on veut s'occuper de cette maladie, il n'y a pas besoin d'être médecin pour la comprendre.

Tous propriétaires d'animaux, voyant par ce que nous avons dit plus haut que cette maladie est mortelle, la laisseront donc de côté, en regardant l'animal comme véritablement perdu, et sachant que la médecine est impuissante, se garderont bien d'y recourir, et à juste raison, puisque, lorsqu'ils en ont besoin, c'est la mort qu'ils attendent avec le médecin. Mieux vaut alors se résigner à laisser la maladie suivre son cours. En consacrant tous ses soins à l'hygiène, on évitera ces inconvénients, et par ce seul fait le travailleur sera récompensé de ses peines

En effet, en remontant aux causes nombreuses de l'hydropisie, on verra qu'elles peuvent être attribuées particulièrement au manque d'applications hygiéniques. Par conséquent, le propriétaire éleveur n'aurait qu'à se faire des reproches si, faute d'hygiène, cette maladie apparaissait parmi ses bestiaux.

HYGIÈNE ET SOINS HYGIÉNIQUES.

L'hygiène est l'art de conserver la santé.

La médecine est l'art de rétablir la santé, après qu'elle a été ou perdue, ou plus ou moins compromise.

Or, il faut bien prendre garde à ces deux mots, dont le sens est bien différent, quoique ce soient deux branches intimes. La santé est l'état normal de l'homme; se bien porter, c'est vivre. La maladie est un état exceptionnel de la vie; être malade, c'est être en voie de mourir. En santé, l'homme est en état de remplir envers la société les devoirs que lui impose la nature: procréer et être utile. La maladie le réduit au rôle d'une inutilité onéreuse, et il est à charge à la société.

En admettant la comparaison, les animaux domestiques qui sont en bonne santé sont dans leur état normal, ou plutôt en tout état naturel; et alors qu'ils se portent bien, ils vivent. Sont-ils malades, ils sont sur la voie de la mort. Lorsqu'un animal est en bonne santé, il est en état de rendre les services qu'on peut attendre ou exiger de lui.

Est-il malade, il est impropre à tout service, il devient à charge, occasionne des dépenses qui quelquefois sont infructueuses, puis il périt, malgré tous les efforts de l'art vétérinaire.

C'est arrivé à ce point que souvent on est porté avec raison à regretter de ne pas avoir appliqué le premier de ces deux arts, qui aurait pu dispenser du dernier. Ah ! il est certain que l'hygiène peut exempter de la médecine vétérinaire ; le fait est constant. Si l'on n'est pas malade, il ne faut pas de médecin. J'appelle ici l'attention de tous.

Je ne prétends froisser personne ni dédaigner les arts, que j'ai toujours révérés. Je demande donc que mon but soit bien compris des uns et des autres, car je n'ai l'intention de nuire à qui que ce soit, et je désire être utile à ceux qui sauront me comprendre. Ce que je viens de dire doit être la devise du propriétaire d'animaux, et c'est la seule voie convenable que je l'engage à suivre, pour son plus grand profit (il aura même assez à faire). Voilà l'esprit de mes prospectus et le vœu tout entier formulé dans mon ouvrage, que je désire ne pas voir jalousé. Je veux dire par là que, sortant de l'état hygiénique, le propriétaire doit recourir à un homme de l'art vétérinaire. Mais aussi je lui dirai hautement : Voulez-vous éviter le besoin d'y recourir, donnez à vos animaux les soins hygiéniques.

Nous entrons en matière hygiènique, et en voici quelques principes, qui sans doute paraîtront incomplets et insuffisants aux yeux des savants. A cet effet, nous appelons avec empressement leur concours et leurs lumières, afin de nous éclairer pour l'agrandissement de ce cadre, si utile aux agriculteurs.

Pour maintenir un animal en son état de santé, il faut lui donner des aliments en bonne qualité et appropriés à sa race et à son espèce, à sa constitution et à la position dans laquelle il se trouve, selon l'exercice plus ou moins fort auquel il est soumis.

Sont compris dans ces aliments les fourrages de différentes

natures ; il en est de même des grains et des racines ; puis les boissons, qui varient aussi suivant l'état de l'animal, et dont les modifications doivent avoir lieu d'après le jugement de la personne intéressée. Mais, abstraction faite de toutes confections rationnelles, l'eau la plus pure est toujours la meilleure, surtout l'eau courante.

Il faut éviter d'abreuver les animaux à ces trous qu'on nomme mares, où les eaux sont croupies et stagnantes, et d'où il s'échappe des émanations de toute nature.

Les aliments, tout en bonne nature et en bonne qualité qu'ils soient, doivent encore être mis à la disposition des animaux avec modération et régularité. C'est-à-dire qu'il ne faudrait pas qu'un animal en fût privé pendant un laps de temps qui dépasse la faim première, pour les lui donner ensuite impunément, ce qui lui causerait une indigestion. En agissant de cette façon, on sortirait du principe hygiénique. Ainsi donc, les repas doivent être réglés et les quantités d'aliments pesées ou mesurées. Si les animaux sont en liberté, il y a moins de danger ; car, pour la sobriété, j'aurais plus de confiance en eux qu'en certaines personnes. Il est bon aussi qu'un animal qu'on réserve pour le travail agricole ou autre, ainsi que pour la progéniture, n'ait pas une trop grande abondance de nourriture à l'écurie, parce qu'il engraisserait au point de perdre l'aptitude, la liberté de ses mouvements. Or, une fois que tous les organes sont dans une plénitude complète, le sang n'a plus de circulation libre, et la santé est susceptible de décliner.

De tout ce qui précède il résulte donc que pour maintenir cette santé en équilibre, il faut modérer la nourriture des animaux, de manière à les avoir toujours dans un juste embonpoint ; de plus, les garantir (ceux qui sont dans les pâturages) des intempéries. Les trop fortes chaleurs, surtout dans les prairies où il n'existe pas d'ombrage, sont dangereuses. Lorsque le soleil darde ses rayons en plein sur la nuque de ces malheureux animaux, cela seul peut déterminer des apoplexies foudroyantes ou sourdes et des maladies charbonneuses; et si l'animal n'en meurt pas sur-le-champ, il peut rester en état de langueur, de stupeur. S'il arrive que ces longues chaleurs soient suivies de longues pluies, cette transition subite donne naissance au typhus charbonneux, charbon virulent, c'est-à-dire qu'à mon avis, le sang s'est ou plutôt a été décomposé en eau rousse ou sérosité. On voit toutes les parties extérieures de l'animal enflées par une flegmasie qui laisse apercevoir l'empreinte des doigts qu'on a appliqués sur les diverses parties qu'on a explorées. De là découlent encore une infinité d'autres maladies qui entraînent la perte totale des animaux. Donc, pour les conserver, on doit prendre le juste milieu, éviter l'excès de l'une et de l'autre température, et surtout les changements subits du chaud au froid.

Écuries, étables ou parcs. — Tout en ayant de bons aliments, tant en solides qu'en liquides, il faut aussi que les habitations, toitures ou logements quelconques soient bien aérés, d'une construction facile à clore au besoin, et que ces logements soient entretenus dans un état continuel de propreté, afin qu'il n'y séjourne aucune matière contraire à la salubrité. Les animaux devront recevoir le pansement de la main que leur espèce et leurs conditions exigent, et l'on éloignera des lieux qu'ils habitent tout ce qui pourrait contribuer, par exhalaisons, à corrompre le bon air qui s'y introduit, attendu que l'air pur est l'un des principaux éléments de la vie, et que très souvent de lui seul dépend la santé.

On comprendra sans peine que ce sont toutes ces prévoyances, tous ces soins qui sont, les unes le préservatif des maladies, les autres le maintien ou la conservation de la santé des animaux, et l'ensemble de ces conditions aide à constituer l'hygiène.

Or, quand pour certaines maladies, après vous avoir mis sous les yeux ce qui doit être appliqué en ces cas, je vous dis par un renvoi : *Voyez hygiène et soins hygiéniques*, c'est afin que vous compreniez que ce n'est que l'application des conseils renfermés dans ce paragraphe que vous devez faire sur vos animaux, et non pas de la médecine ou chirurgie vétérinaire. J'ose croire qu'aucun de mes lecteurs n'a eu la pensée que je prétendais l'initier dans l'art vétérinaire, ce qui, tout d'abord, ne se donne pas par un écrit et une recommandation ; mais bien l'initier dans l'art de conserver la santé de ses animaux, ce qui peut évidemment se communiquer par des conseils que l'homme intelligent et prudent tout à la fois s'empresse d'adopter.

En effet, si l'on regarde bien, on voit que l'homme a à se reprocher d'être l'auteur de la majeure partie des maladies qui l'atteignent (1), soit qu'il mésuse de ses facultés en s'abandonnant à ses passions qu'il ne sait pas vaincre, comme lorsqu'il se laisse aller à prendre une trop grande abondance de nourriture excitante, tant en substances solides que liquides, et surtout en spiritueux ; soit qu'au contraire il s'impose de trop grandes privations (quelquefois subites) en se soumettant à des aliments corrompus ou de toute autre nature.

Il y a aussi des hommes qui ne se donnent pas assez d'exercice en ayant une bonne nourriture ; d'autres qui se livrent à des travaux sans mesure et au-dessus de leurs forces, en se refusant aux heures réglées la nourriture convenable et ne prenant qu'un repas incomplet; puis logent dans une habitation malsaine, mal tenue, et se négligent dans la propreté individuelle, nécessaire surtout à la santé. Il faut convenir que de pareils êtres sont assurément blâmables et la cause de la plupart de leurs maladies.

---

(1) Il faut excepter cette classe d'hommes qui sont atteints de graves maladies, souvent incurables, et dont on pourrait les croire reprochables.

Si ces affections qui abrégent la vie ont atteint l'homme qui a consacré son existence au service de l'humanité, ces maladies aux souffrances desquelles il est en proie sont respectables et font exception.

Dans le cours de mon exercice, je me suis rencontré avec d'honorables médecins qui souvent m'ont dit : Je préférerais entrer deux fois dans les étables ou écuries d'où vous sortez, que de rentrer dans l'habitation du malade que je viens de visiter. Voyez jusqu'où est poussée la cupidité stupide de certaines gens! Je demande à quiconque aura des animaux domestiques dont il attend la prospérité, s'il lui serait possible de mettre sa confiance en de semblables individus. Je pousserai même plus loin : s'il existe encore quelques personnes de ce genre, il faut en faire le triage et les éloigner de la société, car elles ne doivent pas avoir de bonnes mœurs.

En laissant de côté les mauvais usages ou routines, je dis que l'homme sage peut, de son chef, se soustraire à tous ces inconvénients et conserver sa santé; que, par analogie, il préservera les animaux de maladies souvent funestes et toujours ruineuses, en cherchant à leur conserver la santé.

Et, qu'on y fasse bien attention, c'est dans cet esprit qu'a été rédigé mon prospectus, lorsque j'énonce qu'avec des articles insérés dans mon livre, le propriétaire pourra, dans bien des cas, se suffire à lui-même. Effectivement, l'homme intelligent et laborieux, en suivant les règles de l'hygiène envers ses animaux, est la sauvegarde de leur santé. Mais hors de là, lorsque, malgré ses efforts, ses bestiaux sont malades, soit par suite de blessures, soit par accidents fortuits, naturels ou spontanés, ou bien par quelques phénomènes qu'on ne peut énumérer ici, le propriétaire sage doit toujours et sans retard recourir à un homme de l'art vétérinaire. Et, du reste, qu'est-il besoin de cette recommandation? L'homme qui comprend la bonne mesure de l'hygiène sait à quoi s'en tenir à ce sujet. Au surplus, si parmi mes lecteurs il se rencontrait quelques contradicteurs, je dois les prévenir à l'avance qu'en publiant mon ouvrage, je n'ai eu nullement l'intention de critiquer ni de nuire à qui que ce soit. Au contraire, j'espère en faisant connaître mes observations rendre service à tous hommes versés dans la science vétérinaire, attendu que le lecteur propriétaire d'animaux ayant saisi les conseils que je donne , comprendra bien plus encore la nécessité de recourir sans retard aux hommes de l'art, ou plutôt aux personnes compétentes.

Pourtant, si quelques phrases paraissaient blesser ou froisser les sentiments de quelqu'un , je prie instamment tous ceux qui sont aptes à le faire de m'adresser leur opinion à cet égard et de m'aider de leurs lumières. Ce serait avec un vif empressement que je répondrais à cette bienveillance , en leur en témoignant toute ma gratitude.

Ainsi donc , je vais terminer ce paragraphe en priant MM. les éleveurs d'animaux de ne pas se trouver surpris si , dans ce cadre hygiénique , ils ne rencontrent aucune indication médicamenteuse, comme ils auraient pu l'espérer, à chaque article qui énonce une maladie quelconque. Lorsque j'indique l'hygiène par un renvoi ainsi conçu : *Voyez soins hygiéniques,* cette seule forme d'indication peut suffire pour calmer l'homme irréfléchi et mettre en bonne voie l'homme sage.

J'ose espérer qu'avant peu d'années l'hygiène étant ainsi bien comprise par les propriétaires d'animaux, nos contrées progresseront, et que notre travail aura porté son fruit pour l'amélioration de la qualité et même pour la quantité des animaux, qui sont une majeure partie de la fortune agricole. Alors je me réjouirai d'avoir réuni dans cet ouvrage les recherches de trente années.

Et pour donner de la force à mes avis, relativement au maintien de la santé des bestiaux par les soins hygiéniques, qui sont aussi d'excellents préservatifs contre les maladies , je vais citer comme bon exemple les chevaux des équipages Bourgeois. Ces animaux ont une nourriture saine, réglée et mesurée, puis un bon pansement qui les tient propres individuellement; ils sont en outre logés dans des habitations bien aérées , d'où l'on enlève chaque jour les matières fécales , de sorte qu'il n'y a jamais de mauvaises odeurs à respirer. Aussi ne sont-ils malades que par suite de cas fortuits.

Prenant un autre ordre de comparaison, si l'on descend du

riche à l'artisan, on verra que ce dernier aura moins d'animaux malades que le campagnard grossier, revêtu d'un linge mal blanchi, et qui n'est souvent changé que lorsqu'il tombe en lambeaux. Et pourtant ce n'est pas faute de moyens, mais bien par paresse et insouciance. Aussi tels on les voit, tels on trouve, et encore pires, leurs pauvres animaux, qui laissent, comme eux, émaner de leurs corps des exhalaisons repoussantes.

Croirait-on que ces hommes sont les premiers à jeter l'anathème sur les médecins? J'ai plus d'une fois entendu dire à ces gens sans usages : Voyez ces messieurs les médecins (de chaque espèce), lorsqu'ils viennent chez nous, ils commencent par faire le tour de nos demeures avec les yeux, se frottent le nez en adressant quelques questions à notre malade, qu'ils touchent du bout du doigt, puis s'en vont immédiatement et finissent leur ordonnance à la porte. Ah ! si nous étions riches, ou si c'était chez monsieur ou maître tel, ils se seraient assis. Mais avec nous, ils font les fiers; il font fi de nous !... Eh ! les malheureux ! ils n'ont pas compris que ce n'était pas de leur siége, de leur pauvre habitation, de leur personne revêtue du costume de paysan, que le médecin cherchait à s'éloigner, mais bien des odeurs insupportables qu'ils répandaient, faute de soins hygiéniques.

On sait parfaitement bien qu'à tous n'appartient pas l'aisance; mais tous peuvent avoir la propreté, qui dépend du bon vouloir.

IMMOBILITÉ.

Si nous parlons de l'immobilité, ce n'est pas pour laisser espérer à nos lecteurs de trouver des moyens de cure; car jusqu'à ce jour l'art s'est livré aux recherches les plus laborieuses, sans qu'aucune découverte fructueuse ait été faite. Aussi nous nous arrêtons, en conseillant à ceux qui possèdent des animaux atteints de cette incurable maladie de ne point chercher à les vendre, attendu que tout d'abord ils seraient condamnables, les ayant vendus avec connaissance de cause, et qu'ensuite, vu le danger de s'en servir, il est bien préférable de les abattre. Du reste, cette affection est classée dans le cadre des vices rédhibitoires.

INDIGESTION.

L'indigestion ou mauvaise digestion est causée par des aliments de qualité nuisible, ou lorsque l'estomac, ayant été trop longtemps sans en prendre, en reçoit tout à coup à trop fortes doses; elle peut provenir aussi de toute autre cause, de souffrances que l'animal aura éprouvées aussitôt après son repas.

Avant tout, il s'agit d'abord d'en faire cesser les causes; puis d'administrer à l'animal des breuvages digestifs (voyez ce mot); lui donner ensuite des lavements évacuants purgatifs (voir ces mots), le bien bouchonner, le mettre à la diète d'aliments solides, mais avec barbotage à volonté. Les premiers fourrages qu'on lui offrira devront être arrosés d'eau salée. (Voyez *Eau salée.*)

Si la maladie se prolonge, appelez un homme de l'art vétérinaire. Il est des indigestions très dangereuses, surtout celles qui résultent de substances corrompues qui, sans apparence à la vue simple, sont imprégnées de champignons et d'autres agents vénéneux. Ce serait à tort qu'un propriétaire ou conducteur d'un animal ainsi atteint se contenterait de ses propres soins, car le mal étant négligé, si l'animal n'en périt pas, il peut en résulter une inflammation d'intestins qui constitue la gastro-entérite, dont la guérison est très longue.

INFLAMMATION.

L'inflammation est la suite d'une irritation inflammatoire (phlegmasie) qui constitue un grand nombre de maladies.

9

Lorsqu'on en connaît la cause, si celle-ci peut être détruite, c'est par là qu'on doit commencer. Puis, si la tumeur qui en résulte n'a pas pour siége des organes essentiels à la vie, on applique des cataplasmes émollients, ensuite la pommade camphrée. (Voyez ces mots.) Le siége de l'inflammation indiquera les moyens à employer.

JARDE, JARDON.

La jarde ou jardon est une tumeur qui occupe la partie externe du jarret du cheval. (Voyez *Exostose* pour le traitement.)

JAVART.

Le javart est une affection cutanée qui se développe aux parties latérales du pied du cheval, quelquefois du bœuf, à la naissance de la corne ; parfois même il fuse en dessous, mais toujours près la couronne. Cette maladie du pied de l'animal, que l'on peut comparer au panaris de l'homme, est une affection très grave, et nécessite presque toujours une opération qui ne peut avoir lieu que de la part d'un homme de l'art Dans ce pays-ci, on confond la signification du mot javart, et l'on n'a nullement l'idée du vrai javart.

Ce qu'on appelle javart, ce sont des tubercules très multipliés aux jambes du cheval, que l'art nomme *grappes*, eaux-aux-jambes, et qui suintent par de petits ulcères en aussi grand nombre que les poils, et exhalent une odeur fétide ; les matières qui en découlent sont grisâtres. Ce mal occupe la jambe tout au tour, depuis la couronne jusqu'au milieu du canon, et tient les poils hérissés.

LADRERIE.

La ladrerie est une maladie particulière au cochon, et dont les causes productrices sont encore ignorées. N'étant pas fixé sur la nature du mal, on ne peut vraiment lui appliquer un traitement, qui ne serait administré qu'au hasard. Seulement nous avons remarqué, pendant notre long exercice, que ceux qui sont tenus dans toutes bonnes conditions sont moins susceptibles à la ladrerie que ceux qui voyagent par tous les temps, qui sont nourris avec des aliments avariés, des boissons corrompues, logent dans des toits où les matières fécales séjournent longtemps et infectent, et sont privés de tous les soins hygiéniques. Cette espèce d'animaux en a besoin comme les autres. Nous en parlerons à l'article qui traite du cochon.

Mais en attendant, il est bon de faire observer que cette maladie est incurable et classée dans la rédhibition. Or, ceux qui en possèdent ne doivent pas les vendre sans en prévenir l'acquéreur, ou ils sont condamnables.

Il s'agit de bien saisir l'esprit de la chose et d'en observer la valeur. Si cette maladie a été classée parmi les vices rédhibitoires, c'est à la science qu'on doit en être reconnaissant. C'est parce que celle-ci, aidée de la police sanitaire, en a fait les épreuves, d'où elle a tiré ses conjectures et reconnu que les chairs venant d'un animal atteint d'une pareille maladie n'étaient pas mangeables, attendu qu'elles ne sont plus succulentes comme lorsque l'animal est en état normal. Et, qu'on y fasse bien attention, si l'autorité supérieure, par des lois sanitaires, a pris des mesures pour garantir d'un empoisonnement lent les personnes qui ne s'y connaissent pas et qui achètent indistinctement sur les bancs des marchés, c'est parce que, dans sa sagesse, elle a jugé qu'une chose avariée pouvait être malfaisante, et par conséquent ne devait pas être vendue, sous peine de reprise par le vendeur, tenu d'en restituer le paiement. Or, c'est donc se tromper soi-même en trompant la police compétente, lorsqu'on consomme de pareille viande dans son ménage; c'est vouloir dire : je suis libre dans mon foyer. Mais, si la chose ne nous paraissait arbitraire, nous pourrions dire que, dans cette circonstance, la police est peut-être un peu tolérante; car, si elle exerçait ses droits jusqu'au foyer de l'artisan, par la répression, elle pourrait rendre de grands services.

Si jusqu'à présent on a eu peine à reconnaître les causes de la ladrerie et le titre qu'elle mérite selon l'étymologie de son nom, cela n'a pas empêché les hommes intelligents de s'en occuper et de méditer sur une pareille affection, qui est en permanence depuis plusieurs siècles. Nous pouvons dire que la loi a été prévenante à ce sujet; elle a appliqué son droit comme mesure de sûreté, en donnant à l'homme de l'art la latitude de faire des recherches et de s'enquérir d'expériences qui puissent lui fournir les documents nécessaires pour titrer cette maladie.

Pour notre compte particulier, l'expérience nous a mis à même de démontrer que si cette maladie, que nous continuerons à appeler du nom de ladrerie (qui signifie lépreux), n'est pas généralement contagieuse, elle l'est assurément partiellement par l'hérédité et en même temps par la cohabitation. Toutefois, la contagion produit plus d'effet, à notre point de vue, sur la femelle que sur le mâle. Ainsi, chez un de mes clients, une truie saine a été fécondée par un verrat ladre. Cette femelle est devenue ladre, et toute sa portée de cochons a été également ladre.

Voici une autre preuve. Une coche ladre a été fécondée par un verrat sain. Ce dernier est resté dans son état sanitaire; la femelle a mis bas sa portée, les petits étaient tous ladres. La contre-épreuve n'ayant pas été faite, nous faisons appel à des expériences plus complètes, tout en confirmant l'hérédité et en assimilant cette maladie à la cachexie du mouton, maladie dont la base ou plutôt le type nous semble avoir de l'analogie avec la picote de l'homme.

Et en effet, toute espèce d'animaux naît avec un fluide vital plus ou moins chargé d'un autre fluide vénéneux, qui quelquefois est expulsé par les effets de la nature, quand le sujet est assez fort, par exemple dans la maladie qu'on nomme picote ou petite vérole dans l'espèce humaine et gourme chez les animaux domestiques.

J'admets que l'on dise que chez le bœuf et le cochon on n'est pas habitué à reconnaître des effets de gourme; il n'en est pas moins vrai, à notre point de vue, que ces animaux naissent avec leurs susceptibilités comme tant d'autres. Ainsi, dans un cochon chargé de ce venin dominateur des fluides vitaux, et dont l'ensemble de la nutrition animale n'a pas une force assez majeure pour expulser ce virus (virus qui est, dans ce cas, rejeté à travers la peau par l'ouverture de ses pores qu'il dilate et par sa prédominance), ce venin reste mêlé au sang qu'il convertit en sérosité purule; ce sang infecté, exporté par les canaux dans tout l'ensemble du corps et ses extrémités, en infectant toutes les parties charnues et les voies cutanées engendre ce qui, à mon avis, constitue la lèpre, maladie incurable, qui peut être nommée la purulente. Si l'on ne peut la guérir, on doit au moins tenter de l'éviter, et nous donnons les moyens préservatifs, qui se trouvent dans l'application des soins hygiéniques. Mais avant d'aller plus loin, il est bon de faire remarquer que la ladrerie n'est pas toujours due à la seule cause de l'hérédité, comme nous venons de l'expliquer plus haut.

Elle peut aussi être déterminée par une autre cause secondaire. Par exemple, un cochon en voyageant, comme certains porchers de notre pays ont l'habitude de le faire, peut avoir été privé d'alimentation, avoir eu chaud et subitement froid, s'être souillé même, comme on l'a vu bien des fois, dans une mare ou un coin de fossé où il y a plus de vase que d'eau infecte, puis arriver à sa nouvelle demeure qui, étant mal construite, concentre un air putride, et ne tardera pas, en outre, à être encombrée de matières fécales qu'on n'ôtera pas, par suite de l'incommodité qu'on éprouve à s'introduire dans ce toit trop bas et trop étroit. On jette à l'animal son manger par un trou qui du dehors communique au dedans, où est établie une espèce d'auge adhérente au mur, qui n'est nettoyée que lorsque l'animal mange tout ce qu'on lui donne, bon ou mauvais. On peut dire bon ou mauvais, car, dans beaucoup de maisons, on a même la précaution de donner au cochon ainsi cloîtré tout ce qu'il y a de plus mauvais, comme si cet animal pouvait se faire de bonnes chairs avec des aliments qui ne font que lui vicier la masse du sang. Je ne puis m'empêcher de le dire : il est déplorable de voir la majeure partie de la classe laborieuse ne pas comprendre que ce qui ne vaut rien pour un animal (je parle d'aliments corrompus) n'est pas bon pour un autre; j'en donnerai un exemple plus loin. Toutes ces mauvaises conditions sont plus que suffisantes pour déterminer la ladrerie dans le cochon né dans de bonnes conditions, pendant qu'il est si simple d'éviter cette dégoûtante maladie par l'application des soins hygiéniques.

Les nombreuses recherches que j'ai faites sur cette désastreuse maladie me l'ont fait comparer à plusieurs autres qui elles-mêmes sont incurables. Ainsi, je l'ai assimilée aux affections du typhus charbonneux, dit charbon blanc, qui est le charbon virulent et la cachexie du mouton, maladies résultant de la décomposition du sang qui est transformé en sérosité, laquelle sérosité, répartie dans les voies cellulaires, détermine une inflammation générale; enfin, au farcin du cheval, que quelques routiniers appellent le *vort*.

Si nous voulons persister à élever les animaux, tant pour le commerce que pour la consommation, il est certain que nous y arriverons plus rapidement en suivant la voie hygiénique; mais pour que nos propriétaires éleveurs puissent exploiter l'hygiène et en bien faire comprendre l'avantage et le mérite à leurs serviteurs, il faut qu'eux-mêmes s'y livrent et montrent le bon exemple.

Pour concourir à la destruction du germe de cette ruineuse affection, la ladrerie, lorsqu'on aura un verrat ou une goretière atteints de ce mal, afin de les soustraire à la progéniture, on devra immédiatement les détruire et les enfouir.

Voici quelques symptômes indicateurs :

L'animal est triste et en état de langueur ; sa marche est lente et l'ensemble de ses mouvements est irrégulier; on dirait qu'il

n'a pas confiance dans le membre sur lequel il s'appuie. Ses
oreilles, qui semblent se détacher de la tête, sont boursoufflées
comme s'il était réellement gras ; leur couleur, au lieu d'être
rosée, est d'un jaune violet, bleuâtre. A l'exploration de la
langue, on aperçoit des vésicules multipliées d'une couleur
noirâtre. Les gencives ont une apparence scorbutique ; l'haleine
est fétide. Les maladies croupales et différents maux de gorge
négligés peuvent laisser des traces de ladrerie ; mais comme
toutes ne surviennent que par suite de l'intempérie ou des
mauvais traitements que ces animaux ont supportés, les soins
hygiéniques peuvent parer à tous ces inconvénients. (Voyez
Hygiène et soins hygiéniques.)

Puisque nous avons parlé des causes de la ladrerie, qui très
souvent surgit par la faute des éleveurs de cochons qui n'y
apportent pas toute l'attention convenable, nous allons nous
occuper de quelques moyens à employer et à mettre en usage,
afin d'arriver à détruire totalement ce germe qui infecte l'espèce porcine et vient souvent décourager ceux qui se livrent
à cette lucrative industrie.

Le cochon a l'instinct de chercher, au moyen de son nez,
parmi les bourbiers les plus répugnants, et va même jusqu'à
s'y rouler. Il faut bien observer qu'à l'état libre, il n'en résulte
jamais ou rarement d'inconvénients. Si dans les immondices
et les bourbiers les plus corrompus il a introduit une partie
de sa tête, c'est qu'il est doué, comme le chien, d'un odorat
pénétrant, et que s'étant aperçu ou se doutant même qu'il y
avait là quelque bonne substance, son instinct l'excite à l'y
chercher, en faisant abnégation de la propreté. De là suit
l'habitude et l'hérédité.

Il faut bien remarquer qu'après s'être sali de la sorte, s'il
est libre, comme par exemple dans une forêt dans laquelle il
y aura à sa proximité de l'eau courante, il ira en boire et s'y
nettoyer avant de rentrer à son gîte. Le cochon n'est pas plus
sale que les autres animaux domestiques.

Remarque. — Les cochons à l'état libre (sauvage) ne sont

jamais malades, et cependant il est des circonstances où ils se vautrent sur tout ce qu'il y a de malpropre. Et, faisons-y bien attention, on n'a pas encore vu de cochons libres être malades pour avoir mangé des substances corrompues et malfaisantes, et pour avoir été infectés par quelque malpropreté de leur part; mais aussi leur chair est bien préférable à celle d'un sujet de même espèce qui a été tenu en captivité.

Autre exemple, seulement de la demi-liberté. Qu'on ait un cochon dans la basse-cour de la ferme ou d'un domaine, qu'on lui destine un endroit où il pourra être abrité, avec une litière convenable pour s'y coucher, et qu'il puisse entrer et sortir à volonté, j'ose défier tout contradicteur de l'y voir faire aucune de ses fonctions ou déposer des matières fécales. Il ira même, après avoir eu l'occasion de se souiller dans la fosse au fumier, à l'abreuvoir s'y rouler, puis attendre, après en être sorti, d'être sec ou à peu près avant de rentrer dans sa loge. Il n'était donc pas sale, cet animal. Qui peut lui avoir montré cette propreté, si ce n'est son propre instinct?

Si, conformément à cette condition, on lui a fourni des aliments sains et appropriés à son espèce, on ne le verra jamais malade. Nous attendons donc de pied ferme tout contradicteur pour nous donner des preuves du contraire.

Tous les cas qui mettent la chair de cochon hors de bon service proviennent d'une mauvaise gestion, ainsi que nous allons chercher à le démontrer.

1o Le propriétaire éleveur de cochons doit savoir que ce sont les bons aliments qui font le bon estomac, et que c'est du jeune âge d'où part la bonne constitution d'un animal. Achetez un jeune cochon; si, pendant sa croissance, il est nourri avec de mauvais aliments, naturellement il profite peu et mal, et l'époque où il doit être tué et livré à la consommation arrivant, on s'aperçoit que le cochon est ladre; et cependant à l'apparence extérieure il paraissait gras. C'est donc la faute du nourrisseur qui, en faisant languir l'animal, a compromis ses propres intérêts.

2º Il a séquestré cet animal d'une manière absolue, tandis qu'il a besoin, comme tout autre, d'un exercice modéré. De plus, il l'a cloîtré dans une cellule où il peut à peine se retourner, et n'a d'air que par le guichet où on lui jette son repas. Et quand de loin en loin on parvient à lui ouvrir la porte de sa misérable demeure, on aperçoit un tas de matières excrémentielles qu'il a déposé dans un même endroit, faisant par là presque comprendre à son geôlier que s'il eût été libre, il se serait éloigné de sa couche pour y déposer ses excréments, dont l'odeur l'infecte. J'affirme que j'ai vu des gens chargés d'enlever le fumier de ces toits être dans l'obligation forcée, tant il y en avait, d'avoir la même attitude que l'animal pour faire cette manœuvre, vu que le cochon lui-même touchait avec son dos la latte du toit.

On comprend donc qu'il était impossible à l'animal de prendre le moindre exercice, et quel air il respirait. Dans de pareilles conditions, doit-on s'étonner de trouver de la viande ladre ?

Je regrette d'entretenir si longtemps mon lecteur, mais pourtant il faut que je fournisse la preuve de ce que j'ai avancé en disant que la ladrerie vient du mauvais soin des éleveurs de cochons, et afin que l'on soit bien convaincu que le cochon est mal jugé en le regardant comme sale et paresseux naturellement.

Bref, n'a-t-on pas vu l'espèce humaine être atteinte de maladies auxquelles on a donné différents noms, tels que cachexie, phlegmasie, typhus, scorbut, fièvre jaune, fièvre des prisons, hôpitaux ou collèges, etc., etc ? Toutes ces maladies, développées par la décomposition du sang, ne sont que le résultat des mauvais traitements, tant par l'absorption d'aliments de mauvaise nature et avariés, que par la respiration d'exhalaisons putrides et la privation d'air.

Que ceux des éleveurs qui jusqu'à présent se seraient étonnés de voir si souvent des cochons ladres, sans connaître le motif, veuillent bien se pénétrer que ce n'est nullement de la faute de l'animal, mais bien de ceux qui sont chargés de le soigner. Nous en donnons un dernier exemple.

Lorsqu'on a eu des cochons gras tués dans les forêts, jamais on n'en a vu de ladres en état entièrement libre. Mieux encore, on en a pris, à notre connaissance, à grande taille; on les a renfermés dans des toits convenables, tenus très propres, et dans lesquels on changeait la litière tous les trois jours, enlevait toutes les matières fécales et renouvelait l'air par des ouvertures. De bonne nourriture leur était donnée dans des vases nettoyés chaque jour, et par des temps purs ils étaient mis en liberté dans la basse-cour ou tout autre part à cet effet. Ces animaux ont engraissé; bien plus, ils ont donné de belles et bonnes chairs.

C'est par tous ces faits véridiques que j'engage les éleveurs de cochons, pour les garantir de la ladrerie, de bien saisir dans ce paragraphe tout ce qu'il y a de bon et de mauvais, afin de rejeter l'un et de mettre l'autre à profit.

Mais avant de terminer, je ferai remarquer aux éleveurs que, pour arriver au but que comportent leurs propres intérêts, il leur faut préalablement se livrer à une instruction appropriée; je veux dire par là qu'une étude est nécessaire, et cette étude peut se faire au sein de la famille.

Elle consiste à bien observer la différence existant entre les diverses espèces d'animaux, afin que chaque animal ait le traitement qui lui est propre, pour que, par suite, il puisse rendre le service qu'on a le droit d'en attendre.

Ainsi, le cheval, l'âne, le mulet, le bœuf, le chien, sont des animaux très utiles; cependant, pour les affranchir, surtout le cheval, on est souvent dans l'obligation d'employer des moyens qui les rendent quelquefois malades; mais avec des soins on les rétablit. Il faut dire aussi que naturellement ils se prêtent à ce qu'on demande d'eux, tandis qu'il n'en est pas de même du cochon.

Or, il faut éviter, pour celui-ci, de chercher à le soumettre à aucune éducation, ni même de trop le contrarier (il en est

ainsi du mouton), parce qu'il tomberait malade ; et, n'étant
pas facile à traiter, ce serait peut-être ce qui lui laisserait un
germe de ladrerie.

Il faut donc à un éleveur qui a cinq ou six élèves d'espèces
différentes, cinq ou six gestions distinctes.

Mais tout en bien observant chacune d'elles, il faut encore
cette belle et riche application hygiénique, qui est assurément
la sauvegarde de la fortune agricole ; et avec l'hygiène, plus
de cochons ladres.

LAIT.

Quoique le lait soit d'une grande utilité en divers cas, nous
nous étendrons peu sur son usage qui est très bien connu ;
seulement nous allons parler des variétés, et de la qualité surtout, qui dépend presque toujours des substances alimentaires
qu'on sert aux femelles qui le produisent et des conditions
dans lesquelles on les tient, conditions qui influent sur la
quantité qu'elles peuvent plus ou moins donner.

La consommation générale du lait consiste dans celui de
vache, de chèvre et d'ânesse, et à chacune de ces femelles est
appropriée, pour le maintien de la qualité de son lait, une
sorte de fourrage qu'elle aime plus ou moins. Quant à la
vache, les herbes qu'elle préfère et qui lui sont convenables
sont les trèfles, les espèces graminées, la garobe (nom vulgaire du pays), les vesces, le maïs vert, l'escourgeon. Il existe
d'autres herbages qui la flattent, mais qui ne sont pas toujours convenables pour la qualité du lait qu'ils fournissent,
attendu que les substances donnent essentiellement le goût et
quelquefois l'odeur qui constituent les propriétés de chacune
d'elles, ce qui est à observer, selon l'emploi qu'on veut faire
de ce liquide. Nous reviendrons à ce sujet concernant la vache.
Parlons un peu de la chèvre, du lait de laquelle l'espèce humaine fait un assez fréquent usage.

Lait de chèvre. — Cette espèce originale de bête vivra dans des endroits où la vache ne pourrait pas aller, particulièrement dans les pays montagneux, quoiqu'il n'y aurait pas d'herbe, pourvu qu'il y croisse des arbres et arbrisseaux à ramification dont elle puisse broutér les feuilles, les tiges mêmes. Elle vit généreusement où un autre animal qui ne serait pas de son espèce mourrait de faim. Mais il est important de vérifier les lieux où elle broute, lorsqu'on veut faire usage de son lait pour un malade, parce qu'elle mange indistinctement les feuilles des arbrisseaux qui peuvent nuire à la bonne qualité de son lait, comme les feuilles de ceux qui lui sont favorables. Il semble même qu'elle soit contrariée lorsque souvent elle a à sa discrétion de bonnes substances, substances qu'elle délaisse pour en chercher de mauvaises. C'est à ce point que le mâle, qui est plus apte encore qu'elle à gravir sur les monticules où se trouvent différentes plantes aromatiques et quelquefois putrides, consomme ces dernières de préférence et en conserve même l'odeur. Aussi dit-on puer comme un bouc.

En conséquence, si l'on veut obtenir de la chèvre un lait qui soit salutaire et propre au recouvrement de la santé d'un malade, il faut avoir la bonne précaution tout d'abord, pendant l'allaitement, de l'éloigner de son mâle; de plus, l'obliger à ne mangér que des herbages d'une saveur douce et agréable, toutes les espèces amères et aromatiques devant être exclusivement rejetées.

Pour preuve de ce que nous avançons, nous dirons qu'une chèvre qui avait brouté des choux, des feuilles d'artichaut, des pousses de sureau, a donné pendant tout le temps qu'a duré cette nourriture un lait amer et répandant l'odeur de fumier. Nous ferons aussi remarquer que cet animal mange agréablement le pain en rôtie et en soupe. Dans ce dernier cas, on devra toujours bien s'assurer de la propreté du vase dans lequel on la fait.

Deux jeunes gens, de l'âge de dix-sept à dix-neuf ans, par fantaisie, s'étaient adonnés à boire du lait de chèvre chaque matin, à jeun; à cet effet, ils se transportaient à l'habitation du propriétaire de l'animal. Un matin, de retour à leur domicile, de fortes coliques les tourmentèrent. Inquiétés par ces souffrances, ils envoyèrent chercher un médecin, qui heureusement vint de suite, et après quelques renseignements, leur fit prendre du contre-poison et les sauva.

Dans la journée, toutes les personnes qui avaient consommé de ce même lait furent dangereusement malades. Les recherches faites à ce sujet apprirent que le maître de cette chèvre lui avait'donné à manger de la soupe faite de l'avant-veille, laquelle avait séjourné dans une casserole de cuivre. La chèvre elle-même, paraissant également très abattue par les souffrances que des coliques apparentes lui avaient occasionnées, un vétérinaire fut appelé pour lui donner des soins, malgré lesquels elle mourut dans la nuit suivante.

A l'autopsie du cadavre, on remarqua que la muqueuse gastrique était dans une irritation complète. Les matières trouvées dans les estomacs furent soumises à l'analyse et décelèrent de l'oxyde de cuivre, poison dont, la chimie le démontre, une vingtième partie arrive par les voies digestives jusque dans le lait d'une femelle qui l'a absorbé.

Lait d'ânesse. — L'ânesse fournit un lait qui a beaucoup d'analogie avec celui de la femme. C'est par l'attentif examen qu'on en a fait qu'on le préfère pour les personnes malades ; mais il y a de grandes précautions à prendre afin de l'avoir bon et salutaire.

Ayant eu sous notre gouverne des ânesses pour cet usage, nous avons pu étudier cet animal et apprécier ses qualités, ainsi que la bizarrerie de son caractère et ses susceptibilités. C'est à la suite de nos propres expériences que nous nous faisons un sensible plaisir et devoir à la fois de faire connaître certains faits.

Parmi plusieurs de ces ânesses laitières, l'une d'elles, qui avait un ânon, donnait deux ou trois pintes de lait, dont la qualité variait selon les herbages ou fourrages qu'on lui servait pour sa consommation.

Un garçon palefrenier employé au service de notre infirmerie, brutal comme la plupart des individus de son genre,
fut chargé des soins et pansements de cette ânesse, à laquelle
nous donnions nous-même ses rations habituelles comme aux
autres. Au bout de six à huit jours, nous nous aperçûmes que
la quantité de lait qu'avait l'habitude de fournir cette bête
diminuait journellement, ce qui souleva des soupçons. Alors
on surveilla ce mauvais valet, et il fut pris sur le fait. On ôta
l'ânesse à son pansement et à ses mauvais traitements ; elle
fut confiée à une main plus douce, tenue toujours au même
régime pour la nourriture et pansée convenablement. Dès le
deuxième ou le troisième jour, son lait augmenta ; les cinquième et sixième jours, elle fournit la même quantité de lait
que par le passé, et les malades ont déclaré qu'ils le trouvaient
moins lourd à l'estomac. Un mois s'écoula sans apporter de
changement ; mais une circonstance voulut que les soins de
cette bête fussent confiés au premier panseur, qui devait être
corrigé de sa brusquerie. Peu de jours après avoir repris ce
service (il faut croire que c'était par oubli), il n'attacha pas
le petit ânon d'une manière convenable et celui-ci s'étrangla.
La mère cessa alors de manger, quoiqu'on eût le soin de lui
choisir les substances qu'on savait qu'elle aimait le mieux.
Toutes précautions, toutes caressses étaient inutiles ; elle faisait entendre des braiements répétés, en laissant échapper
des larmes qui coulaient avec abondance. Le deuxième jour
elle fut totalement tarie, et tous les moyens pour faire revenir
son lait furent vains. Il fut donc reconnu que c'était le chagrin
causé par la perte de son ânon qui avait fait disparaître son
lait, et que les mauvais traitement le faisaient diminuer graduellement. Il est à remarquer que, l'année précédente, cette
ânesse n'ayant éprouvé aucune de ces contrariétés, avait donné
son lait sans aucune interruption. Il en est même qui le donnent pendant quinze et dix-huit mois ; seulement, après un
an, la quantité diminue d'une manière sensible, et les derniers
mois il est moins succulent et a moins de consistance.

Une autre ânesse s'est trouvée dans des conditions identiques et a perdu son lait à peu près de la même manière, ce qui nous a démontré que cette espèce d'animaux est très susceptible, et que pour en retirer tous les services qu'elle peut donner par le lait, il faut, indépendamment des nourritures choisies, les soins hygiéniques et de plus certaines prévenances.

Lait de vache. — Le lait de la vache est celui qu'on consomme le plus fréquemment et qui est en plus grande abondance. Par suite de sa constitution et de sa force supérieure, on n'a pas à redouter pour son lait cette susceptibilité qu'on rencontre chez les précédentes bêtes. Cependant elle n'est pas toujours exempte d'éprouver certaines contrariétés qui peuvent porter atteinte aux avantageuses qualités de sa production laiteuse.

Il est à remarquer que les substances qu'on donne pour nourriture à une vache, quoiqu'en bonne condition et à l'époque abondante de son lait, décident d'une manière absolue de sa qualité.

En conséquence, c'est du nourrisseur d'une bonne vache que dépend la qualité, j'ose dire même la quantité de son lait. Laissons-lui donc ce soin, et bornons-nous à lui offrir quelques-unes de nos idées, ainsi que que quelques-unes de nos expériences, afin de grossir le cadre de la science agricole, dont celle-ci est une des premières branches.

Au commencement de ce paragraphe, nous avons dit que nous reviendrions sur la qualité et la quantité du lait de la vache, et sur les conditions dans lesquelles elle doit être maintenue pour le produit lactifère.

La première condition pour qu'une vache puisse donner quelque espérance est d'observer l'âge. Pour qu'une vache donne de bon lait, il faut l'avoir ni trop jeune ni trop vieille, c'est-à-dire dans un âge moyen ; attendu qu'une vache n'est dans sa force qu'après trois ans, âge où les os sont à l'état solide, où les cartilages qu'on aperçoit dans sa jeunesse aux extrémités, et qui s'en séparent à la cuisson, sont absolument ossifiés.

Il est incontestable que le fluide laiteux suit la même marche chez tous les animaux mammifères, et qu'à cette époque le lait d'une vache a plus de consistance et possède, par suite, plus de substance butireuse. Et, du reste, nos agriculteurs intelligents peuvent parfaitement s'en convaincre en en faisant eux-mêmes l'expérience. Passé l'âge adulte, c'est-à-dire ordinairement après douze ou quatorze ans, ce qui est considéré comme âge caduc, le lait des vaches devient plus liquide, sa saveur est plus âpre et aigrelette, et il donne moins de beurre.

Ainsi donc, lorsqu'une génisse est fécondée avant trois années, il est préférable jusqu'à cet âge de la laisser allaiter son fruit et ne pas chercher à utiliser son lait, qui ne ferait, mêlé à d'autre, que servir de nombre en volume apparent, et seul ne donnerait qu'un faible produit.

Il en est de même pour celui d'une vieille vache; il est préférable de le sacrifier en le donnant aux cochons et ne plus le faire renouveler; c'est-à-dire que le propriétaire d'une vache de cet âge doit cesser de la livrer à la fécondation, afin de pouvoir encore la soumettre à l'engrais.

Toutefois, nous ne donnerons pas l'espoir que les chairs provenant d'une pareille vache soient de première qualité. Non, cela ne se peut pas, attendu que cette vache a été épuisée par la fécondation, et que ses chairs ne seront pas aussi succulentes que si elle eût été castrée après sa troisième portée et engraissée. La viande ne pouvant être considérée qu'en seconde qualité, il faut que le propriétaire puisse la vendre comme telle.

Il est donc bien compris que pour avoir de bonnes vaches laitières, on doit les prendre à l'âge de trois ans, jusqu'à douze ans au plus.

Maintenant il s'agit de les tenir dans de bonnes conditions, tant pour la quantité que pour la qualité du lait, soit pour le consommer de cette manière, soit pour en faire du beurre ou du fromage. Les conditions premières dans lesquelles peut se trouver la vache font varier la qualité de son lait (ces cas lui sont particuliers). Par exemple, lorsqu'elle est taurelière, pendant les quatre ou cinq jours que dure cette période d'érection, son lait est comme séreux, se tourne à l'ébullition, et par conséquent ne beurre pas. Il est donc préférable de ne pas s'en servir. Ensuite, lorsqu'elle est fécondée (vulgairement pleine), il est sage de cesser de la traire un mois avant la parturition, attendu que son lait ne beurrerait pas aussi bien ; en outre, il ne serait pas agréable à boire, et ce serait altérer les parties nutritives qui appartiennent au fœtus qu'elle porte. De là doivent suivre nécessairement les applications hygiéniques, de plus l'administration des fourrages en herbages, dont le triage doit être scrupuleusement observé ; de là part aussi la variation essentielle du lait, car c'est de cette attentive précaution que dépend sa qualité.

Nous allons donner notre avis sur les quelques espèces d'herbes qui sont, à notre connaissance, les plus propres à fournir au lait de la vache la qualité et la quantité, ainsi que sur les substances qui peuvent lui être nuisibles. Nous espérons en le concours des hommes éclairés dans cet art, pour augmenter ce petit cadre des précautions et améliorations qui intéressent cette branche si importante de l'agriculture.

A notre avis, l'herbe des prés naturels, toutefois ceux placés en bon sol, est la meilleure pour les vaches. Mais comme les nourrisseurs de vaches laitières n'ont pas toujours et partout de ces prés à leur proximité, souvent même n'en ont pas du tout, ils sont dans l'obligation d'avoir recours aux prés artificiels, et par conséquent sont obligés de les tenir la plupart du temps à l'étable. C'est précisément dans ce cas que la nourriture est presque toujours composée d'herbes cultivées, et que nous conseillerons le trèfle, la vesce non battue, le maïs et l'escourgeon, ainsi que l'avoine mêlée à la vesce, en état de verdure, qui donne, comme toutes ces autres substances, une plus grande quantité de lait.

Si les herbages verts, étant tendres, fournissent davantage de lait, il y a aussi à espérer moins de beurre que lorsque

10

les herbes arrivent à une consistance ferme, comme par exemple quand elles sont passées fleur et commencent à former leurs graines. C'est à cette époque qu'on peut obtenir le beurre en meilleure et en plus grande quantité. C'est toujours dans la saison du printemps que cette abondance a lieu, attendu que tout est en faveur des vaches, la température comme les pacages. Nous avons remarqué que, dans notre pays, l'époque du printemps est celle où l'on a la plus grande abondance de lait de vache, et c'est justement en cette saison qu'on en fait le moins usage, attendu qu'on a une infinité de substances nouvelles qui entrent dans la consommation et dispensent de celle du lait. L'été, les chaleurs qui détruisent toute espèce de verdure, la fatigue et les tracasseries que les vaches éprouvent pendant cette saison, tout cela fait qu'elles ont moins de lait que précédemment. Pourtant, on pourrait mieux maintenir le lait des vaches qu'on le fait, si l'on voulait bien se donner la peine de semer en seconde récolte (aussi épais que du chanvre) du petit maïs, appelé vulgairement *garouillet*, qui dans la saison d'été serait tendre pour les vaches et leur fournirait une abondante sécrétion laiteuse, pourvu cependant qu'on les ait soustraites à l'influence du plus haut degré de chaleur. On pourrait aussi joindre à cette dernière substance la carotte, surtout la carotte sauvage, dont les fanes favorisent avantageusement la production laiteuse, et toujours en qualité supérieure. On peut donc s'assurer de ce précieux avantage en exécutant notre procédé, qui conduit jusqu'à l'automne, époque où les regains viennent renouveler les douceurs du printemps et réparer un peu les altérations qu'ont causées les chaleurs sur ces animaux.

L'époque la plus critique pour la lactation est celle de l'hiver. C'est justement pendant cette saison que toutes les personnes qui ont l'habitude de faire usage de lait en consomment le plus, et celle aussi où il y en a le moins, et cela par deux raisons. Premièrement, c'est que les vaches n'ont plus que des fourrages secs et sont privées de l'exercice dont elles jouissent en étant en liberté, ainsi que du plein air, qui aide beaucoup à la formation du bon lait.

Secondement, elles mangent des fourrages qui paraissent être en bonne qualité, et qui même le sont, ayant été bien cultivés. Mais malheureusement se trouvent fort souvent mêlées avec les bonnes herbes des plantes très malfaisantes et qui ne pouvaient en être séparées. C'est ce qui est arrivé maintes fois dans notre clientèle, où nous avons eu à traiter des vaches, comme aussi d'autres bestiaux qui avaient des indigestions, d'où s'ensuivaient des inflammations d'estomac, des gastrites ou gastro-entérites, ce qui ne manquait pas de faire cesser l'abondance du lait; quelquefois même la bête tarissait totalement sans que le propriétaire pût attribuer une cause à la maladie.

Ce n'était qu'en cherchant que j'étais convaincu que parmi les fourrages que mangeaient ces vaches, il se trouvait une forte quantité de renoncules ou boutons d'or, de serpolet, de gentiane, de garance, de jonc et d'autres espèces de plantes fluviales; enfin, une quantité trop forte de mauvaises herbes en proportion des bonnes espèces. Nous en signalerons plus loin quelques-unes, afin que les cultivateurs se mettent en garde.

Nous venons de parler de la rareté du lait pendant l'hiver. En en signalant les quelques causes, on pourra à l'avenir en avoir à peu près autant dans cette saison que dans les autres; mais il s'agit de savoir bien s'y préparer à l'avance.

C'est presque toujours au printemps que les vaches font leurs veaux; de sorte que le nourrisseur de vaches laitières a trop de lait à la fois dans cette saison-là, et n'en a presque pas l'hiver, par suite de mauvais calcul. Il faut donc que le nourrisseur laitier divise le nombre de ses vaches en trois parties, et qu'il débute par faire féconder la première partie; que quatre mois après cette époque il livre à la fécondation la deuxième, et qu'enfin, dans les quatre derniers mois, il y soumette la troisième. De cette façon il aura chance, sauf inconvénient, d'entretenir à peu près la même quantité de vaches laitières à toutes les époques de l'année, et pourra aussi avoir presque une aussi grande quantité de lait, et, pour le certain, en aussi bonne qualité. Il faut pour cela semer, pour les récolter, des carottes et des betteraves. La carotte sera la plus tôt prête pour la consommation à l'entrée de l'hiver. Après que la vache a fait à peu près son repas, lorsqu'elle a bu, on lui donne des carottes coupées, mais avec les fanes entières, ce qui lui représente de longues herbes ; lui en servir assez pour qu'elle en ait plein l'estomac. En continuant ce régime, la vache donnera du lait en première qualité et en grande abondance. En avançant plus dans l'hiver, lorsque la consommation des carottes se termine, on arrive à peu près à l'époque où l'on a récolté les betteraves. Alors on administre de ces betteraves qui, il est vrai, ne favorisent pas autant la sécrétion laiteuse que les carottes, à cause de leur substance plus aqueuse ; mais on peut les rendre aussi profitables en y adjoignant les farines de maïs, de vesces, de fèves et d'avoine. Ces deux dernières devront être mélangées ensemble avant de les jeter sur les betteraves, coupées et données de la même façon que les carottes. Il faut en mettre assez pour que la betterave soit bien enduite, autant que son humidité lui permet d'en absorber. On peut même, après ce complément de repas, offrir à boire à la vache ; elle l'acceptera volontiers, ce qui favorisera la digestion. Par ce régime, qui doit être suivi de soins hygiéniques, on aura du lait en abondance. Je crois devoir faire observer que le lait qui aura été donné par des vaches qui sont à ce régime n'aura presque pas besoin de sucre, ce dont on peut se convaincre facilement, et ce que les personnes qui sont au régime du lait de vache vous affirmeront, si vous voulez les mettre à l'épreuve. En effet, donnez alternativement le lait de la vache soumise à ce régime et le lait d'une autre vache réduite à manger des fourrages impurs, et après huit, dix ou quinze jours, voyez le consommateur ; il vous dira assurément les jours où il a éprouvé le bien-être de son estomac ou le malaise.

Convaincu que je marche vers l'amélioration du lait par cette série de soins qui sont très rationnels et tout hygiéniques, j'éprouve la satisfaction d'être compris de mon lecteur, qui appréciera par là le but de mon travail.

Il ne me reste plus qu'à faire connaître quelques mauvaises espèces d'herbes nuisibles à la digestion et à la qualité du lait.

D'abord, si nous disons que les herbes que nous rejetons ici sont de mauvaises herbes, ce n'est qu'en ce qui concerne le lait; mais elles peuvent avoir leur mérite dans d'autres cas. Toujours est-il qu'on doit les exclure des substances alimentaires.

On doit redouter pour le bon lait les aliments amers, aigres, fades et punais; ceux aromatiques, tels que l'absinthe, la santoline, le fenouil, la morelle, la fougère, les feuilles de chêne, surtout les bourgeons, que les vaches que l'on fait pâturer dans les bois broutent avec tant d'avidité; les feuilles de laurier-cerise, qui contiennent de l'acide prussique; certains légumes potagers qu'on donne impunément aux vaches laitières, tels que les queues d'ail à demi sèches, des oignons, les fanes de pommes de terre, les feuilles d'artichauts, des navets, des poireaux, et encore les herbes fluviales. J'entends par ces dernières des herbes qui viennent sur le bord de l'eau, dont les espèces varient à l'infini. Toutes ces herbes sont plus ou moins nuisibles, plus ou moins vénéneuses; le détail des propriétés de chacune d'elles deviendrait trop long et surchargeant pour tous, aussi nous bornons-nous à les faire connaître, afin que le cultivateur les retire de la nourriture de ses bestiaux, et principalement de la vache laitière, parce qu'elles ont la propriété de communiquer leur goût, leur saveur, leur odeur et même leurs parties vénéneuses au lait.

Le nourrisseur de bestiaux est donc prévenu; or, il ne doit pas s'y laisser prendre. Ah! je le vois déjà, comme il est bien aise de connaître toutes ces plantes et une partie de leurs vertus. Mais qu'il ne s'abuse point, ce n'est que le premier pas, et pour s'en préserver, il a du travail à faire à son tour. Le plus

précieux pour lui, c'est de s'occuper à détruire les plus apparentes, dans les champs et les prés principalement, où le faucheur ne peut se dispenser de couper indistinctement les mauvaises herbes qui ne font qu'empoisonner les bonnes. Mais
pour les bien détruire, il ne faut pas agir comme on l'a toujours fait jusqu'à présent dans notre pays. En effet, on voit des
cultivateurs ignorants, armés d'un instrument qu'ils nomment coupe-chardons, chercher les herbes qu'ils regardent
comme nuisibles, et qu'ils croient détruire en les coupant au
collet. Et Dieu le sait, ces herbes n'en repoussent qu'avec plus
de force. Rejetez donc cette manière d'agir, en ne craignant
pas, vous plus intelligent, de vous courber pour les déraciner.
C'est le vrai moyen de les détruire; car, n'ayant plus de
racines, il n'y aura pas de tiges et conséquemment point de
fleurs qui donnent les graines régénératrices. En agissant
ainsi, vous arriverez à avoir des herbes dont vous connaîtrez
la saveur, ainsi que des fourrages purs, et vos bestiaux ne seront plus exposés à des maladies dont toute la source est là.

LANGUE (MALADIE DE LA).

La langue est sujette à plusieurs maladies qui offrent des
variétés bien distinctes. Assez souvent ces affections ne sont
que la conséquence d'une maladie des autres organes contigus.
Ensuite, cette partie est exposée à bien des accidents, soit
que l'animal ne puisse pas les éviter, soit qu'ils proviennent
de la faute de ceux qui le soignent, ou encore de maladies qui
se déclarent spontanément. Toujours est-il qu'avant de se
livrer aux soins qu'on doit se hâter de lui porter, on se con-
vaincra de la nature du mal et de ses causes, s'il en existe, afin
d'y remédier d'une manière convenable.

Si c'est par inflammation, les gargarismes émollients sont
très convenables. (Voyez *Gargarismes.*)

Si c'est par ulcération, il faut employer les gargarismes acidulés avec oxymel. (Voyez ces mots.)

Si c'est par accident, tel que la langue coupée, il y a à s'observer. J'en ai, depuis environ vingt-cinq ans, recueilli quelques cas que je vais donner comme exemples.

Une jument de trois ans avait été attachée avec la longe de son licou passée dans la bouche et placée au-dessus de la langue. Cette bête, ayant eu sans doute peur, a tiré en arrière (en renard) et s'est coupé la langue par moitié de sa longueur, de manière qu'il n'y avait plus que le petit cordon de dessous qui la maintenait. On accourut alors vers moi, tout effrayé de cet accident. Après m'être muni d'aiguilles à suture et de fil convenable, j'ordonnai de coucher la bête, de lui mettre un bâillon, et je pratiquai une suture, puis lui appliquai sur la langue une petite tablette qui y est restée deux jours. Pendant ce temps, on a nourri la jument à l'eau blanche et épaisse; après quoi elle s'est remise à manger, mais avec un peu de défiance, ce qui se comprend, et la langue a repris en partie; car les graines ou les aliments broyés, s'introduisant dans la blessure, empêchaient celle-ci de se fermer, et la cicatrisation a été très longue à se faire, quoique le travail ait continué. D'autres cas pareils se sont présentés depuis, et fatigué de donner des soins qui étaient infructueux, un jour qu'une de ces bêtes était devenue ma propriété, je me décidai à faire l'ablation de toute la partie qui était en état de séparation. Cette bête a été plus tôt rétablie que les autres, et une fois la plaie cicatrisée, elle mangeait aussi bien qu'avant l'accident; seulement elle mettait un peu plus de temps à son repas.

J'ai agi de cette façon pour les accidents du même genre qui m'ont été soumis, et j'ai reconnu que c'était le plus court chemin et le moins dispendieux. C'est, à mon avis, le meilleur parti à prendre.

LIGATURE.

La ligature est un lien qu'on applique pour comprimer une partie vivante et dans le but d'intercepter la circulation des fluides qui y sont contenus. Par exemple dans la castration du cheval, et aussi dans la compression des hernies ombilicales. (Voyez ces mots.)

La ligature est encore utile dans les cas d'hémorrhagie où l'on doit y avoir recours pour éviter quelquefois la mort. C'est à ce sujet que nous nous y arrêtons ; car, en cas de presse, toute personne doit chercher à être utile en attendant mieux. Dans ce cas, je ne saurais trop engager les personnes qui se trouveraient obligées de faire une ligature, de bien observer sur quelle partie elles la font, afin de modérer la pression, et de choisir autant que possible les fils ou liens d'une certaine grosseur ; car lorsqu'ils sont trop fins, ils ont l'inconvénient de couper la partie sur laquelle on les applique, tandis que s'ils sont gros, on peut rendre la pression plus forte.

LUXATION.

La luxation ou plutôt les luxations sont de plusieurs genres et dues à différentes causes. Les unes proviennent de suites de phlegmasies, les autres d'accidents extérieurs. Elles ne peuvent être bien appréciées que par les hommes de l'art, attendu que les premiers soins, en entrant dans le traitement, sont de faire la réduction des parties déplacées, et que pour bien opérer cette réduction, il faut posséder la connaissance de la construction des organes lésés. Toutefois, il ne faut pas attendre que l'inflammation domine les parties accidentées, elle s'opposerait alors à la réduction ; et si l'on parvient à avoir bien fait la réduction, il faut avoir soin d'en éviter le retour, ce qui rendrait la lésion incurable. Pour cela il s'agit de disposer un appareil convenable, afin de consolider les parties réduites. J'en ai donné l'exemple à l'article *Articulations* (voyez ce mot) et indiqué les pansements ; ce sont les mêmes. Dans nos grands animaux, la réduction est très difficile à exécuter, à cause de leur force musculaire dont la contraction vient en opposition avec les soins que l'homme pourrait donner. Les souffrances qu'ils éprouvent dans ce cas les rendent d'une telle impatience , que souvent les appareils les plus compliqués sont détruits par eux. De là s'ensuit qu'ils restent estropiés et presque toujours inserviables ; et d'ailleurs les dépenses, qui dépassent la plupart du temps leur valeur, font qu'il vaut mieux les sacrifier que de tenter une guérison incertaine. Si ce sont des animaux propres à la boucherie , il est préférable de les y livrer de suite , sans attendre l'inflammation , qui répugne toujours

MAL DE GARROT.

Le mal de garrot est souvent et presque toujours le résultat des frottements , pressions ou contusions continuelles des harnais sur cette partie , et qui la meurtrissent. Par la suite , la plaie abcède, et il se forme un foyer de pus , dont le long séjour finit par ulcérer les apophyses des vertèbres dorsales. Le mal arrivé à ce point de gravité , l'homme d'art le plus éclairé échoue souvent dans le traitement. J'en ai guéri plusieurs ; mais, il faut le dire, le mal était tout récent. Dans ceux dont la maladie était chronique , presque tous devenaient en pure perte. S'ils n'étaient pas perdus en réalité , ils l'étaient par suite des dépenses.

Entre autres, une forte jument, bonne au trait, me fut confiée. Elle était atteinte du mal de garrot depuis environ un an, et avait déjà été traitée par un praticien fort distingué, mais le traitement n'avait donné aucun bon résultat. Le propriétaire de cette bête, ennuyé de l'insuccès, vint nous la confier. Quoique prévenu des rigoureuses et dispendieuses opérations qu'il fallait faire à cet animal, il nous sollicita d'agir ; ce qui eut lieu.

Après avoir ouvert le garrot, découvert les apophyses ulcérées, en avoir enlevé la tête et tout ce qui paraissait lésé, j'appliquai un appareil bien compliqué, les pansements les plus exacts furent mis en pratique et suivis jusqu'à parfaite guérison, qui se prolongea pendant environ deux mois. Justement nous arrivions au printemps, et la saison devenait favorable pour soumettre cette jument à l'herbe, où elle devait finir de se rétablir. Le jour où je devais la rendre à son maître était fixé, lorsque la veille de ce jour, je m'aperçus que cette jument s'était frottée en se baissant jusqu'au bas de la crèche, et que par ce frottement, il s'était développé une tumeur monstrueuse. Je dus m'abstenir de l'envoyer et recommencer mes soins par des applications émollientes que je croyais suffisantes. Mais point du tout; au bout de huit jours, je m'aperçus que dans ce nouveau foyer, contenant une grande quantité de pus, s'était formée une fistule par où il s'écoulait à profusion.

Il me fallut recommencer mon opération, qui fut cette fois bien plus compliquée que la première et devint plus onéreuse; les pansements durèrent encore au moins un mois. Malgré tout, j'arrivai à la guérison, en ayant eu soin d'enlever à la bête tout moyen de se gratter ou de se frotter comme précédemment; dès lors, je crus devoir la mettre dans un pré entouré de fossés, où je la surveillais attentivement. Ma jument, au bout de douze à quinze jours, commençait déjà à bien se rétablir, je croyais mes peines de cinq mois couronnées de succès; toutes mes espérances furent bientôt détruites. Comme un jour j'arrivais au bord de cet enclos, je vis ma bête les quatre pieds en l'air, le dos tourné vers le sol, le garrot introduit dans une raie du pré, et se balançant dans cette position afin de se gratter les parties opérées qui étaient en voie de guérison complète; j'eus même beaucoup de peine à la faire changer d'attitude en criant après elle, tant elle semblait éprouver d'aise à se gratter ainsi.

Je crus avoir trouvé le moyen de l'empêcher de se gratter de nouveau en lui appliquant des couvertures doublées de coussins; mais toutes mes peines et dépenses furent vaines. Trois ou quatre jours après, j'eus à combattre une tumeur plus volumineuse que les premières, et me vis désespéré de cette cure. Mes dépenses étaient bornées, mais mon courage

ne l'était pas ; je me décidai donc à une troisième opération,
qui devenait pour cette fois plus vétilleuse, en quelque sorte
barbare, mais qui eut lieu quand même. Nous étions vers la
fin de l'été, et les pansements devaient être plus fréquents,
afin de combattre la gangrène. Les souffrances qu'avait éprouvées la bête l'avaient épuisée, et son état de faiblesse ne nous
permit pas, cette fois-là, d'aller jusqu'au bout du traitement ;
il fallut l'abattre. Pas moins, il y avait huit mois passés que
nous l'avions dans notre infirmerie ; qu'on juge des dépenses.
Aussi, depuis ce temps, à chaque fois qu'il s'est présenté des
animaux dans un pareil état, en avons-nous refusé le traitement.
De jeunes vétérinaires ont entrepris cette cure après notre refus
et n'ont pas mieux réussi.

Si je cite ces faits, ce n'est que pour prévenir les faux frais
qu'on est susceptible de faire en ce cas.

C'est par ces motifs que j'engage les personnes qui ont des
animaux atteints de ce mal de ne traiter que les maladies
récentes, qu'on peut guérir par l'application, dès le début, de
cataplasmes émollients. On pourra faire alternativement des
scarifications, consistant en de petites mouchetures pratiquées
à l'aide de la pointe d'un bistouri, dans le but d'ouvrir un
passage au sang extravasé sous la peau, qui est suivi d'évacuation de sérosité, ce qui aide à diminuer l'inflammation. A
ce moment, on fait des lotions ou lavages avec des infusions
d'herbes aromatiques, et l'on applique des cataplasmes de
même nature. Voyez ces mots.) Lorsqu'on voit que l'inflammation est moins forte, on cesse les cataplasmes et l'on emploie la pommade camphrée (voyez *Pommade)*, ce qui n'empêche pas de faire de temps à autre un nettoyage avec des lotions
vineuses et salées.

Lorsque le mal paraît être en bonne voie de guérison, si
l'on doit faire reprendre le travail à l'animal, il faut prendre
garde, et très scrupuleusement, à ce que les mêmes causes ne
surgissent pas.

MALADIES, MALADE.

Le mot maladie est employé pour désigner l'opposé de la
santé, ce qui se remarque lorsqu'il y a désordre apporté dans
quelques organes par des lésions qui en dérangent les fonctions
habituelles et naturelles; d'où il s'ensuit une altération notable, soit dans la position ou la structure des parties, soit dans
l'exercice d'une ou plusieurs fonctions. En effet, par la lésion
d'un ou de plusieurs organes, il y a un dérangement nuisible
dans l'organisme, et qui se manifeste par un changement dans
la disposition ou dans l'action, soit en même temps dans la disposition et l'action d'une ou plusieurs parties du corps.

Les animaux, comme tous les êtres organisés, sont sujets
aux maladies, triste résultat de l'assujettissement. Elles paraissent être beaucoup moins nombreuses dans l'état sauvage que
dans l'état de domesticité, ce qui peut tenir à la manière de
vivre des animaux, et aussi à celle de les gouverner et d'en
user.

On ignore l'essence des maladies, comme on ignore l'essence
de la vie et de la santé; il s'agit de chercher.

Un être malade est sur la voie de la mort; l'être qui est en
bonne santé a le maintien de la vie. Par conséquent, celui-ci
a la pure liberté de toutes ses fonctions organiques, tandis que
le malade en est privé. Comme cette interdiction a des causes
qui peuvent être connues chez nos animaux domestiques, c'est
à l'homme qui les gouverne d'en saisir le sens; et s'il considère
que les animaux n'ont pas ces mêmes affections à l'état sauvage, il comprendra donc qu'elles émanent de lui seul. Alors il
devra s'attacher à obvier à ces inconvénients et à améliorer le
sort et la position des animaux qu'il a à sa garde, en les mettant dans de bonnes conditions, et en les y maintenant toujours tels. De savants auteurs disent que, puisque jusqu'à
présent la médecine (des animaux) marche dans les ténèbres
quand il s'agit de connaître certaines maladies, au point même

de n'avoir encore pu leur donner un nom qui leur soit propre,
il est bien plus difficile encore de les traiter et guérir.

Or, c'est donc à l'homme intelligent, au cultivateur, en
attendant que l'art fasse des découvertes, de s'efforcer à maintenir l'équilibre de la santé de ses animaux par des soins hygiéniques. Car, qu'il le remarque bien, et que surtout il y prenne
garde, les animaux qui tombent malades sont, dès lors, susceptibles d'être perdus, puisqu'il n'y a pas encore de médecine bien arrêtée. Combien de cultivateurs ont été ruinés
par des maladies auxquelles on a jeté au hasard des noms
impropres, tels que le mal de sologne, la vilaine, le danger, la
bouffissure, le charbon, et une infinité d'autres désignations
erronées, qui placent le praticien et l'homme de bonne volonté
dans l'incertitude; maladies qui, étant épidémiques, épizooti-
ques ou azootiques, etc., sévissent contre les animaux de tout
un département et jettent l'alarme dans tout le pays, sans que
la médecine vétérinaire puisse arrêter ce fléau destructeur.
Vraiment, dans de semblables conjonctures, que peuvent penser les propriétaires et éleveurs d'animaux victimes de ces
désastreuses maladies? N'auraient-ils pas le droit de dire hautement : La médecine vétérinaire n'en est donc pas une, ou
elle est donc bien dans l'enfance?

Quant à nous, nous n'en dirons rien, car depuis trente-cinq
années que nous parcourons avec respect tous les anciens
auteurs, en nous inclinant devant les laborieux travaux qu'ils
nous ont laissés pour modèles, tout en cherchant à marcher
sur leurs traces, il est pénible d'être obligé de l'avouer, nous
n'avons rien trouvé qui pût nous mettre à même d'arrêter ces
maladies ruineuses. C'est avec de tristes souvenirs que je pourrais citer une infinité de cas. Nous étions un jour appelé avec
plusieurs de nos voisins, hommes de l'art, pour traiter des
bestiaux atteints de ces maladies inconnues de tous, et pour
lesquelles les applications méthodiques de chacun échouaient.
Malgré de nombreuses autopsies cadavériques, force nous fut
de quitter le terrain sans trouver le moindre procédé efficace

pour préserver de cette même maladie les autres animaux qui restaient. Le lendemain et les jours suivants, nous étions encore appelés pour la même cause; nous y courrions hardiment. Mais, arrivés au but, la timidité anéantissait les uns et les autres; nous nous regardions, et celui qui jouissait d'un rang moins élevé dans l'art vétérinaire demandait à son collègue qui paraissait le surpasser en science, parce qu'il possédait un diplôme bien rempli : Que faut-il donc faire pour arrêter le mal et ramener la confiance? Celui-ci daignait alors descendre au niveau de son inférieur dans l'art, et après de belles phrases, des discours nosologiques à définitions brillantes et pompeuses, il se bornait à rédiger des procès-verbaux ou certificats. Seulement, lorsqu'il quittait le pauvre cultivateur, tout alarmé des pertes qu'il venait de faire, ce dernier ne pouvait s'empêcher de dire : Celui-là se prétend homme de l'art, parle beaucoup, mais ne guérit pas.

Ce fait historique est là pour donner à comprendre aux propriétaires d'animaux que dans les maladies il est des phénomènes inconnus, et que n'ayant pas des notions très certaines sur les diverses variétés des maladies, il n'est pas possible de leur appliquer un traitement certain. C'est donc par ces puissants motifs que je viens mettre sous les yeux du cultivateur intelligent les moyens de se préserver de toutes ces maladies incurables par l'application de l'hygiène. Par conséquent, s'il n'y a plus de maladie, il ne faudra pas de tentative de guérison, ce qui, à ma connaissance, occasionne double perte. Il est assurément certain que l'hygiène vous dispensera de toutes ces peines. Ainsi donc, suivez les principes hygiéniques et tout vous sera prospère.

MALADIE DES BOIS.

On a donné ce nom à une maladie inflammatoire produite par l'irritation qu'occasionnent à l'estomac les différentes substances végétales que broutent dans les forêts les espèces ovine et bovine, surtout cette dernière, lorsqu'elles mangent avec avidité et indistinctement les pousses vertes les plus tendres, et plus communément les bourgeons de chêne, attendu que ces pousses renferment des principes corrosifs, astringents, irritants, drastiques, sudorifiques, arsénieux, aciduleux, ou enfin une infinité de principes indigestes.

Pour le traitement de cette maladie, il faut bien se garder de la saignée, et même de l'administration en breuvages des émollients.

Mieux vaut avoir recours aux breuvages toniques et un peu vineux, à l'élixir calmant et oxymel. (Voyez ces mots.)

MALADIE DE SANG.

Le sang, qui joue le principal rôle dans la vie animale, est sujet à une infinité d'altérations qui lui sont transmises par des substances alimentaires peu convenables; d'autres fois il est surchargé par l'usage d'une nourriture trop substantielle, ce qui concourt à son augmentation trop rapide; or, par la grande plénitude des vaisseaux sanguins, il n'y a plus de circulation possible, par conséquent arrive la mort.

C'est ici le cas de dire que c'est une maladie forcée, car on ne doit attribuer cette maladie mortelle qu'à la trop forte santé. Ainsi donc, on devra se mettre en garde contre elle.

Or, si un éleveur a des bestiaux qu'il destine au travail, lorsqu'ils arrivent à un bon embonpoint, il s'abstiendra de leur donner une aussi grande abondance de nourriture, et les exercera avec modération; de plus, il devra les soustraire aux grandes chaleurs, et conséquemment aux pluies de longue durée.

Si ce sont des animaux destinés à la boucherie auxquels on doive continuer cette même abondance, il sera bon également de les soustraire aux intempéries, et d'observer très scrupuleusement que ces animaux aient à boire de l'eau non croupie, sinon courante au moins renouvelée dans les canaux ou fossés deux fois par semaine, soit par le remontage de la mer ou par des écluses.

Les maladies du sang sont souvent occasionnées par les mauvaises conditions dans lesquelles on a tenu les bestiaux, tant au travail que dans les habitations insalubres où on les a logés, et aussi par les mauvais aliments qu'on les a contraints d'accepter.

Les soins hygiéniques préservent de tout cela. (Voyez *Hygiène.)*

MALADIES DES ONGLES.

(Voyez *Aphtes* des animaux à pied fourchu et *Piétin.*)

MALANDRE ET SOLANDRE.

On appelle ainsi de petits ulcères et crevasses transversales qui viennent au pli du genou du cheval, c'est-à-dire à la face postérieure du genou, et au jarret, à la face intérieure.

Le traitement consiste d'abord dans des soins de propreté, dans l'usage des lotions émollientes, dans des cataplasmes de même nature, et puis dans la pommade camphrée (voyez ces mots); après quoi on peut faire les lotions d'eau salée à égale partie de vinaigre.

MAMELLES (MALADIE DES).

Les femelles de nos animaux domestiques sont très sujettes à des affections maladives des mamelles, provenant soit des coups qu'elles sont susceptibles d'y recevoir et dus à différentes causes, soit des contusions occasionnées par le petit qu'elles allaitent, ou bien des congestions sanguines qui en résultent, et enfin de toutes autres maladies ulcéreuses, dont il est très urgent de connaître la nature, afin d'y apporter les soins convenables. Et comme ce sont des organes très sensibles, il ne faut pas y appliquer au hasard aucun agent excitant.

Seulement, quelle que soit l'affection, on peut, en attendant
mieux, appliquer des cataplasmes, faire des lotions ou fumigations émollientes. (Voyez ces mots.) Et si ce n'était que le
résultat de coups ou de contusions, on pourra faire succéder
à ces agents la pommade camphrée, et tâcher, avant tout, de
faire cesser la cause du mal.

Lorsque les mamelles sont engorgées, soit par le lait ou par
la congestion sanguine et l'inflammation, il est toujours bon
de dégorger par la traction du liquide qu'on répand dans la
litière; car, faute d'employer ce moyen, il arrive que les
trayons s'obstruent, et de là résulte un abcès purulent qui
le plus souvent nécessite une opération fort douloureuse et en-
traînant à de grandes dépenses, attendu que si l'opération doit
avoir lieu pendant les chaleurs, on a à craindre la gangrène.
Il nous est arrivé d'enlever des mamelles d'une vache, après
les avoir ouvertes sur plusieurs faces, plus d'un plein seau de
matière avec des portions même de l'organe. Les suites ont été
inquiétantes, tout en nécessitant des traitements très onéreux,
ce que les personnes qui étaient chargées du soin de ces bêtes
auraient évité en suivant les indications que nous donnons ci-
dessus.

MÉLANOSES.

Les tumeurs ainsi nommées sont des productions morbides
d'un noir foncé, un peu humides, opaques, ayant quelque
ressemblance avec les glandes bronchiques. D'abord dures, elles
se ramollissent ensuite et laissent suinter une liqueur roussâ-
tre; puis, lorsqu'elles ont atteint un certain degré, leurs
crevasses laissent couler une matière noirâtre infecte, et si,
pour tenter le traitement, on en coupe une, il en survient
trois, quatre ou dix. Or, cette affection étant due à un vice individuel, et le venin s'introduisant dans tous les fluides, même
générateurs, qui concourent à la vie du sujet, elle est donc
incurable comme le cancer. Cette maladie paraît n'affecter que

11

les chevaux gris, ou gris-blancs et blancs-gris ; par conséquent, le fruit de pareil sujet hérite en plein de tout s'il est
de même nuance, mais n'aura rien en apparence s'il est couvert d'un poil différent en couleur. Ne peut-il pas, cependant,
en conserver le germe à l'intérieur ? Car, si nous voulons nous
arrêter un peu aux effets de la progéniture, nous voyons que
les poils n'y coopèrent nullement. Nous émettrons donc notre opinion en nous étayante d la nature du fait, et nous
dirons qu'il est à craindre, et nous le croyons, que si le petit
de pareils êtres n'apporte en naissant qu'une robe qui l'exempte de l'apparition des mélanoses, tandis que son frère qui
aura la robe de la même nuance que ses père et mère en sera
infecté, quoique la couleur du poil ait suffi pour empêcher les
mélanoses de se montrer à la surface de la peau, il n'en possède pas moins le virus vénéneux qu'il transmettra à tous les
animaux qui naîtront de lui gris-blancs. Or, si vous contestez
ce que nous avançons ici, en disant que ce mal n'atteint point
les chevaux de poil autre que gris ou gris-blanc, quoique
provenant de père et mère affectés, nous dirons que cette
bizarrerie de la nature, si elle se rencontre, ne prouve rien,
parce que si des chevaux gris-blancs affectés ont donné des
fruits bais, noirs ou alezans, les bais, noirs ou alezans peuvent
bien aussi donner des fruits gris-blancs, qui pourront alors
être affectés de cette affreuse maladie. C'est d'après cette conviction que nous concluons au rejet de ces animaux pour la progéniture, et nous ajoutons que si la loi ne les a pas classés parmi
ceux atteints de vices qui entraînent la rédhibition, c'est que
d'abord elle aurait trop à faire, et qu'ensuite elle a laissé aux
éleveurs la latitude d'opérer par eux-mêmes cette utile réforme.

C'est dans ce but que nous avons voulu en parler, afin d'exciter l'attention des éleveurs qui ne désirent pas mieux que
d'améliorer les races d'animaux, attendu que pour y arriver
il faut commencer par détruire tout ce qui paraît vicieux.

Du reste, quel est celui qui ayant un cheval propre, vou-

drait le laisser introduire chez une jument en pareil état ?
Nous en avons vu qu'il fallait fouiller tous les trois ou quatre
jours pour extraire leurs excréments qu'elles ne pouvaient
expulser à cause de ces tumeurs qui, avec le temps, avaient
acquis la grosseur d'un seau.

Donc, à la réforme ces bêtes-là ! Puisque l'art vétérinaire
n'a pas été jusqu'à présent assez heureux pour que ses pénibles
recherches le mettent à même d'en faire la cure, il faut que
les agriculteurs sachent remplir cette lacune.

D'ailleurs, nous pouvons le dire hautement, ne tiennent-ils
pas le premier rang dans les arts ? Et pourquoi l'art vétérinaire,
confessant son impuissance, ne leur abandonnerait-il pas
cette belle et franche mission ? Puisque c'est à l'art agricole
qu'on doit les productions remarquables qui le concernent, à
lui doit appartenir la gloire de faire ce que l'autre, qui est son
fils, n'a pu faire, tout méritant qu'il est d'ailleurs.

Nous espérons qu'avant peu d'années, avec l'intelligence et
le bon vouloir de chacun, notre pays aura dans son sein les
plus belles races d'animaux qu'on puisse désirer, attendu que
ses terrains sont des mieux appropriés pour cela.

MORVE.

La morve est une maladie que nous devrions peut-être nous
dispenser de citer ici, à cause de son incurabilité ; cependant il
est urgent d'en dire quelques mots. C'est ce que nous ferons
en nous étendant un peu à son sujet, vu que d'abord elle
effraie le monde entier, et qu'ensuite chacun s'intéresse aux
découvertes que depuis longtemps l'art cherche à faire.

De plus, il nous semble bon d'en parler, afin de faire au
moins connaître quelques-unes de ses causes, qui, dès lors,
pourront être combattues et même détruites, et par ce fait paraîtront moins souvent, et peut-être même pas du tout ; car,
ici comme ailleurs, le nouvel art est impuissant.

Si, après avoir énuméré tous les cas qui occasionnent la

morve, on veut bien réfléchir, on verra que si le cheval devient morveux, ce n'est que par suite d'un traitement mal appliqué. C'est vraiment pénible de le dire, mais depuis le temps où l'homme a associé le cheval à ses travaux, il n'a pas encore su apprendre à le préserver de ces maladies fatales qui l'obligent à le tuer, après en avoir obtenu les plus grands services.

Or, à notre point de vue, puisqu'il est reconnu que la morve est incurable, revenons vers le propriétaire de chevaux, et pour qu'il puisse les éviter, faisons-lui connaître les causes qui donnent naissance à cette terrible maladie, attendu qu'elle ne vient jamais d'elle-même.

Lorsqu'un animal est en jetation de gourme, si vous le laissez exposé aux intempéries et soumis à un régime de nourriture quel qu'il soit, lorsqu'il lui fallait des soins hygiéniques, car il est bon d'observer que la gourme est la picote de l'homme, les fluides vénéneux, au lieu d'être expulsés, se reportent sur les poumons, le mal passe à l'état chronique et la morve se déclare. C'est donc votre faute.

Il y a morve à la suite de vieilles courbatures, pleurésie et pulmonie par suite de travaux immodérés, mal soignées, passées à l'état chronique, dans lesquelles le jetage corrode la membrane pituitaire. Cela est dû encore à votre négligence ou à votre insouciance.

Il suffit quelquefois d'une gale mal traitée par quelques-uns de ces guérisseurs, amateurs de toutes sciences et qui n'en connaissent pas une seule à fond. Dans ce cas, vous êtes blâmable, car le traitement n'étant pas rationnellement exécuté, les humeurs galeuses se portent sur la poitrine; plus tard arrive le jetage par les narines, le cheval devient glandé et la morve se déclare. Vous avez donc commis une faute en ne donnant pas les soins convenables, et si votre animal est morveux, vous devez vous en prendre à vous seul.

Il suffit aussi de logements sans air, bas et humides, tenus malpropres, auxquels se joignent les mauvais aliments, le

manque d'exercice. Les exhalaisons putrides corrompent le
sang, la muqueuse se tuméfie par une phlegmasie, puis suinte
et s'ulcère dans toute sa capacité; de là le jetage et la morve
incurable, et une infinité d'autres mauvaises conditions qu'on
peut éviter par les soins hygiéniques.

Il en est de même pour la jument à laquelle on ôte son poulain lorsqu'elle est en grand rapport de lait, ou qu'elle a avorté
à une époque très avancée, et cela sans lui donner aucun des
soins convenables pour couper le lait. Ce lait et toute sa suite
se reportent vers la poitrine en se fixant sur les poumons, et
au bout d'un certain temps ces derniers s'ulcèrent, d'où il s'ensuit le jetage par les narines; la bête devient alors glandée,
ulcérée des cloisons nasales, et la morve apparaît.

En somme, vous voyez, messieurs les mauvais soigneurs,
que si vous avez des chevaux morveux, c'est de votre faute,
vu que, par des soins hygiéniques, vous pouvez l'éviter.

Je sais que mon lecteur pourra peut-être, s'il n'est pas laborieux, se trouver surchargé, sinon ennuyé, des soins hygiéniques que je multiplie pour lui; mais quand il aura fait la
balance de la perte de son temps, s'il veut le considérer ainsi,
avec celle des animaux qu'il perd faute de les soigner comme
je l'indique, en y joignant encore les frais faussement faits
par des traitements vains, il verra qu'il y a cent pour cent de
différence de la perte au gain, surtout où il y a beaucoup d'a-
nimaux. C'est dans ce cas que le maître doit voir attentivement, et c'est souvent là où il y a le moins de soins. Quelle
grave erreur! C'est justement dans les troupeaux groupés où
les maladies ont davantage de prise, attendu que l'air y est
plus corrompu.

J'engagerai toujours le maître à s'en occuper lui-même, car
j'en ai vu beaucoup être trompés par de mauvais valets, qui
même poussaient l'effronterie jusqu'à soustraire une partie des
meilleures nourritures pour en faire leur profit, et qui, si le
maître survenait, pour lui ôter tout soupçon, avaient l'audace
encore de maltraiter le pauvre animal qu'ils avaient volé, ce

qui ne pouvait que le conduire à la morve, parce que ces butors portaient des coups indistinctement sur la poitrine et sur la tête. J'en ai vu même qui, en frappant, ont cassé des os susnaseaux ou les cartilages du nez; de là s'écoulait une matière sanguinolente, purulente, qui par suite corrodait la cloison nasale et la pituitaire qui la tapisse, et la morve s'ensuivait.

Assurez-vous de vos serviteurs; les bons et fidèles ne sont jamais trop chers.

N'appelez jamais qui que ce soit pour traiter un animal morveux, ce serait des dépenses inutiles, et même l'homme de bonne moralité s'en trouverait froissé. N'attendez jamais que l'animal soit arrivé à ce degré. Du reste, en suivant le principe hygiénique, plus de morve.

OPHTHALMIE.

L'ophthalmie se déclare par une rougeur excessive de la conjonctive, caractérisée par une forte inflammation dont il s'ensuit une suspension des sécrétions du fluide larmoyant, qui reprend sous peu et surtout à l'aspect de la lumière qui n'est supportée qu'à grand'peine.

On sait que l'œil est l'un des organes les plus sensibles de toutes les parties du corps d'un animal et aussi le plus exposé. Il s'agit d'abord de s'assurer d'où provient la maladie, afin d'y donner les soins convenables; car il est très facile de s'égarer et faire dans cette partie plus de mal qu'il y en a. Or, si le mal a été occasionné par un coup porté sur cet organe, on doit remarquer s'il est nécessaire de combattre l'affluence du sang. On fera une saignée à la jugulaire, puis des lotions fréquentes d'eau froide.

Si l'inflammation est prononcée, on devra employer les émollients, tant en lotions qu'en cataplasmes. (Voyez ces mots.) Puis, si l'on s'aperçoit que l'air fasse une trop forte impression, on devra couvrir l'œil ou les yeux avec un linge blanc de lessive, qui sera disposé en forme de béguin et de licou, placé de façon à pouvoir l'enlever et le remettre à chaque pansement. Le même peut servir quelques jours, pourvu qu'on ait la précaution de mettre en dedans un autre linge qui recouvre seulement l'œil et qu'on renouvellera à chaque pansement en l'humectant.

S'il n'y avait qu'un œil de malade, on ferait une fenêtre en face de l'œil sain.

Il ne faut frotter que bien légèrement l'œil en faisant les lotions. On pourra faire suivre les lotions et cataplasmes par la pommade camphrée (voyez ce mot), tout en prenant garde de ne pas en introduire dans cette partie. Et s'il existait sur le globe de l'œil une taie, on la fera dissoudre en faisant des injections dans l'œil, à l'aide d'une petite seringue grosse comme le doigt, avec le collyre détersif. (Voyez ce mot.) On réitérera trois fois par jour, jusqu'à guérison complète.

Il ne faudrait pas confondre cette maladie accidentelle et toute récente avec une autre plus ancienne qui pourrait avoir son siége dans les parties environnantes des yeux. Car, dans celle-ci, il est bon de débuter par une saignée de quantité proportionnée à l'animal, et puis poser un ou deux sétons au cou, qui, partant du milieu de l'encolure, viendront sortir près des oreilles, ce qui n'empêchera pas les collyres, soit secs ou liquides. (Voyez ces mots.)

Il est bon aussi de se convaincre que cette affection n'est pas périodique, parce que tout d'abord le traitement serait inutile. Et puis il s'opposerait au droit de recours contre le vendeur, recours qui, à part tout autre, sauf cependant l'épilepsie et le mal caduc, dure trente jours. L'animal atteint de cette maladie doit être exclu de la reproduction.

PARALYSIE.

La paralysie est une abolition partielle ou générale du mouvement des membres locomoteurs et des appareils sensoriels, dans laquelle la faculté du système nerveux ne peut plus se transmettre au centre, ce qui débute par le défaut de l'influence cérébrale rachidienne, et notamment de ceux des mouvements qui n'ont plus leur guide. La paralysie est encore une maladie qui est au-dessus de la force curative des hommes de l'art, et qui passe même pour être inconnue, disent des savants. Or, si elle est inconnue, comment tenterons-nous de la traiter? Quel remède lui appliquer, si ce n'est qu'au hasard? Mieux vaut-il l'abandonner à elle-même et faire comme pour tant d'autres, l'éviter par les soins hygiéniques, qui sont les préservatifs de presque toutes les maladies dont on ignore le type. Nous croyons devoir attribuer la paralysie au passage subit du chaud au froid, et ces intempéries nous ont fort souvent paru en être les causes connues. Mais nous n'en sommes pas moins désireux d'un accomplissement plus réel dans les recherches auxquelles on se livre.

PARTURITION.

La parturition est l'accouchement, la mise bas, l'action par laquelle le produit de la conception, parvenu au terme de son développement, est expulsé de la cavité utérine à travers les voies génitales.

Les femelles accouchent ordinairement d'elles-mêmes, par les seuls secours de la nature, quand elles ont habituellement une bonne nourriture, qu'elles sont bien gouvernées et soumises à un exercice ou à un travail modéré. Néanmoins, il se présente des obstacles qui, dans plusieurs circonstances, nécessitent les secours de l'art.

Nous en avons parlé à l'article *Gestation* (voyez ce mot), et nous recommandons aux éleveurs, lorsqu'un accouchement se montre difficultueux, de recourir sans tarder à un homme de l'art, attendu que, connaissant la construction des femelles, il est plus sûr de ses manœuvres que toute autre personne.

Toutefois, il est bon d'observer que si, très souvent, les accouchements sont laborieux, cela dépend des mauvaises condi-

tions dans lesquelles on a tenu les femelles pendant le temps
de leur gestation. En conséquence, qu'on se tienne donc en
garde contre ces fâcheux accidents, qui enlèvent dans un
instant tout le profit d'une année de cette femelle, et qu'on
pourrait conserver en appliquant les soins hygiéniques, ce
qu'on néglige trop souvent et au détriment de ses propres
intérêts.

Les nombreux phénomènes qui existent dans la parturition
seraient d'un détail si long, qu'il deviendrait surchargeant
pour un éleveur ; nous nous abstiendrons donc de les décrire
ici. Et puis, comme en majeure partie ils résultent des mauvais
soins qu'on a eus des femelles dans cet état de plénitude, il est
préférable d'employer les préservatifs par les soins hygiéniques. Du reste, l'éleveur intelligent et surveillant attentivement ses bestiaux dans cette condition, est toujours satisfait
de son exactitude en ce qu'il prévient ces sortes d'accidents.
(Voyez *Gestation* et les précautions à prendre.)

PESSAIRE.

Le pessaire est un instrument destiné à être introduit dans
le vagin, afin de maintenir en place l'utérus, qui, après avoir
été déplacé, a été rétabli dans sa position naturelle. C'est ce
qu'on appelle le renversement de l'utérus, en terme vulgaire
effort. On dit donc une jument ou une vache a un effort ;
mais cette dernière y est plus sujette. C'est à la suite d'un
effort qu'on a besoin du pessaire. Après avoir fait rentrer
l'effort, l'utérus, on introduit le pessaire, qui a été préparé de
la manière suivante. On a un morceau de bois de la grosseur
d'une quille de rampeau, je veux dire gros comme le bras de
l'homme, d'environ un demi-mètre de longueur, plus gros
d'un bout que de l'autre (une quille peut servir) ; on le perce
au petit bout, de façon à pouvoir introduire une cheville assez
forte qui formera le T, afin d'y adapter des cordes assez longues
pour correspondre au cou de la bête.

On entoure le bout du pessaire d'un linge propre, que l'on graisse ou que l'on huile. Étant ainsi préparé, on introduit le pessaire dans le vagin de la bête, on fait courir les cordes autour du poitrail et on les place de manière à ne pas gêner la gorge, afin que la respiration soit libre. Mais avant de faire rentrer toute la masse, qui souvent est d'une grosseur assez prodigieuse, on aura eu soin de bien nettoyer toutes les parties qui quelquefois ont traîné sur le sol, ou auxquelles il s'est attaché quelques immondices. Un lavage d'eau fraîche vinaigrée, comme astringent, est très avantageux et facilite la demeure en place de cet organe.

Au bout du deuxième jour, on peut ôter l'appareil, si toutefois la bête est tranquille et sans tranchées, ce qu'on aura à combattre par des breuvages calmants. Ce procédé nous a été d'un grand secours chaque fois que nous avons été appelé pour des cas semblables. On peut modérer la grosseur et la longueur du pessaire selon la force de la femelle.

PHLEGMON.

Ce mot phlegmon sert à désigner des tumeurs plus ou moins volumineuses, qui se développent principalement pendant les chaleurs sur les animaux qui ont souffert de nourriture tout en travaillant outre mesure, et qui, laissés en pleine liberté, en ont pris à volonté et à l'excès, ce qui produit une grande abondance de fluides, soit sanguins, séromateux et lymphatiques, lesquels fluides sont renvoyés par l'exaltation du sang lui-même dans les voies cutanées et déposés dans les tissus cellulaires, d'où il s'ensuit des tumeurs plus ou moins apparentes, plus ou moins volumineuses, et qu'on trouve sous les doigts comme de petits durillons, quand on y porte la main. Dans l'ancien temps, avant qu'on eût donné ce nom à cette maladie, on l'appelait mal de feu, à cause de la chaleur excessive que la peau fait ressentir à la main de celui qui la pose sur ces parties. Effectivement, ce n'est que la grande chaleur,

tant de l'atmosphère que du corps de l'animal, qui occasionne
cette éruption aiguë.

Le traitement consiste à soustraire d'abord l'animal à cette
abondance de nourriture en le mettant à la diète, puis à lui
faire des saignées selon la force et l'intensité du mal. Quelques
lotions émollientes au début ; ensuite, si les tumeurs étaient
fortes et persistantes, dures, des cataplasmes avec des décoctions de têtes de pavots et de morelle qu'on ferait suivre par
la pommade camphrée. (Voyez ces mots.)

On donnerait à l'animal de bon vieux foin qu'on arroserait
avec l'eau salée. (Voyez ce mot.)

Quand il sera en état de reprendre le premier régime, on ne
devra l'y livrer que graduellement, afin de ne pas lui donner
l'occasion de rechuter, ce qui, cette fois, deviendrait pernicieux.

A cette époque, les nouveaux fourrages, tels que la farouche
la luzerne, les sainfoins, la vesce, sont excellents, et lorsqu'on est dans l'obligation d'en user, il faut de la modération.

POUILLOTEMENT.

Cette affection pédiculaire est une maladie dégoûtante qui a
pour résultat une multitude de poux, dont les espèces varient
selon celle des animaux qui en sont affectés, et chaque espèce
est sujette à en nourrir deux variétés. Les poux du cheval diffèrent de ceux du bœuf et de la brebis. Les uns sont gros,
forts et adhérents à la peau ; les autres sont petits, rougeâtres
et plus multipliés. La chèvre et le porc ont aussi chacun leur
espèce ; mais presque tous présentent les mêmes symptômes.

Ces insectes vivent du sang qu'ils sucent aux animaux sur
lesquels ils se sont propagés, soit qu'ils y aient pris naissance
ou qu'ils y aient été transmis par communication. On ne les
trouve que sur les animaux appauvris de santé ou tenus malpropres, dans des lieux malsains, n'ayant que de mauvaise
nourriture.

Le traitement consiste à soustraire l'animal à la misère ; puis on commence par le bien nettoyer. Pour cela, on fait une lessive, si on le peut, avec de la cendre de bois de vigne, auquel on accorde la préférence par rapport à son acidité, en la faisant bouillir ; on peut y ajouter une poignée de staphisaigre et autant de tabac par deux seaux d'eau ; puis, avec un morceau de savon noir, on aura le soin de bien savonner partout sans réserve, en lavant toutes les parties du corps de l'animal. Une fois sec, on le graissera partout également avec la pommade camphrée, et on le laissera tranquille jusqu'au surlendemain (deux jours). Pendant ce temps, on prendra d'un à deux kilogrammes environ de suie de cheminée, de celle produite par la combustion du bois, qu'on mettra tremper dans deux seaux de la lessive ci-dessus indiquée. Le troisième jour, on passera le liquide à travers un linge clair. C'est avec ce liquide qu'on fera le second lavage, en y ajoutant un quart de litre de vinaigre, mais en n'employant plus le savon. Il est très rare d'être obligé de faire un troisième lavage ; on tient seulement l'animal dans de bonnes conditions, et la cure est faite. Les personnes qui entendent bien leurs intérêts ne se trouvent jamais dans ce cas pour leurs bestiaux.

PHTHISIE.

Le mot phthisie sert à désigner le dépérissement d'un animal qui tombe en langueur par faiblesse, et qui semble s'acheminer vers la mort, attendu qu'il est à croire que les organes essentiels à la vie, tels que les poumons, sont déjà corrompus ; d'ailleurs, on est presque convaincu de la maladie par le marasme auquel l'animal est en proie. Par conséquent, il est pour ainsi dire inutile de faire des dépenses pour traiter l'animal qui en est atteint, surtout le cheval.

L'art est encore impuissant, et ce n'est pas étonnant : on ne peut pas faire revenir les morts. Vu qu'un des principaux organes du corps, le poumon, est totalement détérioré, nul ne peut y remédier. Nous dirons donc à ce sujet que c'est appeler le médecin après la mort ; car si le propriétaire, conducteur ou gardien de l'animal eût mandé l'homme de l'art au début de la maladie, il en aurait tenté avec plus de succès la cure, et l'animal, recevant tous soins hygiéniques, n'en serait pas venu là. La négligence cause donc des pertes, pertes qui sont irréparables, et que cependant on voudrait que l'homme de l'art vétérinaire garantît ; on s'étonne alors de son manque de réussite. Mieux vaudrait ne pas appeler l'homme de l'art que de l'appeler trop tard, car on lui enlève tous ses moyens d'exécution, et par suite toute chance de guérison.

Si nous renonçons à la cure de la phthisie du cheval, nous ne pouvons pas en faire autant pour l'espèce bovine et même l'espèce ovine, car nous avons des ressources dans ces dernières espèces que nous ne pouvons pas espérer dans celle du cheval.

PHTHISIE DE LA VACHE OU POMMELIÈRE.

Lorsqu'une vache est atteinte de cette maladie du poumon (de phthisie), on serait grandement dans l'erreur en l'obligeant à continuer son métier de laitière, ou en la contraignant à la reproduction.

Premièrement, si elle emplit, le fruit ne sera qu'une bête chétive, un avorton, attendu qu'il a hérité dès le corps de sa mère de sa maladie, et qu'il ne fera que végéter ; puis le lait de cette même vache ne beurrera que très difficilement, et encore le beurre deviendra en très peu de temps rance. Si l'on consomme ce lait en propre substance, on lui trouve le goût de rance et de veau mort-né ; il tourne promptement et donne beaucoup de sérum. Le fromage qu'on en fait se caille difficilement, ne sèche que bien longtemps après celui des autres vaches, et avant d'être complètement sec, devient rance ; en outre, il ne se réunit pas en une masse compacte comme celui des vaches en bonne santé, et en le changeant de place il tombe par morceaux.

Or, il est donc préférable, lorsqu'on s'aperçoit qu'une vache offre les caractères de cette maladie, que nous allons décrire plus loin, de se priver de ses services et de ne plus la soumettre à la copulation ni au rapport du lait, qui l'un et l'autre ne donneraient qu'un mauvais produit et ne feraient qu'aggraver la maladie. Ce n'est qu'avec un soin tout particulier qu'on parviendra à la rendre demi grasse, en lui faisant cuire la moitié de sa nourriture, comme des carottes et de la farine de fèves, de vesces, et en lui servant du pain d'orge à manger, ainsi que les meilleurs aliments et les plus faciles à digérer, qu'il sera bon de saler en les arrosant avec du sel fondu dans l'eau. (Voyez *Eau salée.*) Ensuite la tenir propre et bien logée, et lui donner à boire de l'eau cuite, c'est-à-dire qu'elle ne devra pas aller boire de l'eau crue avec les autres vaches qui se portent bien. Elle profitera mieux et plus vite en ayant à sa proximité une baille dans laquelle on versera de l'eau cuite avec des feuilles de mauves et les farines ci-dessus, et qu'elle aura à discrétion. De cette façon, on pourra peut-être parvenir à en retirer une partie de la valeur, tandis qu'en agissant autrement, elle deviendrait en pure perte, tout en en causant bien d'autres par ses mauvaises productions qui auraient pu être mélangées aux bonnes.

On connaît qu'une vache devient phthisique lorsqu'on l'entend tousser; à l'exploration des organes de la bouche et de l'œil, on aperçoit de la pâleur; ses extrémités sont à demi froides; la peau semble être attachée au dos; la marche est lente, les digestions se font mal, les matières alvines sont presque toujours liquides et répandent une mauvaise odeur; les flancs sont creux, le fondement est enfoncé et lâche de temps à autre des matières glaireuses; le souffle dégage une odeur putride, presque insupportable.

Il ne faut pas perdre de vue qu'une vache atteinte de phthisie ne doit pas être vendue sans cette déclaration, attendu que cette maladie, que l'on nomme encore *pommelière*, est classée dans la catégorie des vices rédhibitoires.

PHTHISIE DES BÊTES A LAINE.

Puisque les bêtes à laine font partie de la classe des ruminants, et que leur organisation a de l'analogie avec celle de
l'espèce bovine, car les dispositions de la construction ont une
certaine ressemblance, nous admettons à peu de choses près
les mêmes conditions à leur égard, mais en soins relatifs, qui
seront déterminés par l'intelligence de l'éleveur de ces précieux
animaux. Seulement nous ferons remarquer que les brebis
sont plus sujettes à cette maladie que les moutons, et que ce
serait tomber dans une grande erreur que de garder leurs
agneaux avec l'espoir d'en renouveler le troupeau. En effet,
l'expérience nous a appris que ces derniers périssent en majeure partie la deuxième année. Il est donc à croire qu'ils ont,
et comme toujours, hérité par leur mère de ces mauvais
vices qui tiennent de leur construction. Alors il est bien plus
sage de tout renouveler, qu'on livre ces animaux à la boucherie ou au commerce; mais dans ce dernier cas, il ne faut pas
perdre de vue, comme nous l'avons dit plus haut, que cette
maladie étant classée dans la catégorie des vices rédhibitoires,
l'acheteur doit en être prévenu. Si nous nous occupons ici de
tirer le plus de profit possible des bêtes atteintes de phthisie,
il est bon aussi de tâcher, autant qu'il nous sera facultatif,
de ne plus en avoir dans cet état décourageant; et pour cela,
nous allons parler un peu de quelques causes qui produisent à la longue ce fléau désastreux, afin de les éviter à
l'avenir, car il est vraiment déplorable, dans un pays comme la
Charente-Inférieure, si fertile en toutes choses propres à faire
des élèves de tout genre, de voir les troupeaux de moutons si
cruellement affectés. On ne m'empêchera pas de le dire, et à
haute voix, le manque de précautions et les soins hygiéniques
y sont pour une large part. Et pour le prouver, je vais poser
quelques questions aux éleveurs de moutons qui, j'en suis sûr,
me répondront franchement.

Première question. — Avez-vous eu le soin, lorsque vous avez acheté votre premier troupeau, de vous assurer d'où il venait et quelle était son origine, et s'il n'avait pas éprouvé quelques souffrances, soit par les nourritures, soit par les intempéries ou tout autre traitement nuisible ?

Réponse. — Non !...

Deuxième question. — Avant de les mettre dans vos plaines, prairies ou champs, vous êtes-vous assuré si les herbes que vos terrains donnent ne seraient pas trop nourrissantes et pourraient suffoquer quelques-uns de ces animaux qui auraient langui avant de passer entre vos mains ?

Réponse. — Non !...

Troisième question. — Vous êtes-vous assuré si parmi les herbages de vos pacages il n'existait pas de ces herbes malfaisantes pour les moutons, telles que le serpolet, la renoncule bouton d'or et autres espèces corrosives et irritantes, et vous êtes-vous empressé de les détruire pour que votre troupeau en soit exempt ?

Réponse. — Non !...

Quatrième question. — Avez-vous eu le soin de soustraire votre troupeau à l'influence du soleil pendant le plus haut période de la chaleur, ce qui souvent, après la tonsure de ces animaux, leur est pernicieux et détermine des apoplexies sourdes, par suite desquelles le sang éprouve quelques altérations, qui plus tard se portent du cerveau au poumon et deviennent chroniques ? aux pluies torrentielles qui, en imbibant la toison de ces bêtes, forment à force de récidives une crasse humide qui ne manque pas d'affecter la peau et de déterminer la chute de la laine, après avoir décélé une métastase, qui concourt toujours à la corruption du sang et, se reportant vers la poitrine, cause la pulmonie ? Avez-vous paré à ces inconvénients ? Avez-vous même eu la précaution de donner pour pasteur à ces précieux animaux, qui feraient votre prospérité, un berger digne de cet emploi ?

Réponse. — Non !...

Cinquième question. — Avez-vous eu le soin de leur préparer
pour habitation où ils doivent venir s'abriter, en y goûtant le
plaisir du repos sur une litière propre et exempte de corruption,
un logement assez élevé pour que les urines s'en écoulent, bien
aéré par ses ouvertures, facile à garantir contre tout mauvais
vent, sans privation totale d'air suffisant? et ce logement a-t-il
été blanchi deux fois par an à la chaux vive, après en avoir
crépi les murs? En avez-vous, deux fois par semaine, fait enlever tout le fumier qui, d'après vos stupides habitudes, reste quatre ou six mois jusqu'à un mètre d'épaisseur et laisse échapper
des exhalaisons ammoniacales dont ces pauvres bêtes, quelquefois mouillées et entassées les unes sur les autres, sont forcées
de respirer l'odeur infecte, qui se porte sur les poumons tout
directement, et dont elles sortent le matin à demi asphyxiées,
pour être exposées à une fraîcheur plus ou moins vive? De là
les maux de gorge et tout ce qui concourt à la pulmonie. Les
avez-vous préservées de ces inconvénients?

Réponse. — Non !..

Sixième question. — Avez-vous eu la prévoyance, dans les
fortes chaleurs, alors que toutes les herbes sont sèches au point
qu'à peine ces malheureuses bêtes en trouvent pour se nourrir,
de ne laisser d'abord aucun fumier dans leurs parcs, qui doivent être agrandis pendant toute la saison des chaleurs, parce
que plus elles sont près les unes des autres, plus elles souffrent?
Il faut donc les disperser et leur donner dans des mangeoires
convenables et à leur portée quelques substances alimentaires
rafraîchissantes, telles que des carottes avec leurs fanes (mais
la carotte coupée), du maïs jeune en herbe tendre, plus de l'eau
saupoudrée de son ou de farine d'orge. Comme ces animaux, en
cherchant à s'ombrager les uns par les autres, sont exposés à
la poussière qui leur fait beaucoup de mal, par le moyen du
baquet ils sauront se laver et boire, ce qui empêchera le
sang de se coaguler et de leur faire enfler la rate, cause qui
détermine la pulmonie; et cette maladie du poumon, par suite
d'accès, finit par passer à l'état chronique. De là la phthisie,

Avez-vous obvié à ces inconvénients? Vous êtes encore obligés, et franchement avec peine, puisque vous reconnaissez vos torts, de répondre : Non !...

Et comment voulez-vous prospérer en élevant des moutons avec si peu de prévoyance? Cela vous est impossible.

Regrettez le passé, et regardez avec confiance l'avenir. Croyez-nous, administrez les soins hygiéniques et vous prospérerez. Ne craignez pas de perdre cent francs de fumier, que vous qualifiez de poudre d'or, et vous aurez cinq cents francs de moutons de plus qu'en suivant l'ancien système.

Soignez vos bergeries, détruisez les mauvaises herbes dans vos terres, choisissez vos races et maintenez-les. Il n'est pas d'animaux qui puissent donner un meilleur rapport, mais il en est peu d'aussi délicats, et dans l'élève desquels, jusqu'à présent, on a cependant apporté le moins de précautions. Enhardissez-vous donc.

PIÉTIN DU MOUTON.

La maladie appelée le piétin est une inflammation suivie d'ulcération qui affecte la partie interne de l'onglon de l'animal, au point que la corne est presque toute désunie. Alors l'animal ne peut plus marcher; la douleur qu'il en éprouve lui porte au cerveau, et souvent il tombe dans le marasme.

Cette maladie du pied prend sa source dans bien des causes qui en font naître d'autres, ce qui deviendrait trop long à rechercher. Nous allons seulement nous borner à dire que si elle a lieu chez quelques sujets, elle n'atteint que ceux qui sont tenus dans un état malpropre, et non ceux qui reçoivent tous les soins hygiéniques.

Le traitement consiste à enlever toute la corne lésée, sans faire saigner; puis, avec les barbes d'une plume qu'on trempe dans une petite fiole contenant de l'acide muriatique, on passe sur toute la partie malade. Prenant ensuite de l'onguent qui porte le nom d'onguent contre le piétin, on en enduit tout

l'onglon, on enveloppe le pied d'un petit chiffon qu'on lie
pour qu'il tienne seulement pendant deux jours, et le traitement est fait. J'ai rarement été dans l'obligation d'y retoucher.

POUSSE.

La pousse est une altération des organes de la respiration.
Cette affection est comparée à l'asthme de l'homme ; elle est le
résultat des mauvais soins qu'on a des chevaux après les avoir
impunément livrés à de pénibles travaux, et dont les poumons
ont été le plus lésés.

Cette maladie étant incurable est classée dans la catégorie
des vices rédhibitoires ; c'est seulement pour cela que nous en
parlons ici. Mais l'animal n'ayant plus de valeur doit être
abandonné.

RAGE.

La rage est une maladie très fréquente qui, malheureusement, n'a encore pas de remède certain. Quoi qu'il en soit,
quelques soins sont à donner aux animaux atteints de ce mal,
en attendant un homme de l'art. Nous allons analyser ici ceux
qui sont à notre connaissance.

Il arrive que cette effrayante maladie se déclare spontanément ; mais elle est plus souvent communiquée par la morsure
ou la bave d'un chien enragé. Elle se manifeste par accès,
souvent avec horreur de l'eau, fureur, envie de mordre, con-
vulsions suivies de la mort. Le traitement le plus prompt que
nous connaissions est la cautérisation au fer chauffé à blanc,
plus profondément que la morsure.

On peut encore employer l'alcali volatil, les caustiques,
l'acide nitrique et muriatique ; saigner l'animal et ne pas
trop le stimuler ; plutôt le calmer par des lotions d'eau calmante (voyez ce mot) sur la plaie, et se hâter d'appeler les
hommes les plus éclairés sur cette grave maladie.

Nous ne prétendons pas donner ici le traitement de la rage au complet, mais nous avons dû en parler en passant, attendu qu'elle se trouve dans le cadre de la rédhibition, et que la loi a prévu l'intervalle entre l'époque où la morsure a eu lieu et l'accès, qui est de vingt-huit à trente jours. C'est pourquoi ce terme a été fixé, afin que l'acquéreur d'un animal qui aurait été mordu avant son achat puisse avoir son recours contre le vendeur. Mais, en ce cas, il ne faut commencer aucun traitement, ce qui pourrait nuire à la rédhibition.

RENVERSEMENT DU VAGIN ET DE L'UTÉRUS.

Le renversement du vagin est une maladie accidentelle de la nature dont les phénomènes sont obscurs. Ces sortes d'accidents se prolongent jusqu'à l'utérus, ce qui a lieu trop souvent chez nos gros animaux, surtout la vache. Mais il y a une distinction à faire entre ces deux organes, quoique pour ainsi dire contigus. Il faut des connaissances spéciales de la construction afin de les bien distinguer. C'est pour cela seul que j'engage les personnes qui auraient une femelle dans cet état à ne pas s'exposer à des manœuvres qui pourraient devenir funestes. Une semblable dilatation, surtout celle de l'utérus, exige les soins d'un homme bien exercé dans l'art. Le renversement du vagin n'offre que très rarement du danger, car assez souvent il se réduit de lui-même. Il s'agit de maintenir la vache dans l'étable, le derrière beaucoup plus haut que le devant, ce qui peut se faire en rassemblant le fumier sous les pieds de derrière. Par ce fait seul, en arrosant les parties renversées en dehors avec de l'eau fraîche, la réduction s'opère, attendu que la panse se porte sur l'avant du corps, et que la cavité abdominale se trouvant libre et un peu vide, cela aide à attirer cette petite masse dans sa position naturelle. Ces périodes accidentelles se renouvellent assez souvent, à chaque fois que ces femelles deviennent en érection, et quelquefois aussitôt le rut. On reconnaît celles qui y sont sujettes au volume de la vulve, qui quelquefois aussi occasionne le soulèvement de la queue de la vache, et cela lui donne une moins-value.

Le renversement de l'utérus est bien plus grave, surtout lorsqu'il est au complet ; il n'a lieu qu'à la suite du part (l'accouchement de la vache). Aussitôt qu'on se dispose à en faire la réduction, on doit se prémunir d'un pessaire proportionné à la force de la bête (voyez *Pessaire*) et de tout ce qui est nécessaire. On prépare l'emplacement où l'on devra mettre la vache, comme il est dit plus haut ; puis, après avoir bien nettoyé tous les organes et enlevé les objets qui s'y sont attachés, tels que la paille et autres corps, on opère la réduction. Il est bon de faire prendre à la bête des breuvages calmants et assoupissants (voyez ces mots), mettre à la diète jusqu'au lendemain, donner à boire seulement, mais de l'eau cuite avec une tête de pavot blanc dans trois seaux d'eau, à laquelle a été mélangée de la farine de son de ménage.

Si les tranchées se font ressentir, on frictionne les flancs de la bête avec l'eau calmante. (Voyez ce mot.) On ôte le pessaire après le deuxième jour.

Les lotions sur la vulve à l'eau fraîche vinaigrée sont très avantageuses. (Voyez la suite de la parturition.)

L'opérateur, avant de se livrer à la réduction de l'utérus, s'assurera si le rectum n'est pas plein, afin de le bien vider en en sortant toutes les matières qui y sont contenues, car cet état de plénitude nuirait beaucoup à la réduction, et puis, lorsqu'il est vidé, la rentrée est plus facile. Il faut toujours tenir toutes ces parties bien propres. L'opérateur doit également avoir soin de se bien rogner les ongles.

Observation. — Ces affections étant classées parmi les vices rédhibitoires, elles doivent éveiller l'attention des propriétaires. Je veux dire par là que si une vache qui est atteinte de cette maladie se trouvait dans ce cas depuis l'acquisition qu'on en aurait faite, et que le délai de neuf jours ne serait pas écoulé, l'acquéreur a son recours contre le vendeur ; mais pour cela il ne faut avoir exécuté aucun traitement et mettre de suite le vendeur en demeure, sans perdre de temps.

On pourrait cependant donner les soins pressés, mais seulement avec l'adhésion du vendeur.

RENVERSEMENT DU RECTUM.

Il arrive aussi que chez les mâles des animaux le rectum se renverse et laisse apercevoir un appendice de la longueur du doigt, de couleur rouge-violet et fortement enflammé.

Il est bon de combattre cette inflammation avec des émollients, et, avant tout, de détruire la cause de cette irritation qui s'est portée jusqu'à l'anus. L'animal ayant été mis à la diète et au barbotage rafraîchissant, on pratique une forte saignée à la jugulaire; ensuite on nettoie la partie sortie avec une décoction mucilagineuse; puis, après avoir trempé les mains dans ce même liquide, on fait rentrer cette membrane, qui ordinairement ne résiste pas. On accompagne cette opération de lavements émollients mucilagineux, qu'on aura pris soin tout d'abord d'aciduler graduellement par quelques cuillerées de vinaigre. Si le renversement se répétait, et qu'on s'apercevrait que cette membrane est enflammée à l'excès, on devrait, afin de provoquer l'écoulement du fluide séreux qui y est contenu, faire une dizaine de scarifications, à la suite desquelles on donnerait des lavements de décoctions aromatiques, en y ajoutant à chacun deux cuillerées d'eau calmante. (Voyez ces mots.) Il arrive, mais rarement, que le renversement persiste et toujours ressort; alors on emploiera le pessaire comme pour la vache, mais moitié moins long et moitié moins gros. D'ailleurs, le pessaire doit être toujours proportionné à la force de l'animal.

Ces affections, qu'on peut qualifier de maladies, résultent souvent des conditions dans lesquelles les animaux ont été placés et maintenus, tant sous le rapport de la nourriture que sous celui de travaux exagérés, et encore par suite du manque

de bons soins, de logements mal appropriés et mal tenus en
tout point, ou bien encore de ce qu'ils ont été abandonnés
aux intempéries, dans des pacages entourés d'eaux insalubres,
produisant de mauvaises herbes; enfin, pour avoir été exposés
longtemps à des pluies auxquelles a succédé la chaleur.

SAIGNÉE.

La saignée est la suite de l'ouverture d'une veine, qu'on
pratique à l'aide d'un instrument à tranchant plus ou moins
aigu. C'est ordinairement avec celui qu'on nomme flamme ou
lancette qu'on fait l'ouverture, soit en frappant sur l'instrument, soit en le lançant avec les doigts sur une veine quelconque, afin d'obtenir la quantité de sang qu'on veut en retirer et
pour produire tel ou tel changement dans l'état où se trouve
l'animal qui doit subir cette opération.

Le premier venu des hommes un peu habitués au traitement
des bestiaux peut, sans contredit, pratiquer une saignée; pour
nous, c'est la moindre des choses. Mais la grande difficulté est,
avant de se livrer à une évacuation de sang, de connaître s'il y
a ou non urgence, si le sang lui-même est pur, s'il en existe
en trop grande quantité dans les vaisseaux qu'il occupe, s'il est
pauvre par sa propre substance, s'il est surchargé de sérum
ou de lymphe, et enfin s'il est utile ou non de le saigner. En un
mot, avant de saigner un animal, il faut connaître la maladie
dont il est atteint, ce que les vrais experts, malgré une longue
pratique, sont encore obligés de méditer. Or donc, un ignorant
est doublement blâmable lorsqu'il jette au hasard l'instrument
chirurgical sur un animal dont il ne connaît pas la maladie et
encore bien moins la structure. Aussi qu'en arrive-t-il? Combien de fois nous avons été appelé pour arrêter l'hémorrhagie
d'une veine ouverte pour une autre, pour traiter des thrombus
qui menaçaient de faire périr l'animal, pour opérer aussi la ligature d'autres veines ouvertes impunément, pour soigner des
animaux qui se mouraient d'indigestion, ayant été saignés par

ces sortes de connaisseurs, mauvais valets d'écurie qui n'a-
vaient pas observé la plénitude de l'estomac de l'animal; et
encore pour combattre des atteintes de paralysie mortelle sur
des chevaux qui avaient été saignés impunément à leur arrivée de courses à grande vitesse, au moment de la plus forte
exsudation, et qu'en outre ces valets ignorants avaient recou-
verts d'un drap mouillé, sur lequel ils avaient jeté en abondance
des seaux d'eau froide. Nous aurions encore à citer une infinité d'autres cas fâcheux que nous n'avons pas pu réparer,
dus toujours à l'empressement funeste de ces hardis effrontés.

Ils auraient mieux fait de se livrer aux soins hygiéniques
envers les animaux qui leur étaient confiés par le propriétaire
qu'ils ruinaient ainsi. Car, on peut le dire hautement, la majeure partie des bestiaux que les propriétaires ont perdus jusqu'à présent l'ont été par la faute et la négligence de serviteurs
qui croient tout savoir et ont l'air de faire fi des hommes de
science.

Méfiez-vous donc de la saignée; elle est aussi nuisible qu'elle
peut être bonne, et avant d'y recourir, pénétrez-vous bien
de son action.

SANG.

Le sang est le plus important de tous les liquides du corps
animal, celui sans lequel la vie ne pourrait être. Résultat de
toutes les absorptions cutanées, muqueuses, intérieures et in-
terstitielles, le sang renferme à la fois les matériaux nouvellement introduits dans l'organisme, ceux altérés par le mouvement vital et ceux qui ne pourraient pas sans danger ne pas en
faire partie.

Il contient aussi une infinité de phénomènes inconnus servant à la vie des animaux, qui en possèdent une plus ou moins
grande quantité, et dont personne ne peut juger avec précision. C'est par ces considérations que nous recommandons de
ne pas en faire un jeu, mais d'en avoir un respect absolu.

SUR-OS.

On nomme sur-os une tumeur osseuse qui se développe
sur l'os de la jambe des gros animaux et particulièrement du
cheval, principalement sur la partie appelée canon, existant
entre le boulet et le genou. Cette tumeur, placée sur la partie
latérale et interne du membre de l'animal, constitue l'exostose,
et peut quelquefois le faire boiter. Pour le traitement, voyez
Exostose.

TÉTANOS.

Le tétanos est une maladie qui se reconnaît par la contraction permanente des muscles; elle est générale ou partielle.
L'animal qui est atteint de cette maladie convulsive se tient
roide et pousse son corps en avant. Les machoires sont paralysées, les yeux larmoyants et hagards.

Le tétanos compliqué est rarement curable; aussi, malgré
les indications qu'on trouvera plus bas, il ne faut pas s'en rapporter entièrement à soi-même pour l'application qui est à en
faire; car, par leurs divers degrés, les accès peuvent échapper
même au praticien le plus habile. Tout dans cette maladie est
presque obscur; c'est pourquoi nous faisons appel à la science,
pour jeter quelque nouvelle lumière dans la voie que suivent
avec persistance les vrais hommes de l'art.

Traitement. — Boissons blanches, acidulées, nitrées. Breuvages calmants et antispasmodiques, aromatiques, amers, tempérants; lavements calmants et frictions extérieures avec l'eau
calmante. Dans les décoctions pour breuvages ajoutez une tête
de pavot blanc.

Graissez l'extérieur fortement avec la pommade camphrée.
Fumigations émollientes.

On peut ajouter aux breuvages ci-dessus quinze grammes
d'aloès en poudre; réitérer quatre fois dans le jour.

Si l'on peut provoquer la transpiration en enterrant l'animal dans du fumier à demi chaud , ce fait pourra être d'un grand secours; pendant ce temps, quelques breuvages sudorifiques exciteront la sueur. En le sortant de ce bain de vapeur, on aura le soin de bien le bouchonner, le sécher et puis le couvrir complètement avec des couvertures en laine.

THROMBUS.

Le thrombus, ou plutôt mal de saignée, est une maladie accidentelle assez grave, et dont les effets sont dus souvent à la maladresse de gens mal exercés qui veulent faire ce qu'ils ne connaissent pas.

Traitement. — Lorsque le thrombus est tout récent, employer les lotions d'eau fraîche répétées à longues données dans le même jour. Ces lotions, le jour suivant, devront avoir lieu de la même manière, mais avec un cinquième du liquide en vinaigre. La résolution doit avoir lieu, ou son volume se grossit. Alors l'animal en éprouve une forte douleur qui lui donne de la fièvre. A ce moment, le traitement doit être confié à un homme de l'art. Toutefois, les lotions, à partir de cette époque, devront être remplacées par des onctions de pommade camphrée et alternées par des lotions d'eau calmante. Le cheval doit être mis au régime prophylactique.

TIC.

Le tic est une certaine habitude de mouvement que les animaux contractent. Soit que cette affection leur vienne de bas âge ou de naissance, ou même qu'ils l'aient acquise d'un autre animal , toujours est-il que c'est un vice incurable. Nous nous occuperons seulement du cheval, afin de faire connaître aux éleveurs les différents genres de tics , pour qu'ils puissent se mettre en garde lors des ventes ou achats des animaux qui en sont atteints, vu que le tic est classé dans le cadre des vices rédhibitoires, et de plus éviter de les placer près de ceux de leur espèce, surtout les jeunes, attendu que cela se communique, non pas par contagion proprement dit, mais bien par imitation. Ainsi, un jeune cheval sans vice placé près d'un tiqueur, mangeant à la même mangeoire et voyant celui-ci tiquer, avant peu tiquera lui-même; et, selon notre opinion, le mal peut être héréditaire. C'est par ce motif que nous conseillons d'exclure un pareil animal de la progéniture, car il est de la plus grande urgence de voir disparaître les animaux vicieux, dans le but de progresser dans la voie de l'amélioration des races.

On distingue trois principaux cas de tic.

Le premier est le tic de l'ours, appelé ainsi parce que le cheval se balance constamment comme le fait l'ours.

Ensuite nous distinguons les tics avec ou sans usure des dents. On a établi une distinction entre ces deux genres de tics; l'un est rangé dans les vices rédhibitoires, tandis que l'autre n'y figure pas. Dans le premier cas, le cheval tiqueur, en tiquant, prend la mangeoire avec sa bouche et appuie la mâchoire supérieure, en pesant de toute sa force, sur le bord de la mangeoire; et à force de répéter ce mouvement, il arrive à s'user les dents qu'on appelle pinces. L'apparence de cette usure empêche la rédhibition lorsqu'il a été vendu à un acheteur qui ne l'a pas aperçue, mais qui devait ou pouvait s'en apercevoir, puisque l'usure des dents était apparente. Mais le cheval qui tique sans s'user les dents est reprenable, attendu que celui à qui il a été vendu ne pouvait se convaincre qu'il tiquait, puisqu'il n'y avait pas usure des dents.

Tout en nous inclinant devant la loi, nous dirons que l'un est l'équivalent de l'autre, et que cette réserve peut jusqu'à un certain point favoriser la fraude, dont nous avons eu plusieurs exemples.

Entre autres, un cheval gris-étourneau, de près de cinq ans, taille de cuirassier en remonte, fut vendu pour cet usage, à Niort, une somme de cinq cents francs. Il sortait des pacages voisins de Rochefort. Au bout de trois jours on s'aperçut au dépôt que ce cheval tiquait. On intenta l'action de droit contre le vendeur, qui obéit en remettant les fonds qu'il avait reçus, reprit son cheval et revint chez lui.

Il est à remarquer que ce tiqueur n'avait pas les dents usées, puisqu'il était jeune et avait jusqu'alors vécu dans les prairies. Que fit alors le vendeur? En vrai maquignon, armé d'une lime, il lima les dents supérieures, les pinces, d'une façon assez apparente pour qu'on pût voir qu'il y avait usure des dents, mais pas assez pour que cela sautât à l'œil de l'inspecteur, qui d'abord n'a pas toujours la précaution de regarder en plein la bouche du cheval.

Ce cheval fut dans la même semaine conduit à Saint-Jean-d'Angély, acheté une somme de sept cents francs et payé immédiatement. Le troisième jour on s'aperçut que ce cheval tiquait; on écrivit au vendeur. Celui-ci répondit en ces termes : « Je me range aux conditions contenues dans la loi à ce sujet ; visitez bien le cheval que je vous ai vendu, et vous verrez que les dents supérieures sont usées. Après tout, je vous attends venir. » La visite eut lieu en effet, et l'on renonça à l'action.

Plusieurs cas de ce genre se sont présentés à nous dans le cours de notre exercice, et nous nous faisons un devoir de les citer ici, afin que les honnêtes gens se mettent en garde contre ces fraudes du maquignonnage.

TOURNIS.

Le tournis est une lésion des organes cérébraux que la force de la maladie rend neutres, et par suite de laquelle toutes faculté instinctive est enlevée aux animaux, auxquels on ne peut porter aucuns soins ni faire de traitement, attendu que l'on n'a pas encore été assez heureux pour découvrir les vraies causes de cette maladie, et par conséquent trouver un remède curatif approprié. Nous sommes vraiment peiné d'être encore obligé de nous arrêter là et de dire au propriétaire que nous n'y pouvons rien. Or, nous nous heurtons à chaque instant contre de monstrueuses et infranchissables difficultés, et nous ne tarderions pas à faire fausse route, si nous ne nous astreignions à tourner et retourner autour du cercle médical.

Ainsi donc, cultivateurs, faites tous vos efforts pour vous suffire à vous-mêmes, puisque les ressources de guérir certaines maladies de vos bestiaux vous manquent. Ayez recours à l'hygiène, vous n'aurez pas autant de malades, et vous pourrez au moins laisser à la science le temps de se créer des forces suffisantes pour vous aider quand besoin sera.

Le tournis fait d'autant plus de ravages qu'il n'est pas atteint dans ses racines. Nous nous doutons à peu près d'où il vient, concourons donc à le faire disparaître dans l'avenir.

Ce mal peut puiser dans la mauvaise naissance quelques germes qui, viciant les fluides vitaux, grandissent avec lui. Les nourritures malsaines que l'animal est contraint de prendre peuvent surcharger les vices primitifs, auxquels viennent souvent s'adjoindre les brusques passages de fortes chaleurs à des pluies longues et successives, ainsi que les logements mal appropriés, où il est obligé de vivre au milieu d'un centre d'exhalaisons infectes que détermine l'amoncellement du fumier, exhalaisons qu'il ne peut éviter dans des toitures où l'air putride est concentré, ce qui l'asphyxie et concourt à la décomposition du sang. En réunissant toutes ces mauvaises conditions, il y en a plus qu'il faut pour compliquer une maladie ; et c'est sans doute parce que les causes sont en aussi grand nombre qu'on ne sait à laquelle attribuer le mal.

Ne rejetons donc sur aucune de ces causes le malaise qui se produit ; disons seulement que de leur ensemble résulte un principe maladif qui embrasse tout le corps, et que les animaux atteints, tout robustes qu'ils soient pour n'y avoir pas succombé, ni même pour n'avoir pas paru dérangés dans leurs habitudes, n'en contiennent pas moins en eux un vice corrupteur de la santé.

Qu'on nous permette une comparaison. Dans la société, lorsqu'il se trouve un malfaiteur, on cherche par tous les moyens à l'éloigner; à cet effet, on s'en empare et le dépose dans un lieu quelconque où il ne puisse pas nuire. Il en est ainsi lorsque dans le corps d'un animal il existe une impureté : la masse du sang, quand elle est assez forte, la trie d'elle-même et la dépose dans les voies cellulaires ou quelque cavité de l'organisme du corps. Or, comme tous les animaux ont toujours quelques parties des organes plus faibles les unes que les autres, ce sont les plus faibles qui sont lésées.

Dans toutes les maladies inconnues et incurables par l'art, on voit les bestiaux, surtout les moutons, périr, l'un d'une maladie du poumon, l'autre d'une affection des pieds; celui-ci du goumon, du claveau, des éruptions à la peau qu'on nomme gale, mais qui s'est déclarée spontanément; celui-là de la cachexie maligne ou affection typhoïde, charbonneuse, scorbutique; et enfin ce dernier du tournis, affection d'une partie du cerveau. Or, comme le cerveau est divisé en deux parties, et que dans ce cas il n'y en a qu'une qui se trouve lésée, il s'ensuit que les sérosités provenant de la décomposition des organes s'accumulent dans la cavité affectée, occasionnant de vives douleurs. L'animal ressent alors comme un poids très lourd, et éprouvant un soulagement quand il tourne, attiré qu'il est par ce poids fictif, il ne cesse de tourner sur lui-même. C'est par suite de ces symptômes qu'on a donné à cette maladie le nom de tournis, qu'on aurait pu aussi bien appeler affection cervicale.

Il résulte donc de ce que nous venons de dire plus haut que, malgré les désignations variées qui composent la nomenclature de ces différentes maladies, sur lesquelles on n'est pas encore bien fixé, désignations qui n'ont été appliquées qu'en tâtonnant, toutes proviennent des mêmes causes et se terminent comme nous l'avons dit. En conséquence, puisque l'ensemble est incurable, n'ayons qu'un seul but : recourons à l'hygiène; c'est le préservatif de tous les maux.

Du reste, en agissant ainsi, on ne court aucun risque, car, en toute circonstance, il est préférable de s'entourer des soins hygiéniques que d'opérer avec insouciance ; et si, malgré toutes les précautions, on ne peut sauver les animaux atteints d'affections morbides, on n'a du moins rien à se reprocher.

TOUX.

La toux est une expiration violente qui produit un bruit plus ou moins sonore et particulier, d'une étendue variable. La toux a pour résultat d'entraîner au dehors les mucosités qui s'amassent dans les bronches et la trachée-artère, ou tout autre corps étranger qui aurait pu s'introduire dans ce tube. Lorsque les expirations qui la constituent se succèdent rapidement et continuent pendant quelques instants, on les appelle quintes (toux quinteuses), ce que l'on remarque chez le cheval, l'âne et le mulet.

L'air ne revenant jamais dans la bouche, c'est par les naseaux qu'il sort, ainsi que la matière de l'expectoration lorsque la toux existe. L'ébrouement l'accompagne parfois et précède l'expectoration quand elle a lieu. La toux dépend toujours d'une irritation primitive ou sympathique de la membrane muqueuse, trachéo-bronchique, du larynx et des glottes.

On l'observe dans les maladies du poumon, de la plèvre, de la bouche, du foie, des reins, de la vessie, de l'estomac et de plusieurs autres organes. Elle peut être forte ou faible, fréquente ou rare, grasse, humide ou sèche, récente ou ancienne, ce qu'il est bon d'observer afin d'agir en conséquence. La toux peut aussi être provoquée par des breuvages donnés imprudemment ; par exemple lorsqu'on lève la tête d'un animal, et qu'au moment où il respire on l'oblige à avaler le liquide, qui fait alors fausse route, entre dans la trachée et suffoque l'animal. Cette toux est accidentelle, comme aussi celle provenant de forts coups sur les côtes, des boissons trop froides lorsque l'animal a chaud, ce qui occasionne des arrêts de transpiration. Quand elle est ancienne, elle prend le caractère de chronicité, ce qui la rend très rebelle.

Dans la phthisie pulmonaire, la toux est petite, courte, peu sonore, et se fait avec une espèce de sifflement. Dans les affections catarrhales, elle est quelquefois douloureuse au commencement; mais ensuite elle devient grasse, se fait largement et s'exécute sans douleurs appréciables. La pousse est presque constamment accompagnée de la toux; dans ce cas, il ne faut pas en espérer la cure. On peut tenter, toutefois, de l'adoucir par quelques-uns des moyens que je vais indiquer, moyens qui ne seront toujours que des palliatifs, et pallier n'est pas guérir.

Comme la toux est toujours un symptôme provenant de l'irritation forte ou faible, primitive ou secondaire du conduit aérien, elle n'exige pas d'autres moyens curatifs que ceux qui conviennent à cette irritation et aux maladies qui peuvent y donner lieu. Si l'on veut employer quelques remèdes contre la toux, on doit les choisir parmi les émollients, et quelquefois parmi les narcotiques. Les émissions sanguines provoquées à temps produisent souvent de très bons effets. Mais au début de la toux, et pendant que l'irritation est à l'état aigu, donner des boissons mucilagineuses, soit de mauve, guimauve, bouillon-blanc, graine de lin en décoction; toutes ces substances sont excellentes et peuvent suffire pour calmer la toux récente.

La toux ancienne demande plus d'attention. On peut, si elle est quinteuse et sèche, faire une pâte avec de la farine d'orge et du miel, dans la proportion de cinq cents grammes de miel pour un kilogramme de farine. Après l'avoir bien pétrie, et pour rendre cette pâte, qu'on nomme opiat, à demi consistante, on l'arrosera des décoctions les plus grasses ci-dessus, de façon qu'on puisse, avec une spatule large comme la queue d'une cuillère, la faire manger à l'animal. On s'y prendra de la manière suivante. Un aide tient d'une main le bol dans lequel est la pâte, de l'autre le cheval. La personne destinée à faire prendre la substance s'arme de la spatule d'une main, et prend de cette pâte gros environ comme une petite noix; de l'autre main, avec les deux maîtres doigts, elle fait écarter les lèvres de la bête sur un côté, et introduit le tout dans la bouche; puis laisse abattre les lèvres sur la spatule, en les reprenant avec les mêmes doigts et les resserrant un peu, de façon qu'en retirant la spatule, elle se trouve essuyée de la pâte qui reste dans la bouche de l'animal. Celui-ci la mâche, l'avale, et l'on continue ainsi de suite, en en faisant prendre un quart à chaque fois; on renouvelle de même trois fois par jour. Il est bon que l'animal soit à jeun au moins de deux heures, et de ne rien lui donner qu'une heure après cette potion.

Si cette toux persiste, une tête de pavot blanc cultivé, cassée en plusieurs morceaux, sera ajoutée aux infusions de bouillon-blanc, mauve et graine de lin; par un seau et demi d'eau, mettre une assiettée de farine d'orge passée à travers un tamis ou un linge clair; ne faire boire que tiède, trois litres chaque fois. Répéter trois fois le jour. Donner peu à manger, demidiète seulement. Graisser en outre la gorge et les glandes parotides avec la pommade camphrée. Un séton comme dérivatif est aussi très efficace.

Des carottes cuites avec la farine d'orge sont les meilleurs aliments qu'on puisse donner pour calmer la toux.

Le miel seul est parfait pour apaiser la toux, et peut être employé comme curatif de la toux aiguë, s'il est secondé et précédé d'une alimentation adoucissante. Dans un tel cas, les fourrages artificiels doivent être exclus, ou tout au moins donnés avec une grande réserve. Rien ne peut mieux convenir que la carotte, mais cuite au début; c'est le moins dispendieux.

En observant bien ce traitement de la toux, on verra que c'est celui de toutes les maladies de poitrine. En y joignant les soins hygiéniques, on est presque sûr de triompher, ce qui est d'un grand intérêt, car la toux est la plupart du temps l'avant-coureur de maladies graves.

TRAITEMENT.

Le mot traitement a plusieurs sens et plusieurs applications. Toute personne qui a des animaux peut employer à leur égard un traitement quelconque.

Mais par traitement, nous comprenons l'ensemble des précautions que l'on prend, des médications qu'on doit mettre en usage, et de l'administration des substances propres à combattre et même détruire les maladies. Voici plusieurs modes de traitement :

1° Traitement médical ;

2° Traitement calmant ;

3° Traitement rigoureux ;

4° Traitement adoucissant ;

5° Traitement curatif ;

6° Traitement palliatif ;

7° Traitement hygiénique.

Afin que chacun de ces traitements soit pris dans son acception propre, nous allons en faire une courte analyse.

Le premier concerne l'administration des médicaments convenables à un mal ou à une maladie quelconque.

Le deuxième consiste à appliquer ou administrer tout ce qui peut, par sa propriété substantielle, calmer la douleur qu'éprouve un animal malade.

Le troisième est l'un de ceux que les gens brutaux exercent en maltraitant les animaux qui sont sous leur direction. Il est cependant des traitements que la maladie exige et qu'on ne peut pas éviter. Or, ces derniers prennent dans ce cas le nom de rigoureux, mais non pas dans la pure acception du mot.

Le quatrième signifie la douceur proprement dite exercée envers les animaux eux-mêmes. Et s'ils sont atteints de quelques maladies causées par une irritation quelconque, on entend par traitement adoucissant leur administrer les substances les plus douces possibles, soit en breuvages, opiats, lavements, onctions, lotions, etc., etc. ; enfin, toutes les douceurs possibles. (Voyez ces mots.)

Le cinquième consiste à guérir radicalement les maladies dont un animal est atteint, par l'application de médicaments, pansements et toutes précautions relatives. C'est par ce fait qu'on a agi rationnellement.

Le sixième est le résultat d'une application insignifiante qui endort et qui suspend les souffrances qu'éprouvent les animaux par suite de certaines maladies, affections ou abcès que l'on calme avec des substances dont les propriétés sont narcotiques ou anodines ; c'est ce que l'on nomme palliatifs.

Et enfin, le septième traitement consiste à ne laisser jamais un animal exposé aux intempéries, à le bien loger, lui faire de bons pansements et lui donner en temps voulu de bons aliments.

Comme on le voit, toute personne peut traiter les animaux ; seulement il s'agit d'être apte à cela et de se rendre bien compte des traitements qui doivent leur être prodigués.

Effectivement, les animaux mal traités ne donnent jamais de profit à leur maître. Il semble qu'ils le récompensent selon son mérite. Nous en donnons d'ailleurs un exemple frappant à l'article *Lait*, en parlant de l'ânesse laitière. (Voyez ce mot.)

TYPHUS.

Le typhus est une maladie épizootique, meurtrière, et contre laquelle l'art vétérinaire échoue ; enfin, c'est encore une de celles qui font le plus de ravages où elles se déclarent vu son incurabilité, regardée comme telle avec incertitude ; du moins, c'est notre opinion. Ce qui nous confirmerait dans cette croyance, c'est que jusqu'à présent on ne lui connaît pas de remèdes certains. Et cela se comprend ; comment appliquer avec justesse des médicaments à une maladie *qu'on ne connaît pas ?* C'est justement par suite de l'impuissance où est l'art de guérir cette affreuse maladie que nous allons en parler aussi longuement que possible, afin d'en faire reconnaître toutes les causes et les degrés périodiques, tels qu'ils se sont présentés à nous pendant notre exercice, ainsi que les phénomènes qui nous sont apparus et qui auraient pu être combattus s'ils eussent été attaqués à temps ; enfin, pour faire connaître toutes les sources du mal. Lorsqu'on sera fixé sur les causes qui l'ont produite, on pourra plus facilement l'étouffer. Car, si l'on ne sait pas la guérir, qu'au moins on sache la prévenir. Ce mérite sera le premier acquis.

Le typhus provient souvent d'une apoplexie nocturne, d'un charbon avorté, maladies qui n'ont été combattues qu'à demi déclarées, et qui n'ont pas eu tout leur effet, grâce aux moyens palliatifs qui ont été employés, mais à la suite desquelles sont survenus les mauvais temps, les pluies, les grêles, les orages, les brouillards, ce qui les complique, et cela se comprend facilement. En effet, le sang étant déjà malade par le vice de la corruption qui lui a été laissé, ces dernières intempéries n'ont pas manqué de l'augmenter ; et le sang étant dominé par ces impuretés, il en est résulté l'invasion de la maladie dite typhus. Le typus est simple ou composé.

Le simple est celui dont l'affection est bornée à une phlegmasie qui n'intéresse que les muqueuses, c'est-à-dire tout l'intérieur, et qui, quoique mortelle, n'est qu'individuelle.

Le composé est compliqué de fétidité générale et d'ulcérations, de la putridité de l'haleine, et enfin de gangrène. Il est conséquemment contagieux. C'est à ce degré que nous le considérons comme typhus charbonneux, car il présente une grande analogie avec le charbon, si ce n'est que ce dernier est plus prompt à se développer, par suite des chaleurs. En conséquence, ces deux maladies devraient porter le même nom. L'un est sec, l'autre humide ; mais ils naissent l'un et l'autre faute de soins hygiéniques, et nous pouvons, tout en laissant le charbon virulent et le charbon gangréneux chacun dans son acception propre, en faire une distinction spéciale. Le charbon virulent est celui que nous voulons réserver pour confrontation avec le typhus contagieux, et en en faisant l'analyse, on est presque sûr d'y trouver une vraie ressemblance. Alors pourquoi donc toutes ces dénominations vagues? Je m'expose peut-être à être taxé d'ignorance sur ce point; mais qu'un savant se présente sur ce terrain armé de faits, et je serai prêt à m'incliner devant lui lorsque j'aurai vu sa cure.

Quoi qu'il en soit, nous laissons de côté cette discussion sur les différents noms donnés vaguement à certaines maladies, et nous continuerons à encourager les propriétaires d'animaux à concourir aux moyens préservatifs de cette affection; ce qu'ils peuvent faire en adoptant le système hygiénique. Assurément, ils n'auront plus la maladie, et ne l'ayant pas à combattre, ils n'auront plus besoin de l'homme de l'art; conséquemment, ce sera une double économie, d'abord pour le propriétaire, relativement aux frais qu'il peut faire, ensuite pour l'homme de l'art, qui n'aura plus à passer son temps à chercher des moyens curatifs.

En attendant qu'on nous apporte ces précieux éléments curatifs, nous allons faire connaître quelque cause de cette terrible maladie, afin que les propriétaires éleveurs y soustraient leurs animaux.

D'abord il est reconnu que les mauvaises nourritures y sont pour beaucoup; alors on devra, à l'avenir, n'en donner que de bonnes, tant en solide qu'en liquide. On sait aussi que les mauvais logements, mal aérés et tenus malproprement, et dans lesquels il existe des émanations susceptibles de donner de mauvaises exhalaisons, vicient le sang; c'est l'une des causes les plus patentes de la maladie. Comme nous l'avons dit, toutes les intempéries doivent aussi être évitées. Ce n'est donc qu'en adoptant le système hygiénique qu'on réussira à se préserver de ce fléau épidémique, épizootique.

Mais il faut bien observer que le typhus ne se déclare jamais le premier comme maladie sur un animal, et qu'il vient à la suite de maladies phlegmoneuses ou de phlegmasies, lesquelles

résultent des causes ci-dessus indiquées et favorisent le développement du typhus, qui alors, par son incurabilité, devrait
plutôt être nommé, par analogie, *choléra-morbus*. Effectivement, puisque la maladie est mortelle, pourquoi ne pas lui
donner un nom analogue à sa propriété ? Il est donc à remarquer que si nous évitons ces deux dernières maladies, nous
n'aurons pas de typhus. Agissons donc en conséquence.

VACCIN ET VACCINATION.

Le vaccin est effectué sur les moutons comme sur l'homme;
seulement la dénomination en est changée par une expression toute différente, par le mot vaccination. Nous n'aurions
pas dû peut-être en parler ici, par suite du manque de soins
hygiéniques qui a existé jusqu'à ce jour, ce qui pourrait peut-
être nuire à la perfection de l'opération.

Mais avec le ferme espoir d'être bien compris dans tous nos
conseils, nous osons espérer qu'avant d'entreprendre cette
opération on aura appris à connaître tout ce qu'il faut au mouton, et qu'arrivé à ce but on sera armé de toutes précautions
nécessaires.

Nous allons décrire ici le principe de la vaccination, que
nous empruntons à M. Hurtrel d'Arboval.

« Cette opération, par le moyen de laquelle on inocule la ma-
« tière de la vaccine pour reproduire celle-ci, en mettant cette
« matière en contact avec les vaisseaux absorbants de la peau,
« consiste à insérer le vaccin entre l'épiderme et le derme de
« l'individu qu'on veut vacciner ; elle a eu pour but, sur le
« mouton, de donner la vaccine à cet animal et de le préserver
« par là de la clavelée. La vaccine ne fut pas plutôt connue,
« qu'une induction qu'on pouvait naturellement tirer de l'a-
« nalogie, vu la ressemblance très sensible de la clavelée avec
« la variole, était que le préservatif de l'une de ces affections
« devait l'être également pour l'autre ; des expériences rigoureu-
« ses pouvaient seulement décider cette question intéressante.

« La vaccination s'opère chez l'homme en soulevant l'épi-
« derme avec la pointe d'une lancette trempée dans la matière
« vaccinale ; chez les bêtes à laine, il est plus avantageux,
« pour la réussite de l'opération, de soulever d'abord l'épi-
« derme et de ne déposer le vaccin entre l'épiderme et le derme,
« sans percer ce dernier, que lorsque la piqûre ou petite.inci-
« sion a été préalablement pratiquée ; on doit y laisser
« séjourner la lancette ou l'aiguille chargée du fluide, et ne la
« retirer qu'en appuyant un peu avec les doigts sur le milieu
« de la piqûre, comme pour y essuyer l'instrument.

« On aura dû se munir de vaccin et l'employer même où on
« l'extrait de la pustule ; celle-ci étant en bonne maturité,
« l'on doit, autant que possible, puiser ce fluide dans des
« boutons encore intacts, c'est-à-dire dans ceux qui n'ont
« encore été ouverts soit par l'instrument, soit par accident.

« Il est trop tard de s'y prendre lorsqu'il existe des croutes
« ou des boutons ; à cette époque la matière n'est plus aussi
« pure, elle a perdu de sa transparence, a pris une teinte
« jaunâtre et une consistance puriforme ; sa propriété spéciale
« est affaiblie. »

Il est bon d'avoir du vaccin le plus frais possible ; car, même
à l'imitation du médecin qui vaccine de bras à bras, il est bien
plus sûr. Autant que possible, il faut aussi que le sujet d'où
est tiré le vaccin soit plus fort que celui auquel on le transmet.
C'est pour cela que souvent on ne réussit pas de mouton à
mouton.

Il est donc nécessaire de tirer le vaccin de la vache ou de
l'homme pour l'inoculer au mouton, ce qui offre au moins le
plus d'espérance dans la réussite, s'il doit y en avoir ; car, jusqu'à présent, on n'a rien de bien positif à cet égard.

La plaie doit être faite dans une partie dégarnie de laine,
telle qu'au plat de la cuisse ou au-dessus de l'avant-bras, en
dedans de l'épaule.

Du reste, la vaccination ne peut être bien exécutée que par
un homme de l'art ; c'est pourquoi nous ne nous étendrons pas

plus loin, en accordant à ce dernier toute confiance, attendu
que ce n'est qu'à lui seul qu'il appartient de bien exécuter
une si importante opération qui, malgré qu'elle soit bien faite,
n'est que très rarement efficace.

VER (LE).

Le ver, spécialement parlant, mérite une attention toute
particulière par rapport aux autres vers, dont nous nous entre-
tiendrons généralement tout à l'heure.

Celui-ci, quoique ignoré et contesté par des hommes de
l'art, n'en a pas moins son siége sous la langue du chien, le
fait souffrir, maigrir, le rend stupide. L'animal, dans ce cas,
ne mange pas et se retire dans des lieux obscurs, ayant les
yeux rouges comme dans les affections de rage ; tombe en langueur, en marasme et périt si on ne lui porte pas secours.

Il s'agit pour le soulager de lui ouvrir la gueule et de la
tenir dans cette position, soit à l'aide de deux bouts de corde
ou deux mouchoirs roulés, dont l'un, passé dans la gueule de
l'animal, est tiré en bas après en avoir réuni les deux bouts,
et l'autre, placé de la même manière, est tiré en contre-sens.
Alors on s'empare de la langue de l'animal en la renversant sur
elle-même ; puis, avec la pointe d'un bistouri, on fait une incision longitudinalement vers le milieu du corps apparent du
ver et on le détache de façon à pouvoir passer une aiguille un
peu forte, enfilée d'un fil retord roulé en dessous ; on le lie
légèrement, puis on fait une traction modérée ; le ver suit,
l'opération est faite, l'animal est soulagé, et peu après, dans le
même jour, il reprend la gaieté, mange comme à l'ordinaire.
Nous y reviendrons à la maladie du chien.

VER SOLITAIRE.

Pour le ver solitaire, voyez *Tœnia*.

VERS.

Les vers sont des insectes invertébrés qui tourmentent les animaux et même les font souvent périr. Chaque animal en possède
plus ou moins. Il y en a de plusieurs espèces, et chaque espèce
occupe une partie spéciale du corps et l'organe qu'elle préfère
dans l'animal, où elle vit au dépend même de celui où elle s'est
fixée d'une manière particulière.

Nous ne donnerons pas ici la description de toutes les espèces
de vers qui affectent les animaux, le détail en serait trop long.
Nous nous bornerons seulement à recommander qu'on s'assure
bien de l'existence de ces parasites, afin de concourir à leur
destruction en suivant quelques moyens que nous allons indiquer.

Si ce sont des vers intestinaux qui remontent jusque dans
l'estomac, on peut les détruire par des feuilles et semences de
santoline (vulgairement sanguenite) bien broyées et mêlées
avec le son et l'avoine. On en met une poignée par jointée de
son et avoine, en continuant ce régime pendant quinze jours.

On peut aussi faire infuser ces herbes dans l'eau pendant
vingt-quatre heures, une forte poignée par litre de liquide ;
passer à travers un linge et administrer par trois litres chaque
matin, à jeun. Si ce traitement était insuffisant, on aurait
recours aux poudres vermifuges. (Voyez ce mot.)

Si les vers se tiennent dans le rectum et qu'on les aperçoive
à l'anus lorsque les animaux fiantent, on emploiera un
lavement vermifuge. (Voyez ce mot.) Mais il est bon avant
d'administrer ce lavement d'en donner deux ; le premier doit
être mucilagineux, afin de faire évacuer les excréments qui
sont dans le rectum. Cette évacuation faite, on en donnera
un autre un peu sucré, dans le but d'affriander les vers ; et de
cinq à dix minutes après, on administrera le lavement vermifuge On agira de même trois jours de suite, en nourrissant
très légèrement. On fera le traitement par les breuvages égale-

ment. Avant de faire prendre les breuvages vermifuges, il faut aussi en donner un qui soit sucré, et continuer jusqu'à parfaite destruction des vers, tout en observant la force des animaux pour graduer les doses analogues.

Il est d'une grande importance de bien observer son état, lorsqu'on veut administrer des substances vermifuges à un animal, soit sa santé, soit la plénitude de son estomac. Si sa santé est chancelante, on doit se réserver sur la force de la dose et la qualité des drogues. En second lieu, si l'estomac est plein, les vers n'ont pas faim, pour lors ils ne touchent pas au médicament qui ne fait que les endormir, et avant qu'ils se réveillent, la digestion s'opère et le remède ne produit aucun effet.

D'un autre côté, on est exposé à occasionner une indigestion qui pourrait devenir grave. Pendant notre gestion, nous avons eu à constater plusieurs accidents de ce genre, et entre autres un bien marquant. Un monsieur de notre ville avait deux juments de calèche de race bretonne, âgées d'environ douze ans. L'une d'elles avait eu un poulain qu'on avait sevré avant le temps convenable, sans avoir eu le soin de faire évacuer le lait. L'autre avait avorté, mais dans un état très avancé de gestation, époque où le lait était déjà prévenu par la nature et gorgeait fortement les mamelles de cette bête; néanmoins toutes deux ont eu à continuer le service auquel elles étaient destinées, et sans aucune observation de traitement à leur égard.

L'année suivante, ces deux juments furent atteintes de vers intestinaux, ce qui existait d'ailleurs chez plusieurs autres bêtes de cette espèce. Cette année-là, nous fûmes appelé à donner nos soins à un assez grand nombre d'elles, auxquelles les substances vermifuges furent administrées tant en poudre dans les mangeoires avec le son, l'avoine ou farine, qu'en opiats ou breuvages; mais ces traitements échouèrent chez beaucoup. Alors nous eûmes recours à l'huile empyreumatique, qui remplit très bien le but que nous nous proposions, et une forte quantité de vers furent expulsés, au point que nous n'eûmes pas besoin de récidiver l'emploi de ce médicament. Ce ne fut qu'après avoir connu les résultats de plusieurs de nos cures, que ce client vint nous chercher pour agir de la même manière à l'égard de ses deux juments, dont l'une était poussive. Les breuvages empyreumatiques furent préparés, le cocher prévenu de mettre ces deux juments à la diète et à un bon barbotage dès la veille de nos opérations. Dès le lendemain matin je devais administrer les potions vermifuges; mais le cocher, certain qu'il était qu'il n'avait pas à sortir avec les juments et la calèche, profita de cette occasion pour s'amuser, en passant la nuit avec ses camarades; il ne rentra chez son maître que sur les trois heures du matin. Par suite sans doute d'excès de boisson, il oublia les recommandations qui lui avaient été faites, et pour ne pas être dans l'obligation de se lever à l'heure ordinaire pour donner à manger à ses juments, et craignant aussi de les oublier, il leur en donna un peu plus que d'habitude. Comme ces bêtes avaient été à la diète la veille, elles mangèrent tout, et à cinq heures, au moment où nous arrivâmes, elles n'avaient rien dans les mangeoires ni dans les râteliers. Notre homme, le cocher, dormait tellement que nos cris ne purent le réveiller; ce fut un voisin qui nous aida à administrer nos breuvages. Quand environ deux heures après on vint nous prévenir que ces deux bêtes étaient dans un état convulsif des plus désespérants, ne pouvaient plus respirer, nous fûmes très surpris de cet état de choses qui n'avait jamais eu lieu. Tout en causant, notre cocher nous fit l'aveu de ce qui s'était passé, et nous dit qu'il regrettait bien de leur avoir donné à manger, et que s'il avait été réveillé, il nous eût prévenu. Des breuvages digestifs, dissolvants, des lavements et des soins de tous genres furent prodigués aussitôt, mais vainement. Celle qui était poussive mourut cinq heures après avoir pris le breuvage, et l'autre eut une gastrite qui résista longtemps aux soins qu'on lui donna.

A l'autopsie du cadavre de cette bête, nous reconnûmes que la potion ayant resté trop longtemps par-dessus les aliments était passée à l'état de poison. Nous reçûmes de la part du propriétaire des reproches très amers; mais ne voulant pas faire mettre à la porte le cocher, qui avait besoin de conserver sa place, il nous fallut supporter ces reproches immérités. Pas moins la bête fut perdue, ce qui, il est vrai, nous a depuis servi d'exemple pour éviter de semblables malheurs.

Pour qu'il soit profitable à quiconque administrera aux animaux des substances pour faire mourir les vers, nous les engageons à leur tenir l'estomac libre et dégagé de toute espèce d'aliments, pour que la substance qui est vénéneuse ne séjourne pas dans l'estomac et y fasse des ravages. Et puis, lorsque l'estomac est entièrement débarrassé de toute substance, le remède produit tout son effet; car, s'il y a longtemps que les vers n'ont mangé, ils se jettent sur lui avec plus d'avidité; en outre, il y laisse mieux de sa teinte, qui ne manque pas encore de nuire à l'existence de ces insectes. J'engage même d'ajouter dans les premiers aliments que l'on donne aux animaux des poudres vermifuges (voyez ce mot), attendu que plus il y a longtemps que les vers n'ont eu rien à ronger, plus ils ont faim, et qu'étant déjà attaqués, il faut bien moins de force pour les détruire. Pour les attirer encore, on peut mêler les poudres vermifuges avec du miel; ils se précipiteront avec bien plus d'acharnement sur cette préparation. Lorsqu'ils sont trop tenaces, tels que ceux qui sont incrustés dans la muqueuse, on devra faire avaler un demi-litre d'huile de palmachristi (huile de ricin), et même en arroser le son et l'avoine qu'on donnera au cheval.

VERTIGE.

Le vertige est encore connu sous le nom vulgaire de *vertigo*. Ni l'une ni l'autre de ces dénominations n'a cependant aucune application réelle à cette maladie, qui est encore incurable. Il est vraiment pénible de dire qu'une maladie est regardée comme incurable; mais ne la connaissant pas, peut-on raisonnablement lui appliquer des remèdes? C'est triste pour l'art ; et pourtant de prétendus savants sont les premiers à critiquer quelques industriels qui, agissant dans de bonnes intentions, essaient de guérir ou calmer cette terrible maladie en donnant des substances médicamenteuses dont, il est vrai, ils ne connaissent pas toujours l'efficacité, et des soins qu'ils croient bons et applicables. Mais, en bonne conscience, que faut-il faire? Puisque le prétendu savant ne peut rien, il faut donc laisser agir le routinier ; car c'est en jetant l'épervier au hasard qu'on peut quelquefois faire une bonne pêche. D'ailleurs, n'a-t-on pas vu des découvertes, qui sont aujourd'hui très précieuses, faites par des personnes sans aptitude pour la chose et que le hasard seul a guidées? Cela n'a pas pourtant empêché la société tout entière d'en profiter. Nous croyons, au contraire, qu'au lieu de blâmer celui qui, dans ces circonstances, ne prend des conseils que de sa propre intelligence, il est préférable de faire un appel à quiconque aura un animal atteint du vertigo, de l'engager à administrer tout ce que son imagination lui suggérera, de l'inviter, en outre, à faire connaître les bons résultats qu'il pourrait en avoir obtenus.

Quant à nous, nous nous bornerons à engager nos lecteurs à s'occuper à l'avance d'appliquer tous moyens préservatifs. Il y aura moins de peine à donner des soins hygiéniques aux bestiaux qu'à traiter la maladie du vertigo qui, étant incurable, ne fait qu'augmenter la perte par les faux frais qu'exige le traitement.

Toutefois, lorsqu'un animal est atteint du vertigo (le cheval y est plus susceptible), on doit se hâter de pratiquer de copieuses saignées et surtout à l'extrémité opposée du cerveau, en coupant la queue de l'animal. La queue doit être coupée au moins au quatrième nœud ; on devra aussi appliquer sur la tête de l'animal des compresses d'eau froide, en arrosant continuellement sur cette partie.

On doit faire prendre de fortes décoctions de têtes de pavot blanc (une tête par litre d'eau, bouillie avec des mauves), trois litres par heure. Mais il faut bien observer que l'animal n'ait pas l'estomac trop plein ainsi que le rectum, car on augmenterait son mal si l'on se permettait de lui administrer ce traitement avant que les voies digestives soient débarrassées de toutes les substances qui les encombrent et qui seules ont pu déterminer le mal. Du reste, on ne doit jamais attaquer une maladie sans en avoir détruit la cause.

Voici quelques symptômes du vertigo. L'animal souffre beaucoup de la tête ; elle est brûlante au toucher et il la tient basse ; lorsqu'il est attaché à un arbre ou à un piquet, il tourne sans cesse. S'il est fixé à la crèche, il se pousse sur le mur. Il lui semble qu'en s'y appuyant il se soulage ; aussi y fait-il de fortes pressions lorsqu'il a la faculté d'y arriver. Puis, comme il ne voit presque pas, attendu que l'inflammation du cerveau le rend hébété, il y va d'une telle force, qu'on en a vu s'enfoncer le cerveau contre le mur et périr ainsi.

On indique dans ce cas l'emploi du tartre stibié à fortes doses, vingt grammes par trois litres d'eau de mauves ; mais ses effets ne nous ayant jamais été avantageux, nous laissons la liberté de l'employer, en nous bornant aux décoctions narcotiques ci-dessus et aux évacuations par lavements mucilagineux. Pour notre compte, nous nous occuperons peu du traitement de cette maladie, pas plus que de toutes celles qui rentrent dans la même catégorie, mais bien des préservatifs, qui consistent dans les soins hygiéniques, tout en appelant de grand cœur, dans l'intérêt social, quelque bonne recette qui concourrait à la découverte de moyens curatifs à toutes ces maladies terribles qui sévissent sur tant d'animaux, l'espoir de leur propriétaire.

Mais ne nous décourageons pas, le champ de la science est vaste et fertile, et tant laborieux sont les habiles professeurs qui sont chargés de l'interpréter, que leurs lumières se fortifieront et qu'ils arriveront au but que poursuivent depuis si longtemps leurs louables efforts.

Observation. — Avant d'entrer dans les matières hygiéniques, nous allons faire connaître aux propriétaires éleveurs d'animaux quelques causes qui déterminent le vertige, afin qu'ils puissent les éloigner, ainsi que toutes autres qui leur paraîtraient être irritantes :

1o Les coups, les chutes sur le crâne ;

2o L'insolation forte et prolongée ;

3o Une nourriture trop substantielle, et sur tout les fourrages artificiels nouvellement cueillis ;

4o L'état pléthorique qui en résulte étant suivi de travaux forcés ;

5o Les courses violentes pendant les grandes chaleurs de l'été, surtout quand les animaux ont la tête tournée du côté où le soleil darde ;

6o L'application de certaines substances médicamenteuses trop irritantes sur des plaies sensibles ;

7o La contrariété suivie de mauvais traitements et toute autre cause qui peut déranger les habitudes de la vie matérielle ou élémentaire.

Une foule d'autres causes se présentent dans le cours de la gestion des travaux agricoles, et que le cultivateur intelligent est seul apte à observer. Aussi c'est en terminant sur cet article que nous le laissons seul juge des bons soins hygiéniques.

Tout en regrettant de prolonger l'article sur le vertige ou vertigo, nous ne pouvons nous empêcher de faire connaître le ridicule que nous croyons remarquer dans la nomenclature des maladies dont un assez grand nombre, et même beaucoup trop, se trouvent dans ce cas. Nous nous réservons de dire quelques mots plus tard de toutes celles qui, à notre avis, sont classées sous de fausses désignations. En attendant, parlons seulement de celle-ci, dont il est très difficile de comprendre la signification de vertige ou vertigo pour désigner une maladie des appareils du cerveau tout entier. Or, s'il s'agit de ce qu'on appelle tournis chez le mouton, et que des savants, en nous décrivant les accès de cette affection, disent que le nom donné à la maladie du cerveau du mouton provient sans doute de ce qu'il tourne sans cesse, nous acceptons volontiers cette explication. Mais qu'arrive-t-il si l'on parle du cheval atteint du vertige ou vertigo? On nous dit encore, en nous détaillant les symptômes de ce mal, que l'application de ces mots est due à ce que l'animal tourne sans cesse, ce qui concorde parfaitement avec la première définition. Pourquoi donc dire vertige ou vertigo, et non pas tournis? Par conséquent, pourquoi n'appelle-t-on pas la maladie du mouton vertige ou vertigo?

Nous croyons qu'en raison de l'analogie que nous y trouvons, il devrait y avoir une même expression du mot, qui fixerait d'une manière positive l'attention qu'elle mérite, ce qui serait, à notre point de vue, bien plus appréciable et même rendrait l'art plus imposant.

Ce que nous expliquons ici n'a point pour but de faire la critique de personne, mais seulement est destiné à mettre en garde les propriétaires éleveurs contre le désir qu'ils pourraient avoir d'entreprendre de traiter ou de faire traiter de ces maladies qui n'ont pas de noms vrais, et qui déjà ont leur réputation faite d'inguérissables. C'est donc perdre du temps et de l'argent; car, tant qu'on n'aura pas trouvé le nom véritable, c'est qu'on n'aura pas encore connu la maladie ni ses sources, et conséquemment on ne peut pas appliquer de remèdes. S'il se présentait alors quelque audacieux pour traiter les maladies de cette catégorie, le propriétaire peut hautement lui dire d'aller plutôt étudier la maladie, et lorsque, la preuve à la main, il lui montrera que, par un traitement rationnel et approuvé par qui de droit, elle peut se guérir, il lui accordera la liberté d'agir sur ses malades; mais d'ici là, non! à moins toutefois qu'il ne veuille agir à son compte. En attendant, nous nous efforcerons d'appliquer les soins hygiéniques.

Cultivateurs, méfiez-vous de ces prétendus guérisseurs qui avec un seul remède guérissent tous les maux. Éloignez-les de vos étables, écuries, bergeries, en un mot, de tous vos bestiaux; car j'ai frémi quelquefois en voyant des mémoires faits par des gens qui avaient traité pendant longtemps des bestiaux qui avaient succombé à des maladies certaines de mort, mémoires dont le montant doublait la valeur de l'animal ; et ces hommes étaient encore assez audacieux pour réclamer au propriétaire cette somme qu'ils disaient avoir gagnée ! Je le demande, de pareils individus ne mériteraient-ils pas qu'on les obligeât, à l'avenir, à donner une garantie des traitements qu'ils appliqueraient, et ne serait-il pas préférable que le propriétaire d'animaux s'arrêtât à la perte matérielle qu'il doit faire ? Que dorénavant ce dernier se livre donc entièrement aux soins hygiéniques, qui sont les préservatifs de toutes ces folles dépenses et assurent la prospérité de ses bestiaux, ce qui ne manque que très rarement, lorsqu'on y apporte une grande attention.

VESSIE.

La vessie est susceptible d'éprouver quelques maladies, mais qui souvent sont la conséquence d'autres affections, comme la suite d'une gastrite ou gastro-entérite, et de quelques pénibles digestions causées par la consommation de mauvais aliments, tant solides que liquides. Or, très souvent, tout en traitant les affections qui l'ont produite, on la traite elle-même.

Mais spécialement parlant, lorsqu'on connaît la vessie malade, tout en faisant disparaître les causes, on peut aussi lui appliquer quelques remèdes, tels que des fumigations et des cataplasmes émollients, qu'on alternera par des onctions de pommade camphrée. (Voyez ces mots.) Mettre l'animal au régime prophylactique et lui supprimer toute espèce d'alimentation irritante ; donner de bons soins hygiéniques.

VESSIGONS.

Les vessigons sont de petites tumeurs molles, placées ordinairement sur la partie latérale du jarret, résultant d'une dilatation des capsules sinoviales, et qui, par ce fait, forment de petites vessies qu'on pourrait aussi appeler molettes, attendu qu'elles sont de même nature et qu'on les traite de la même manière.

Au début, cataplasmes émollients (voyez ce mot), deux jours de suite. Faire suivre par des onctions de pommade camphrée (voyez ce mot); puis, l'eau-de-vie camphrée pure en frictions trois fois par jour. Et si elles résistaient à ce traitement, appliquer mon feu topique (voyez ce mot). Pendant le traitement on devra, si le cheval est à l'écurie, le mettre au régime prophylactique, lui donner un exercice modéré et un bon pansement. Lorsqu'on veut mettre le feu topique, on peut ouvrir légèrement ces petites vessies avec la pointe d'une lancette, mais de façon à ne pas les traverser, et ne jamais les perforer en face d'une articulation.

VÉTÉRINAIRES.

Le mot vétérinaire est dérivé du latin, qui signifie médecin des bêtes de somme.

Le vétérinaire est l'homme qui possède la connaissance de la nature des animaux, qui a appris à étudier leurs maladies, à les guérir et même à les en préserver.

Le vétérinaire a appris à connaître toutes les plantes, et conséquemment connaît celles qui peuvent être utiles à guérir ou à adoucir certaines de leurs maladies, ainsi que les herbes qui sont propres à leur nourriture. Le vétérinaire est l'homme d'études à qui on peut demander des conseils pour les soins hygiéniques, et aussi des principes d'élevage pour les croisements tendant à l'amélioration et au maintien des bonnes et belles races de toutes espèces d'animaux.

Le vétérinaire est l'homme qui peut servir de guide jusqu'en jurisprudence; il est entendu dans toutes les discussions qui pourraient avoir lieu entre commerçants. Il est apte à être expert pour la valeur des animaux, tant pour leur prix de commerce que pour l'emploi auquel on peut les soumettre.

En somme , le vétérinaire est apte à tenir la tête de toute
industrie commerciale d'animaux et d'agriculture, et doit être
l'intime du propriétaire éleveur; par cette alliance, l'un et l'autre peuvent s'instruire et faire des progrès qui sont à désirer
tant d'un côté que de l'autre. Mais, pour cela , il ne faudrait pas
que la robe de l'un fût dédaignée par l'autre, et même que l'éducation s'enorgueillît en craignant de se ravaler au contact de la
blouse; car ces seuls faits pourraient faire une division qui retar-
derait la marche progressive que nous désirons ardemment.

C'est avec des sentiments de bienveillance et de reconnaissance que nous traçons ce petit paragraphe.

VICE, VICES RÉDHIBITOIRES.

Pour le mot vice, tant au pluriel qu'au singulier, il y a
divers sens et acceptions.

Nous empruntons textuellement le paragraphe suivant à
M. Hurtrel Darboval :

« Le mot vice a plusieurs sens différents. On appelle vice
« une altération constatée et supposée dans les humeurs, et
« vice de conformation, toute disposition anormale et toute
« mauvaise conformation d'une partie quelconque du corps.
« Mais tous ne sont pas classés dans la catégorie de la rédhi-
« bition. La loi a fait ses réserves. »

Voici maintenant le texte de la loi rendue le 20 mai 1838,
concernant les vices rédhibitoires dans les ventes ou échanges
d'animaux domestiques :

« ARTICLE PREMIER. Sont réputés vices rédhibitoires et don-
« nent seuls ouverture à l'action résultant de l'article 1641
« du code civil, dans les ventes ou échanges des animaux do-
« mestiques ci-dessous dénommés, sans distinction de localités
« où les ventes et échanges auront eu lieu, les maladies ou
« défauts ci-après , savoir :

« Pour le cheval, l'âne ou le mulet :

« 1º La fluxion périodique des yeux ;

« 2º L'épilepsie ou mal caduc;

« 3º La morve;

« 4º Le farcin;

« 5º Les maladies anciennes de poitrine ou vieilles cour-
« batures;

« 6º L'immobilité;

« 7º La pousse;

« 8º Le cornage chronique;

« 9º Le tic sans usure des dents;

« 10º Les hernies inguinales intermittentes;

« 11º La boiterie intermittente pour cause de vieux mal;

« 12º Et la méchanceté.

« Pour l'espèce bovine :

« 1º La phthisie pulmonaire ou pommelière;

« 2º L'épilepsie ou mal caduc;

« 3º La suite de la non-délivrance, après le part chez le
« vendeur;

« 4º Le renversement du vagin ou de l'utérus après le part
« chez le vendeur.

« Pour l'espèce ovine :

« La clavelée : cette maladie, reconnue chez un seul animal,
« entraîne la rédhibition de tout le troupeau. La rédhibition
« n'aura lieu que si le troupeau porte la marque du vendeur.

« Le sang de rate : cette maladie n'entraînera la rédhibition
« du troupeau qu'autant que, dans le délai de la garantie,
« la perte constatée s'élèvera au quinzième au moins des ani-
« maux achetés. Dans ce dernier cas, la rédhibition n'aura lieu
« également que si le troupeau porte la marque du vendeur.

« ART. 2. L'action en réduction de prix autorisée par l'arti-
« cle 1644 du code civil ne pourra être exercée dans les ventes
« et échanges d'animaux énoncés dans l'article 1er ci-dessus.

« ART. 3. Le délai pour intenter l'action rédhibitoire sera,
« non compris le jour fixé pour la livraison, de trente jours
« pour le cas de la fluxion périodique des yeux et d'épilepsie
« ou mal caduc; de neuf jours pour tous les autres cas.

« ART. 4. Si la livraison de l'animal a été effectuée, ou s'il a
« été conduit, dans les délais ci-dessus, hors du lieu du do-
« micile du vendeur, les délais seront augmentés d'un jour
« par cinq myriamètres de distance du domicile du vendeur
« au lieu où l'animal se trouve.

« ART. 5. Dans tous les cas, l'acheteur, à peine d'être non
« recevable, sera tenu de provoquer, dans les délais de l'arti-
« cle 3, la nomination des experts chargés de dresser procès-
« verbal ; la requête sera présentée au juge de paix du lieu où
« se trouvera l'animal.

« Ce juge nommera immédiatement, suivant l'exigence des
« cas, un ou trois experts qui devront opérer dans le plus bref
« délai.

« ART. 6. La demande sera dispensée du préliminaire de
« conciliation, et l'affaire sera instruite et jugée comme ma-
« tière sommaire.

« ART. 7. Si, pendant la durée des délais fixés par l'article 3,
« l'animal vient à périr, le vendeur ne sera pas tenu de la ga-
« rantie, à moins que l'acheteur ne prouve que la perte pro-
« vient de l'une des maladies spécifiées dans l'article 1er.

« ART. 8. Le vendeur sera dispensé de la garantie résultant
« de la morve et du farcin pour le cheval, l'âne et le mulet,
« et de la clavelée pour l'espèce ovine, s'il prouve que l'animal,
« depuis la livraison, a été mis en contact avec des animaux
« atteints de ces maladies. »

L'article 1641 du code civil, relatif à la garantie des défauts
de la chose vendue, est ainsi conçu :

« Le vendeur est tenu de la garantie à raison des défauts
« cachés de la chose vendue, qui la rendent impropre au ser-
« vice auquel on la destine, ou qui diminuent tellement cet
« usage, que l'acheteur ne l'aurait pas acquise ou n'en aurait
« donné qu'un moindre prix s'il les avait connus. »

L'action résultant des vices rédhibitoires doit être intentée
dans un bref délai.

A part les vices rédhibitoires, il est des marchés conditionnels qui donnent droit à l'action de faire casser le marché d'un animal qu'on aurait acheté pour tel ou tel usage et qui n'est pas apte à en remplir le but; en voici un exemple que nous empruntons encore à M. Hurtrel Darboval, au sujet d'un rapport d'arbitre en vertu d'un jugement du tribunal de commerce (1) :

A MM. les Présidents et Juges composant le tribunal de commerce du département de la Seine.

« Messieurs,

« Par votre jugement du 11 novembre 1831, rendu dans la
« contestation qui divise M. Charles ***, demeurant à Paris,
« rue Laffitte, 36, demandeur,

« Et Mᵐᵉ veuve C***, demeurant au haras de Madrid, bois
« de Boulogne, défenderesse,

« Il vous a paru utile de me nommer arbitre rapporteur à
« l'effet d'entendre les parties, les concilier, si faire se peut, et,
« dans le cas contraire, faire mon rapport et donner mon avis.

« Au désir de ce jugement, j'ai entendu contradictoirement
« Mᵐᵉ ***, demeurant au haras de Madrid.

« J'ai aussi entendu M. Charles ***.

« J'ai entendu de plus le secrétaire du haras.

« Je n'ai pu accorder les parties.

« En point de fait, le 16 août 1831, le demandeur a acheté
« à la défenderesse, moyennant la somme de trois mille francs,
« une pouliche de trois ans, de pur sang anglais, garantie
« comme fille de l'étalon Merlin.

« Cette pouliche subissait avant la vente la préparation né-
« cessaire aux chevaux qui doivent lutter dans les courses;
« passée entre les mains de M. ***, elle a continué d'être sou-
« mise à l'entraînement.

---

(1) Nous continuerons par des exemples sur la rédhibition à parler de la résiliation et des différents cas spéciaux.

« Au moment même d'engager sa pouliche dans les coùrses,
« M. *** apprit au Champ-de-Mars, d'un nommé C***, au ser-
« vice de lord S***, que sa pouliche n'était pas fille de Merlin.

« Malgré cet avis, la pouliche a couru au Champ-de-Mars ;
« les parties conviennent de ces faits.

« La demande tend à ce que la défenderesse soit tenue de
« reprendre la pouliche, de restituer la somme de trois mille
« francs, avec frais et dépens. Le demandeur se fonde sur ce
« que la pouliche vendue comme fille de Merlin, et qu'il a ache-
« tée comme telle, ne provient pas de cet étalon. A l'appui de
« cette assertion, M. Félix *** exhibe le registre du haras de
« Mᵐᵉ ***, où il se trouve constaté que la pouliche vendue à
« M. *** est fille d'un cheval appelé Morisco. Mᵐᵉ *** convient
« que les saillies de ce dernier étalon, quoique ayant été payées
« parfois au prix de celles de Merlin, ont été quelquefois
« payées à moindre prix, ce qui explique la supériorité recon-
« nue de Merlin. La défense tend cependant à ce que la de-
« mande soit déclarée non recevable, attendu : 1º que la
« déclaration de naissance délivrée au moment de la vente, et
« certifiée par le sieur W***, autrefois chef du haras de
« Mᵐᵉ ***, n'est pas mentionnée dans le reçu de M. C*** ;
« que ladite déclaration avait seulement pour objet de cer-
« tifier que la pouliche était de pur sang, et ne devait être
« admise comme telle aux courses du Champ-de-Mars, ce qui
« est vrai, puisque Morisco est comme Merlin étalon de pur
« sang ; 2º que le le sieur ***, en faisant courir la pouliche, a
« fait acte de propriété.

« Considérant : 1º que la déclaration de naissance délivrée
« au sieur *** est fausse ; 2º qu'il n'est pas indifférent que la
« pouliche vendue soit fille de Morisco ou de Merlin, puisque
« ce dernier étalon passe pour préférable au premier ; 3º que
« dans la vente d'un cheval ou d'une jument de pur sang
« destiné aux courses ou à la reproduction, il est d'usage
« de délivrer un certificat de généalogie, lequel donne à l'ani-
« mal vendu une valeur plus ou moins élevée ; et que si dans

« cet usage on n'était pas tenu de dire la vérité, le commerce
« des chevaux de grand prix donnerait lieu à beaucoup de
« fraudes ; 4° que si M. *** n'avait pas été abusé par le certificat,
« il n'aurait pas acheté la pouliche, ou n'en aurait donné qu'un
« moindre prix ; 5° qu'au moment de faire courir la pouliche,
« le sieur *** n'avait pas la preuve complète de la fausseté du
« certificat délivré ; 6° que l'occasion de présenter aux courses la
« pouliche déjà préparée en partie par les soins de la dame C***
« devant être saisie, le sieur F*** a été, malgré l'avertissement
« à lui donné par le nommé C***, dans l'obligation de faire acte
« de propriété ;

« Considérant, en outre, qu'en pareille matière la seule
« question qui peut être résolue différemment, celle qui con-
« cerne l'acte de propriété, doit être plutôt expliquée en faveur
« de l'acheteur que du vendeur,

« J'estime que la défenderesse doit être tenue à la restitu-
« tion de la somme de trois mille francs, plus les frais et
« dépens, sauf à elle à faire valoir son recours contre son
« garant, s'il y a lieu.

« Telles sont, messieurs, les conclusions que j'ai l'honneur
« de soumettre à la sagesse de vos délibérations ultérieures.

« Fait à l'école d'Alfort, le 25 novembre 1831. »

(Signature.)

J'estime qu'après un pareil exemple, les propriétaires
éleveurs comprendront facilement qu'il n'y a pas que les vices
rangés dans la catégorie de ceux de la rédhibition contre lesquels on a recours ; seulement il faut pour cela avoir eu la
précaution d'avertir le vendeur qu'on achète l'animal pour tel
ou tel usage, et clore le marché devant des témoins valables ;
mieux vaut-il encore lui demander un écrit comme quoi il a
vendu l'animal la somme de tant de francs, et à l'effet de produire le service dont il a été mention.

Quant aux vices rédhibitoires, il n'y a pas besoin d'écrit.
Suivent quelques modèles.

Guide des vendeurs et acheteurs d'animaux domestiques.

L'acheteur qui, dans le délai légal, aura quelques soupçons d'un vice rédhibitoire, devra faire visiter son animal par un homme de l'art; si ce soupçon est confirmé, il se rend de suite chez le vendeur, quand cela est possible, pour l'engager à terminer le différend à l'amiable devant des arbitres.

Procédure devant des arbitres.

Cette procédure est dans les termes et l'esprit de la loi. (Code de procédure civile, article 1003 et suivants.)

Elle est tout à la fois la plus simple, la plus sûre et la moins dispendieuse. En effet, aujourd'hui que la loi est précise, ne sont-ce pas, en définitive, les conclusions de l'expert qui font la base des jugements des tribunaux? Du moment que l'expertise a constaté l'existence du vice, le juge n'a plus qu'à appliquer la loi et prononcer la rédhibition. Pourquoi donc passer par la forme plus lente et plus dispendieuse des tribunaux, quand les hommes de l'art, appelés toujours comme experts, et qui décident le jugement, peuvent être juges eux-mêmes (arbitres) si les parties leur confèrent ce droit?

Je suppose donc que les parties consentent à l'arbitrage, et je viens de démontrer que c'est toujours leur intérêt, elles choisissent un troisième expert pour terminer le différend. L'acte par lequel on a fait choix d'un ou plusieurs arbitres se nomme un *compromis*. (Code de procédure civile, article 1006.)

Dans le but d'éviter des frais, nous croyons devoir donner un modèle du compromis.

Compromis pour la nomination d'un ou plusieurs arbitres.

Nous soussignés, N..., vendeur, d'une part, et N..., acheteur, d'autre part, avons fait les conventions suivantes :

L'animal (désigner l'animal avec son signalement) qui fait entre nous le sujet d'une contestation pour cause de vices rédhibitoires sera visité par M. N... et M. N..., que nous nommons arbitres, à l'effet de prononcer, s'il y a lieu, la résiliation de la vente ou la diminution du prix, après avoir estimé l'animal, afin de nous concilier par tous les moyens qu'ils jugeront convenables, renonçant à l'appel de leur jugement, qui sera définitif et devant être rendu dans le délai de neuf jours (un de suite).

Et (si les deux premiers n'étaient pas d'accord) nommons pour troisième arbitre M. N..., à l'effet de terminer notre contestation par toutes les voies qu'ils jugeront convenables; et en cas de partage, promettons de nous conformer à leur décision, sans aucun appel.

Fait en double entre nous, pour être exécuté de bonne foi, à..., le... de l'an ..

(Signatures des parties.)

Lue et approuvée l'écriture ci-dessus.

Modèle pour le billet de garantie conventionnelle.

Je soussigné, N.., déclare avoir vendu le ..., moyennant la somme de ... francs (bœuf ou cheval), que je garantis de telle ou telle affection ... et sans préjudice des autres vices rédhibitoires, et spécialement de tel défaut qui donne lieu au doute, tel que la toux, qui, étant due à une cause légère, devra avoir disparu dans le délai de quinzaine; et, à cet effet, le traitement sera confié d'un commun accord à un homme de l'art. Si, à l'époque prescrite, ce signe de maladie persiste, la vente sera résiliée de droit, sans autre forme que la déclaration faite par la personne qui l'aura visité.

(Signature du vendeur.)

Modèle de billet de non garantie.

Je soussigné, N..., déclare avoir acheté le ..., du sieur N..., moyennant la somme de ... francs, un cheval (ou autres bestiaux) dont le signalement suit ..., lequel est accepté à mes risques et périls, sans garantie pour les vices rédhibitoires reconnus par la loi, et pour tous défauts quelconques.

Fait à ..., le ... de l'an ...

(Signature de l'acheteur.)

Conditions spéciales pour la résiliation de marchés ou ventes de chevaux ou bœufs par paires.

Il nous a paru utile d'entrer dans les considérations contenues sous ce titre, et nous allons tâcher d'être clair. Par exemple, deux chevaux ou deux bœufs étant appareillés et dressés au même usage, si l'un d'eux possède un défaut qui serait rédhibitoire, la vente sera de droit annulée pour les deux. En effet, il est constant que deux chevaux formant un attelage, et valant pour cette raison trois mille francs, vendus isolément n'auront qu'une valeur de mille francs pièce. Or, en ce cas, il y aurait pour l'acheteur une perte trop sensible. C'est par ces motifs que la loi a voulu que la résiliation de la vente ait lieu pour les deux, quand même l'un des animaux aurait une valeur plus élevée que celle de l'autre. Cette même action est en proportion pour le bœuf, et cependant on peut considérer cette vente comme collective.

Il en sera de même pour des animaux vendus en troupe et collectivement, sans qu'il y ait aucun prix particulier fixé pour chacun. Si l'un est attaqué de vices rédhibitoires, la nullité du marché a lieu pour le tout.

Cette clause n'est applicable qu'aux animaux qu'on vend ordinairement séparément, tels que les chevaux et les bœufs ; elle ne peut être valable à l'égard de ceux qu'on vend en troupe, comme les moutons et les porcs. Si plusieurs animaux sont vendus individuellement, d'après un prix particulier pour chacun, et que l'un d'eux soit affecté d'un vice rédhibitoire, la nullité du marché n'a lieu que pour celui affecté du vice.

Si, en parlant des animaux vendus en troupe, nous disons

que pour les moutons le vice rédhibitoire n'entraîne la nullité du marché que pour celui qui en est atteint, nous réservons toutefois que le vice ne provienne pas d'une maladie contagieuse et épidémique.

Dans tous les cas, une action en garantie, quelle que soit son importance, doit toujours être formée dans les termes de la loi et à bref délai.

Il est à observer qu'un acquéreur ne doit jamais se laisser aller à choisir lui-même un expert pour faire constater le vice rédhibitoire d'un animal, car il courrait risque d'en éprouver la nullité, attendu qu'autant que possible l'expert doit être nommé par un tribunal, ou au moins, dans le cas de non-possibilité, par le maire de la commune où a lieu la contestation. Le procès-verbal qu'il rédigera aura plus de valeur que celui qui serait dressé par un vétérinaire du choix de l'acquéreur, attendu qu'on pourrait considérer cette pièce comme un acte de complaisance, et le temps écoulé pourrait aussi avoir entraîné la prohibition du recours.

MALADIES INCURABLES.

Nous avons cru indispensable de mettre dans un seul cadre les quelques maladies communément reconnues incurables, afin que le cultivateur puisse en prendre connaissance, dans le but de ne pas se laisser abuser par la prétendue guérison de certains charlatans.

Nous allons les classer par ordre alphabétique, en les accompagnant d'observations.

1° *Atrophie.*

Il est des animaux valétudinaires, c'est-à-dire qui possèdent une infirmité qui affecte tel ou tel organe, soit interne, soit externe. Lorsqu'une partie quelconque est atteinte d'atrophie, on le reconnaît à un dépérissement très apparent de la partie, surtout si c'est un membre. Comme les substances nutritives ne sont plus fournies à cet organe, on s'aperçoit que la partie affectée devient en maigrissant plus petite que celle qui lui fait le parallèle. Ainsi, lorsqu'un animal est atteint d'atrophie (et je prends pour exemple une jeune bête de l'espèce bovine ou chevaline), ce qui arrive souvent par suite de gourme mal effectuée ou tout à fait annulée, on aperçoit l'animal qui traîne le membre malade avec lenteur et d'une manière pénible ; les tendons semblent se raccourcir, tout a l'air de se dessécher, et le corps entier de l'animal s'affaisse en penchant sur ce côté. Si c'est un œil, on le voit devenir de jour en jour plus petit que son congénère, et il finit par la cécité ; de même le membre est susceptible d'être paralysé. Si l'affection a lieu sur des organes internes, tels qu'aux parties mésentériques (entrailles), on voit le flanc de l'animal qui se contracte en se retirant à l'intérieur, ce qui le force à se doubler sur le côté malade ; il est constamment en souffrance et l'on n'aperçoit nulle trace de mal ; à la pression qu'on exerce en explorant les parties, on peut à peine reconnaître de la sensibilité. Aussi nul médicament, à notre connaissance, ne peut amener la guérison.

C'est pour ces motifs que nous rangeons l'atrophie dans ce cadre, en engageant les propriétaires d'animaux atteints d'une pareille affection à ne faire aucune tentative de traitement, car ce ne pourrait être qu'une augmentation de perte. Et si quelque prétendu savant (qui souvent s'étayent de l'autorisation qu'ils possèdent de traiter les maladies) voulaient persister à traiter quand même, on aura le droit de leur demander une garantie et la renonciation à toute rétribution. Toutefois, de semblables conditions doivent toujours être écrites.

Il vaut mieux tirer parti d'un pareil animal, quelle que soit la modicité du prix qu'on en trouve, car plus on attendrait, moins il vaudrait.

2º *Aveugle.*

Tout le monde comprend que chez les animaux cette infirmité est incurable. Les animaux domestiques surtout ne sont
atteints quelquefois que de cataracte. On pourrait, il est vrai,
la leur enlever, comme on le fait pour l'homme, mais leur
indocilité empêche qu'on conserve aucun espoir de guérison ;
aussi y renonce-t-on sans tenter le moindre essai. C'est pourquoi nous engageons les propriétaires d'animaux à agir dans
ce cas comme dessus. Seulement nous conseillerons de ne pas
laisser les maladies d'yeux passer au degré de cécité, vu l'incurabilité.

3º *Cachexie.*

Cette maladie étant une complication de plusieurs autres, la
décomposition des substances nutritives qui concourent à la
vie, arrivée à son plus haut et dernier période, et constituant
alors la neutralisation de toutes substances vitales, la rend
incurable. Il ne faut pas qu'un artiste vienne nous dire qu'il a
guéri des animaux cachexiques au complet. Nous le démenti-
rions, attendu qu'il y a impossibilité, et qu'on ne doit même
pas y penser, car ce serait faire ressusciter les morts. En outre,
entreprendre la guérison, c'est perdre son temps et augmenter
la perte du propriétaire, en l'induisant en des frais infructueux.
Malgré tout, si un homme de l'art, se donnant comme capable,
persistait à faire la cure, on aura le droit, et par une bonne
raison, de lui imposer les conditions du premier paragraphe
ci-dessus.

Par exemple, nous convenons qu'on peut traiter les animaux atteints de cachexie, mais seulement de cachexie com-
mençante, puisqu'on peut en arrêter les progrès en en détruisant les causes. A cet effet, nous renvoyons à l'article
Cachexie et recommandons d'exécuter scrupuleusement.

4° *Charbon.*

Cette maladie funeste est si dangereuse, qu'on doit se hâter d'éloigner des autres animaux celui qui en est infecté, même prendre de grandes précautions pour les hommes qui entourent l'animal atteint. On devra plus scrupuleusement encore faire disparaître les cadavres, et lorsqu'on les enfouira, prendre bien garde aux fluides qui pourraient tomber sur n'importe quelle partie du corps entamée, car l'inoculation en serait mortelle. Je dirai même que, par prudence, il est bon de ne pas employer quelqu'un qui ait une blessure quelque légère qu'elle soit, ni même qui se ressente d'une affection de poitrine, eu égard aux exhalaisons putrides qu'il pourrait respirer. Nous insistons aussi sur la recommandation, et la loi est formelle, de ne pas lever la peau aux animaux succombant à cette maladie, qui ne devrait pas être nommée charbon, mais bien qualifiée de meurtrière et pestilentielle.

Si je dis meurtrière, c'est que pendant plus de trente années que j'ai pratiqué, je n'ai jamais guéri ni vu guérir, ni même appris qu'on ait guéri des animaux atteints complètement du charbon, pris dans toutes ses formes et sous son vrai caractère. Et depuis que j'ai eu l'occasion de parcourir les écrits qui ont été faits par les hommes les plus distingués dans l'art vétérinaire, j'ai facilement compris qu'il y avait incurabilité lorsque cette maladie était à son plus haut période, attendu que tous les organes vitaux, à ce moment-là, sont perclus par la gangrène, et qu'il y a mortalité complète, soit par congestion séreuse, soit par cuisson de sang. Or, il est inutile de tenter la cure en cette circonstance; on courrait le risque de voir le sinistre prendre de plus grandes proportions.

D'un autre côté, je ne suis pas étonné non plus qu'on ne puisse pas traiter avec fruit le charbon. Et d'abord, pourquoi dire le charbon? Sans doute c'est que les anciens ont trouvé que le sang qui était coagulé dans ses vaisseaux était noir comme la substance nommée charbon, et que de leur temps on ne connaissait pas encore les autres affections virulentes ou séreuses. Depuis on a également reconnu que la gélatine y jouait un grand rôle. Par suite, à cause du fluide séreux, quelques praticiens ignorants lui ont adjoint l'épithète de *charbon blanc*, qui n'est, à notre point de vue, qu'une phlegmasie qu'on peut souvent confondre avec la cachexie. En somme, selon nous, la maladie dite le charbon, n'étant pas encore connue, n'a pas de désignation propre et bien définie. C'est sans doute pour cette raison qu'elle a été jusqu'à ce jour incurable. En effet, comment traiter ce qu'on ne connaît pas? Quant à nous, nous nous bornerons à dire que nous désirons ardemment que l'art puisse arriver à guérir cette maladie, et l'on pourra alors lui donner un nom mieux approprié.

Nous terminons à ce sujet, en disant que puisqu'on ne peut pas guérir le charbon, au lieu d'essayer les moyens curatifs, il est préférable d'employer les préservatifs, qui consistent simplement dans l'hygiène. (Voyez *Soins hygiéniques.*)

5° *Claudication intermittente.*

La claudication intermittente est la boiterie qui est apparente dans un moment et pas dans l'autre. Ainsi, un cheval atteint de cette affection, qui boitera en sortant de l'écurie, après dix ou vingt minutes d'exercice, plus ou moins, cessera de boiter. Un autre boitera étant exercé, et ne boitera pas étant abandonné au repos. Il est bon et même très utile de savoir faire la distinction de ces deux sortes de boiteries, et de ne pas les confondre l'une avec l'autre. A ce sujet, il faut se méfier des ruses des maquignons, ruses que nous pourrions avec justesse nommer friponneries.

En effet, dans ce dernier cas, les maquignons ont soin de laisser reposer l'animal, et de ne l'exercer que très légèrement au moment de la vente. Mais si l'on s'en méfie, on fera tout le contraire en l'exerçant plus longuement qu'à l'ordinaire; car c'est lorsqu'il est fatigué que la claudication s'aperçoit mieux. Il est d'ailleurs facile de reconnaître cette ruse quand on voit qu'il y a hésitation et refus de la part du vendeur à se prêter à un tel essai.

Dans le premier cas, qui est tout l'opposé de celui-ci, car l'animal boite étant en repos, et ne boite pas étant échauffé, c'est-à-dire après quelques minutes d'exercice, ce qu'on nomme boiterie à froid et intermittente, la fraude parvient également à se glisser.

Ainsi, ces sortes de marchands ont la précaution, quelques moments avant de mettre l'animal en vente, de l'exercer et même de ne pas le laisser un seul instant en repos. On doit se méfier de ceux qui, dans les foires ou marchés, font constamment aller et venir un cheval, sous prétexte, disent-ils, qu'il est très impatient. C'est justement pour cet animal qu'il faut exiger un repos d'au moins six heures qui alterne l'exercice voulu, ensuite faire marcher et trotter en tous sens, de droite à gauche, de gauche à droite et même en cercle, puis changer de main.

J'ai vu des maquignons qui possédaient des chevaux dont cette boiterie n'offrait aucune trace apparente ni indication du siége où était la cause. Le croirait-on? ces fripons avaient l'audace de faire une blessure à un endroit quelconque du membre boiteux, afin que l'acheteur pût croire que c'était cette blessure qui occasionnait la boiterie, et qu'une fois guéri, l'animal ne boiterait plus. Et c'est aux hommes les plus habitués à manipuler les bestiaux à qui arrivent ces vilains tours.

Un autre marchand, celui-là de Paris, vendit à un jeune homme de Lyon, moyennant une somme de dix-huit cents francs, un joli cheval de cabriolet, qu'il voulait, à son arrivée chez lui, donner en cadeau à son père. Il faut observer que le cheval avait été vu par l'acheteur en plein exercice dans l'avenue des Champs-Elysées au bois de Boulogne, et que ce fut dans ces circonstances que le marché eut lieu; seulement on remit au lendemain pour le ratifier. Ruse surprenante, qui peut être qualifiée de vol! le marchand fit refaire toute la ferrure de ce cheval, et recommanda à l'ouvrier maréchal de lui rendre le service d'enclouer le pied du côté que ce cheval boitait, ce que le maréchal fut dans l'obligation de faire, non sans répugnance, en mettant deux clous dans la chair du pied de ce pauvre animal.

L'acquéreur vint le lendemain prendre livraison du cheval. Mais il parut fort étonné lorsqu'à la sortie de l'écurie il le vit boiter. Le vendeur fut le premier à jeter les hauts cris, en faisant retomber le blâme sur son maréchal qui, disait-il, ne lui en faisait pas d'autres, et qu'il le changerait.

Il est urgent d'avertir mon lecteur que l'acquéreur, grand amateur de ces sortes d'animaux, était le fils d'un riche propriétaire qui possédait beaucoup de chevaux, et que par conséquent il avait quelque expérience d'un tel fait. Or, il crut devoir se montrer, et dit : « Bah! bah! une piqûre de maréchal... ce ne sera rien... j'en ai vu bien d'autres chez mon père, celle-là passera de même ; j'ai trop bien vu trotter hier ce cheval, il me convient. » Et tirant quelques billets de banque de son portefeuille, il dit : « Tenez! payez-vous, et qu'on le conduise à mon hôtel pour partir demain. » Il n'en fut plus question. Je voudrais que de semblables faits fussent punis.

Quoi qu'il en soit, ce genre de boiterie étant incurable, il a été avec raison classé dans la catégorie des vices rédhibitoires.

Non-seulement je conseille de ne faire aucune dépense pour en tenter la cure ; mais, de plus, je suis d'avis qu'on ne soumette pas de semblables animaux à la reproduction ; car très souvent l'affection est héréditaire, attendu qu'il y a des défauts de conformation qui sont défauts de nature ou principe rhumatismal ou goutteux.

6° Clavelée.

La clavelée est la conséquence du claveau, maladie éruptive qui a lieu sur les bêtes à laine. Cette maladie étant épidémique et contagieuse, et les phénomènes qui la produisent étant restés inconnus jusqu'à présent, n'a pas conséquemment de traitement approprié. En effet, nous ne saurions trop le répéter, comment faire le traitement d'une maladie dont on ne connaît pas la source, le type, comme le disent certains savants du jour? Depuis dix-huit siècles on cherche, et la médecine vétérinaire est à cet égard encore dans l'enfance. Il est donc préférable de se borner à en combattre les conséquences par des soins hygiéniques, et nous pensons que ces soins donnés longtemps à l'avance suffiront pour en préserver. Du reste, ils auront été assurément moins dispendieux qu'un traitement infructueux. A ce sujet, nous ferons remarquer que les soins hygiéniques ne sont jamais nuisibles, qu'au contraire ils sont toujours avantageux, puisque quelquefois ils suffisent pour faire cesser les symptômes d'une maladie dangereuse, et même très souvent préservent de son invasion. Aussi, je le répète, recourons à l'hygiène en nous inspirant des soins qu'elle prescrit.

Nous ferons aussi observer au propriétaire éleveur qui a un troupeau affecté de cette maladie qu'il ne doit pas le mettre en vente, sous peine d'encourir les punitions prononcées par la loi, ni même l'employer à la génération, attendu que la fécondation effectuée dans de pareilles conditions ne peut fournir que des sujets viciés, qui, sous tous les rapports, n'offriraient rien de bon ni d'avantageux ; il faut dès lors, par prudence, avoir soin de séparer les deux sexes, car l'agroupement facilite la contagion. De plus, comme on éprouve de grandes difficultés à soigner un troupeau atteint de cette maladie, il est assez rare que la pourriture ne s'ensuive pas. C'est par ces motifs que nous insistons pour le renouvellement du troupeau, tout en bien observant la rédhibition.

7° *Cornage.*

Le cornage n'est pas, à proprement parler, une maladie, mais une infirmité, de même qu'il résulte quelquefois d'un vice de constitution des organes respiratoires ou de leur entourage, comme aussi se déclare à la suite d'une maladie chronique transformée en catarrhe pulmonaire; mais que ce soit une maladie ou une affection, il est incurable. Aussi est-ce à juste titre que le législateur l'a classé dans la catégorie des vices rédhibitoires, et que, conséquemment, nous considérons le cornage qui résulte du vice de conformation comme étant héréditaire, et, voulant concourir à la destruction de ces vices, nous engageons les propriétaires d'animaux atteints de cornage à les dispenser de la progéniture. Nous rangeons cette précaution dans le cadre des soins hygiéniques, en faisant observer à MM. les propriétaires éleveurs que d'eux dépend, en ce cas, la destruction de ce vice. Malgré cette précaution, ils peuvent encore avoir la mauvaise chance d'y être trompés, parce que les animaux destinés à la reproduction ne sortant que très rarement des prairies, on ne peut les livrer à un exercice qui ferait découvrir ce vice ou affection nocturne.

8° *Épilepsie, Mal caduc.*

L'épilepsie ou mal caduc est une des affections inconnues; on peut la considérer comme une névralgie du cerveau ou une apoplexie passagère, ou encore comme une fluxion de ces organes; mais on ne peut rien affirmer. Il est vraiment regrettable que la science médicale soit encore pour ainsi dire dans l'enfance en ce qui concerne tant de maladies, qui tachent et tarent les espèces et les races d'animaux sans qu'on puisse espérer les guérir.

A cette occasion, je me permettrai de dire qu'il est pénible (pour ne pas dire honteux) que, dans ces cas, l'homme de l'art soit au même niveau que le routinier. En effet, que le propriétaire d'un animal atteint et en proie à cette cruelle maladie appelle un simple praticien ou routinier, qu'on nomme empirique, celui-ci, voyant l'état du malade, se déclare incompétent. Alors le propriétaire ne balance pas à aller chercher un homme de l'art, qui, son brevet à la main, arrive immédiatement, et par ses gestes fait entendre que le simple praticien devait, en raison de son ignorance, s'éloigner du malade et faire place à la science; il parle beaucoup de ses études, débite des phrases de nosographie devant des gens qui n'y comprennent rien, et, en définitive, le prétendu savant est, comme le simple praticien, obligé de se déclarer aussi incompétent. Le propriétaire ne peut s'empêcher de dire : « A quoi donc servent ces et ces brevets? Eh bien! autant vaut continuer d'avoir recours à mon vieux praticien. » Pour notre compte, nous ne dirons pas qu'il a raison ; mais c'est ce que nous avons vu souvent pendant notre pratique, tout en regrettant que des hommes qui se glorifient de leur titre ne puissent détruire ces maladies qui désolent les éleveurs.

Nous dirons, et nous le répéterons toutes les fois que l'occasion se présentera, que, puisqu'il n'y a pas de moyens curatifs, il faut employer les moyens hygiéniques comme préservatifs ; il faut éviter que tout animal atteint de cette maladie puisse se reproduire, et de cette façon le vice disparaîtra ; car il est à remarquer que chez les animaux qui viennent épileptiques accidentellement, le mal est bien moins susceptible d'être héréditaire que chez ceux qui ont apporté cette maladie en naissant. Toutefois, ces précautions ne peuvent être qu'avantageuses en concourant à la destruction d'un vice qui, à juste titre, est classé dans la rédhibition.

9° *Hydropisie.*

L'hydropisie est la conséquence de maladies chroniques dont les suites ont déterminé un épanchement séreux dans l'abdomen. Quoique l'hydropisie affecte différentes parties du corps ou des extrémités, nous ne nous occuperons que de celle qui affecte l'abdomen, parce que c'est la plus ordinaire et la plus commune chez les animaux agricoles. Nous engageons les propriétaires à ne pas faire de dépenses pour tenter la guérison d'une maladie reconnue incurable, et en même temps nous leur recommandons d'éviter la copulation des animaux qui en sont atteints; ils ne pourraient prodúire que des avortons, attendu que des pères ou mères dont le sang est en décomposition ne peuvent pas en fournir de pur au fœtus ou petit sujet qu'ils engendrent. Mieux vaut s'en défaire.

Il est à remarquer que ces animaux sont de droit dans le cas de rédhibition, même lorsqu'ils sont vendus à la boucherie, attendu : 1o que les viandes qu'ils fournissent n'ont plus de principes nutritifs et peuvent nuire à la digestion des consommateurs; 2o que le boucher a le droit de les mettre au compte du vendeur, soit à l'amiable ou par voie judiciaire. En ce dernier cas, il devra se mettre en règle en faisant expertiser la viande ou l'animal qui en est l'objet, quoique mort, et par qui de droit, et se faire rembourser ses déboursés à ce sujet.

Nous répéterons ce que nous avons dit plus haut : ne pouvant pas obtenir de traitements curatifs, il faut avoir recours aux préservatifs, seul moyen d'éviter des pertes nombreuses.

10o *Immobilité.*

L'immobilité est une affection qui n'atteint que les chevaux; du moins nous n'en avons vu d'exemple que chez ces animaux. Elle leur enlève la faculté des mouvements ordinaires et les force à rester en place, dans l'attitude où ils étaient au moment où l'accès les a frappés, ce qui les met hors d'état de servir. C'est par ces motifs qu'on a classé cette maladie au rang de la rédhibition. Jusqu'à présent il a été impossible, malgré les efforts des hommes les plus distingués dans l'art vétérinaire, de trouver un moyen de guérison de cette affection; aussi avons-nous pris le parti d'employer ce que nous nommons les préservatifs, moyens qui, bien entendu, ne peuvent agir sur les malades, mais qui, au moins, tendent à faire disparaître le germe de la maladie, en empêchant d'une manière absolue la reproduction des animaux qui en sont atteints. En considérant que la maladie réside dans la colonne rachidienne et se continue au cerveau, où, selon nous, elle a son principal siége, et dont les facultés sont annulées, nous la croyons héréditaire. Or, puisqu'on ne pourrait avoir que de mauvaise progéniture, mieux vaut ne pas en avoir du tout. C'est par ces précautions, que je range parmi les soins hygiéniques, qu'on parviendra à faire sinon disparaître en totalité, mais au moins à diminuer d'une manière remarquable ce vice si pernicieux pour le propriétaire.

11° *Ladrerie du cochon.*

La ladrerie du cochon est encore une des maladies qui sont restées dans l'obscurité. N'étant pas bien connue, elle n'a eu jusqu'à nos jours qu'un nom insignifiant, et qui, selon nous, n'a pas un rapport vrai avec l'affection. Or, il n'est pas étonnant qu'on ne lui ait pas encore trouvé de traitement curatif, puisqu'on n'a pas seulement pu lui trouver un nom.

Je ne sais si l'on n'aurait pas le droit de dire que les hommes de cette science ne s'en sont pas bien occupés, car il est une quantité d'autres maladies qui ont des noms sans signification exacte, et cela nous donne à croire que cette absence d'appellations convenables nuit à la découverte d'un traitement approprié qui pourrait être curatif.

En examinant bien un cochon ladre, on le trouvera plutôt boursouflé que gras. En ce cas, on pourrait nommer la maladie la *boursoufflure.* Mais comme il y a une infinité d'autres noms anciens, et qu'on s'est arrêté à celui de *ladre,* nous nous y conformerons. Seulement nous ferons remarquer à nos lecteurs que ce serait à tort de se livrer à des traitements qui ne serviraient qu'à augmenter la perte, vu que tout ce que l'on ferait serait vain, et qu'il est préférable de faire le sacrifice d'un animal qui est atteint de cette maladie, puisqu'elle est reconnue incurable. On peut la prévenir, ou, pour être plus exact, en préserver les sujets qu'on possède par des soins hygiéniques qui seront mentionnés à l'article *Ladre*. Cette maladie est dans le cas de la rédhibition, et quand même l'animal qui en est atteint serait tué par un charcutier pour en débiter les chairs, ou par tout autre pour sa consommation ménagère, si, à l'ouverture du corps, on s'aperçoit qu'il y a du ladre, n'importe à quelle partie des chairs, l'acheteur est dans le droit d'exiger du vendeur la reprise de la bête et le remboursement des sommes payées, soit à l'amiable, soit par voie judiciaire. En ce dernier cas, on devra faire expertiser l'animal par un homme compétent et agir par voie de justice.

Le propriétaire d'un pareil animal fait mieux de le tuer pour son propre compte, ou de le vendre sous condition.

Les chairs atteintes de ladrerie doivent être enfouies en terre, attendu qu'elles sont en état de corruption. Puisqu'il n'y a pas de remèdes à cette maladie, les propriétaires éleveurs devront, afin d'en préserver à l'avenir leurs cochons, s'enquérir des moyens hygiéniques qui lui sont applicables ; ils devront surtout prendre la précaution de ne pas laisser se reproduire aucun des animaux qui en sont atteints, et choisir avec soin ceux qu'ils destineront à la reproduction ; et pour obtenir un bon résultat de la progéniture, ils ne donneront que des nourritures saines ; ils éloigneront toute substance corrompue ; ils placeront les sujets dans des logements bien aérés et disposés de manière à pouvoir être entretenus proprement. Du reste, nous en parlerons plus amplement à l'article *Cochon* et *Élevage du cochon*. (Voyez ces articles.) C'est en observant les règles qui y sont données qu'on parviendra à faire de bons élèves de ces animaux si précieux.

12º *Morve du cheval.*

Il est inutile de dire que la morve du cheval (nous disons du cheval, parce qu'on ne connaît que cet animal qui en soit atteint) est incurable. Tous les hommes qui se sont occupés des maladies des chevaux le savent. Et, il faut l'avouer, ce

n'est pas sans que les hommes de l'art s'en soient occupés, et
même nous pouvons ajouter sans qu'ils aient épuisé toutes
leurs facultés pour trouver les moyens de la guérir. Malgré ces
travaux, on n'est pas plus avancé qu'auparavant ; du reste,
nous croyons que la morve réellement compliquée, invétérée,
est tout à fait inguérissable, attendu qu'elle a son siége dans
des cavités inaccessibles, impénétrables à toutes les substances
qui pourraient être propres à la détruire. Il faut donc renoncer
à la guérison et en laisser faire la tentative par les écoles.
Quant aux propriétaires éleveurs de chevaux, ils doivent se
borner à des essais de préservatifs, qui consistent en soins
hygiéniques.

Trente années d'expérience m'ont appris d'une manière certaine que plus des trois quarts des chevaux morveux ne le
sont devenus que par le manque de soins hygiéniques. En effet :
1° la morve n'arrive pas morve complète à un cheval, à moins
qu'elle lui soit communiquée par un morveux, et encore
faut-il que le cheval qui la reçoit soit prédisposé par d'autres
maladies qui en sont l'avant-coureur. Mais s'il a ces maladies,
c'est qu'il a manqué de soins hygiéniques, ce qui a avancé et
compliqué la morve. Car il est certain, et l'expérience m'en a
donné la conviction, que la morve ne se communique aux chevaux sains que par l'inoculation (nous en transcrirons l'exemple plus bas), et elle ne se constitue morve que par la chronicité
d'autres maladies, telles que la vieille courbature, la pulmonie
ou tout autre genre de fluxion de poitrine, les rhumes, catarrhes pulmonaires ou les accidents à la tête de l'animal. Ce sont
ces maladies ou accidents qui sont la conséquence de la morve.
Pourquoi? Parce qu'on les a abandonnées à elles-mêmes, et
qu'étant passées à l'état chronique, ces maladies ont constitué
la morve, de même qu'une partie malade non soignée finit
par se gangréner et mourir.

Voici une preuve à l'appui de ce que je viens de dire. J'ai
eu à ma gouverne pendant quinze années les chevaux des
postes et diligences de Rochefort et des Trois-Canons, route de

Rochefort à La Rochelle. L'un de ces établissements avait trente-six chevaux, l'autre cinquante-cinq. J'affirme et peux le prouver que, pendant mes quinze ans de surveillance et de traitement, il n'y a pas eu un seul cheval morveux. Après ce laps de temps, pour des causes d'intérêt qu'il est inutile de rapporter ici, je fus changé et remplacé par un vétérinaire très capable. A la seconde année, il y eut dans l'établissement des Trois-Canons des chevaux morveux. La troisième année, la majeure partie des chevaux en a été atteinte. Et enfin, l'établissement en fut ruiné. On me rappela; mais après quelques visites, je me retirai complètement. Cependant les chevaux recevaient la même nourriture, étaient dans les mêmes loge ments et pansés de la même façon. Mais l'honorable vétérinaire qui devait et qui aurait pu les bien traiter n'avait pas mon expérience, il demeurait beaucoup plus loin que moi, souvent n'était appelé que lorsque la première maladie était arrivée à l'état chronique, et encore n'avait-il la faculté de la traiter que par indication, tandis que moi, qui pouvais être chaque jour sur place, j'observais par moi-même. On voit par cet exemple que la morve ne fait son apparition que par suite de la chronicité d'autres maladies, et jamais, j'ose le dire, par elle-même.

Voici maintenant un exemple qui prouve qu'elle n'est pas contagieuse pour les chevaux sains.

A la dernière époque où je fus appelé à la poste des Trois-Canons, je montais depuis douze ans un cheval entier. En descendant à la poste, mon cheval fut confié à un palefrenier inhabile qui le logea dans une écurie où il y avait quatre chevaux morveux, entre lesquels il fut placé et avec lesquels il mangea. Comme il y avait d'autres chevaux malades dans une ferme voisine, j'y fus appelé; puis j'allai à La Rochelle, où mes occupations prirent le reste de la journée; je fus forcé d'y coucher, et je ne partis que le lendemain pour me rendre aux Trois-Canons. Mais quels furent ma surprise et mon mécontentement de trouver mon cheval au milieu des quatre chevaux morveux,

d'apprendre qu'il ne les avait pas quittés pendant la nuit. Je
visitai pourtant avec soin ces pauvres bêtes, et elles furent
abattues le soir même. Quant à mon cheval, sorti le dernier
de cette écurie, je le montai pour me rendre chez moi à Rochefort. Je n'ai rien changé à son régime habituel, si ce n'est
le barbotage, parce qu'il y était déjà depuis quelques jours, à
cause d'un peu d'échauffement que je lui avais connu. Je l'ai
encore monté pendant trois ans, et ne lui ai jamais connu de
jetage douteux.

Aussi, depuis ce temps, j'ai été convaincu que la morve
n'est pas contagieuse pour les chevaux sains, et que lorsqu'elle
apparaît chez un cheval, ce n'est qu'après une maladie chronique à laquelle elle succède et avec laquelle elle se constitue.

Je n'ai pas besoin de défendre la copulation des animaux
atteints de cette maladie; la sagesse de chacun en est la sauvegarde. Seulement je répéterai toujours aux propriétaires éleveurs et conducteurs de chevaux d'employer les soins hygiéniques afin d'éviter la constitution de la morve, attendu
qu'elle est la conséquence de la négligence qu'on met souvent
à traiter convenablement et à fond les premières maladies dès
leur début. En somme, il faut renoncer à tout traitement de la
morve compliquée, c'est-à-dire invétérée, gangrénée.

13° *Phthisie pulmonaire.*

La phthisie pulmonaire est reconnue incurable, par une
bonne raison : c'est que l'organe affecté (les poumons) est
renfermé dans une cavité (le thorax) où rien ne peut arriver.
Car, sans cette difficulté, on pourrait au début de la maladie,
en appliquant en contact immédiat des substances appropriées
à la maladie, la réduire et la résoudre dès la première inflammation, surtout lorsque la maladie a des causes occasionnelles.
Nous disons occasionnelles, parce que nous en concevons de
deux genres. C'est pourquoi nous en avertissons nos lecteurs,
pour qu'ils puissent en faire la différence, chose très impor-

tante, afin d'en préserver à l'avenir la succession parmi leurs animaux.

La première et la plus prompte à son développement, c'est la phthisie qui succède à la pneumonie ou pulmonie, qui, par conséquent, est occasionnelle, et, comme celle de l'autre genre d'affection, est incurable quand elle est compliquée; mais quoiqu'elle entraîne la perte de l'animal, elle n'est ni contagieuse ni héréditaire.

Mais il n'en est pas de même chez les animaux dont la maladie s'est développée par cause de mauvaise construction, comme ceux que l'on voit très haut sur jambes, ceux qui auront grandi trop rapidement, ou dont les coudes sont serrés, le thorax étroit et le ventre en levrette. Il est un fait constant, et nous le donnons pour certain, d'après les expériences faites pendant au moins vingt-cinq années, que cette maladie est dans ce cas héréditaire, et n'est pas pour cela plus contagieuse que l'autre; seulement nous avons cru devoir indiquer ces différents genres d'affections de la même maladie et de ses causes, afin que le propriétaire d'animaux puisse se sauvegarder et en préserver ses animaux. Il serait inutile de faire des dépenses pour le traitement, mais il est indispensable d'empêcher les animaux qui en sont atteints de se reproduire, en raison de l'hérédité. De cette façon, en prenant des précautions et avec des soins hygiéniques soutenus, on arrivera à détruire ces maladies, qui sont incurables par nos moyens thérapeutiques.

14° *Rage ou Hydrophobie.*

De toutes les maladies qui occupent les praticiens, la rage est la plus effrayante, et malheureusement jusqu'à nos jours on n'a pu découvrir aucun traitement pour la guérir. Cependant plusieurs savants ont publié des recettes, mais le temps a prouvé qu'aucune d'elles n'avait une efficacité certaine. Nous n'en donnerons donc pas, puisque la cure est encore impossible. Seulement nous invitons les propriétaires d'animaux à appeler

un homme de l'art aussitôt l'accident arrivé, ou dès la première manifestation de la maladie, car on peut souvent s'y
tromper, même les hommes exercés ; à plus forte raison ceux
qui sont étrangers à l'art vétérinaire. Plus on retarde, plus la
maladie ou le mal qui en résulte est difficile à combattre ou à
arrêter.

Nous croyons utile de transcrire ici quelques faits qui ont
eu lieu dans notre exercice; nous serions heureux s'ils pouvaient, en attendant mieux, être de quelque utilité.

Malgré les symptômes qui se manifestent chez certains animaux, ce n'est pas toujours de la vraie rage qu'ils sont atteints.
Il m'est arrivé d'être appelé pour visiter des chiens qui en
avaient tous les symptômes indicatifs, et cependant, par un
traitement convenable et persistant, j'ai reconnu qu'au lieu
de la rage, j'avais simplement affaire à un fort mal de gorge
qui constituait une engine; la saignée répétée et quelques gargarismes l'ont fait disparaître, et l'animal, que l'on voulait
abattre, s'est parfaitement rétabli. Ainsi, avant de se prononcer, il est très urgent de se convaincre de la vérité. Il est donc
indispensable de consulter un homme de l'art, et de ne pas
manquer de le bien renseigner sur tout ce que l'on sait des
causes qui ont pu contribuer à la maladie ou à l'accident. Si
je fais cette recommandation, ce n'est qu'après avoir été grave-
ment exposé par suite du silence stupidement gardé par des
gens imprudents.

Il y a environ vingt ans, je fus appelé par un propriétaire
de la commune de Saint-Laurent-de-la-Prée pour donner des
soins à un cochon malade. Cet animal était de forte taille et
prêt à être soumis à l'engraissement.

Arrivé à la demeure du propriétaire, on me conduisit dans
les derrières de la maison, dans une espèce de quéreux où
était couchée la bête. Voulant explorer la gorge de cet animal
et lui ouvrir la gueule pour reconnaître les affections sous-
linguales, je demandai des aides, et ce furent des gens de la
maison qui se réunirent à moi pour saisir le cochon indiqué,

qui ne manqua pas de faire résistance en se débattant fortement. L'un de mes aides qui le tenait par les oreilles, et en
qui j'avais cru pouvoir mettre ma confiance, eut peur au moment où je saisissais la langue et laissa échapper une oreille;
l'animal se détourna brusquement vers moi et m'agaffa un
pouce auquel une dent me fit une longue déchirure qui déter-
mina aussitôt une assez forte hémorrhagie.

Une vieille bonne femme, témoin de ce qui se passait,
s'écria : « Je parierais que vous n'avez pas prévenu ce monsieur
que ce cochon a été mordu par un chien qu'on a dit enragé,
et qu'on a poursuivi et tué dans la commune voisine. » Je fis
cependant prendre la dose que j'avais destinée à ce malheureux
animal, qui mourut la nuit suivante, et il me vint à l'idée que
j'avais fort heureusement dans mes bougettes une fiole contenant de l'alcali volatil ou ammoniac liquide; je m'empressai
de m'en lotionner la plaie qui venait de m'être faite, ce qui l'a
cautérisée sur-le-champ. Cette cautérisation m'occasionna une
fièvre qui se déclara dans la nuit suivante; mais là se borna
l'accident, qui n'eut pas d'autres suites.

Le même chien qui avait mordu ce cochon avait, dans la
même semaine, mordu une jument appartenant à un fournis-
seur de pavage qui n'en prit aucuns soins; la jument devint
enragée et l'accès de rage se manifesta après le vingt-neu-
vième jour de l'accident. Je fus appelé pour lui donner des
soins, et, comme pour le cochon, on ne me dit rien de ce qui
s'était passé; ce ne fut qu'en l'approchant, et l'animal ayant
eu un mouvement de frayeur suivi de grincement de dents, et
en lui voyant les yeux hagards, étincelants, les poils hérissés
et piétinant comme poussée par l'impatience, que je reconnus
tous les symptômes de la rage. M'avançant toujours, je m'armai
d'une fourche en lui en présentant le manche qu'elle saisit
avec les dents et qu'elle broya. Je fis part au propriétaire de
l'opinion que j'avais que sa jument était enragée. Alors seulement un de ses gens lui rappela qu'il y avait environ un mois
un chien enragé qu'on avait poursuivi s'était réfugié dans

l'écurie où se trouvait cette jument ; qu'elle s'était baissée pour le sentir, et qu'à ce moment le chien, en la mordant, lui avait fait plusieurs trous aux lèvres. Ces trous s'étaient fermés, et ce n'était que depuis deux jours seulement qu'ils s'étaient ouverts. Cet homme ajouta : « Hier, lorsque je m'aperçus que la jument ne mangeait pas, je pris de l'avoine dans ma main et la lui présentai. Elle me saisit le bras dans sa bouche et ne m'a pas fait beaucoup de mal, parce que j'avais ma veste et ma blouse, et je n'y ai plus pensé. » Nous avons passé le reste de la journée à observer cette pauvre bête, dont la fureur augmenta de plus en plus et finit par devenir effrayante ; et il nous a fallu la tuer, en lui tirant un coup de fusil chargé à balle.

Je crois que si, comme je l'avais pratiqué sur moi-même, les plaies résultant des morsures faites à cette jument eussent été cautérisées immédiatement par l'alcali volatil (ammoniac liquide), elle aurait peut-être été garantie du virus rabique qui s'est developpé par le temps, et qui n'était pas corrompu au moment de l'inoculation ; telle est ma conviction. Mais il faut aussi convenir qu'on n'a pas toujours sous la main de l'alcali volatil ; j'engage donc les propriétaires à en avoir chez eux en réserve ; cette substance n'est pas d'un très haut prix, et un propriétaire d'animaux est susceptible d'en avoir besoin à tout moment.

Souvent un animal est mordu par un reptile. Chez les vaches laitières, dont les insectes et les reptiles vénéneux attaquent de préférence les mamelles ou les trayons, les sucements et morsures de ces animaux occasionnent de graves inconvénients, ou au moins le tarissement. Tous les bestiaux qui vont dans les champs et les prairies sont exposés à ce genre d'accidents. Les chiens de chasse, qui semblent vouloir concourir avec l'homme à la destruction des reptiles vénéneux, se précipitent sur eux avec ardeur et persistance ; puis, les prenant dans leur gueule, il les balancent rapidement, et, les frappant à droite et à gauche contre leur tête, ils parviennent à les détruire ; mais malheureusement ils ne réussissent pas toujours bien, et ils reçoivent quelquefois des morsures qui leur occasionnent de rapides inflammations et des souffrances très aiguës.

Si on a le soin, aussitôt après l'accident, de projeter par gouttes, ou à l'aide d'une plume qu'on promène, du liquide ammoniacal sur la morsure et même au delà de la circonférence de l'inflammation, on voit la plaie se réduire d'une manière satisfaisante, et dès le lendemain la cicatrisation s'opère. Selon le cas et l'urgence, on doit faire des scarifications (petites ouvertures qu'on pratique à la peau à l'aide d'un bistouri), afin que le liquide pénètre plus vite.

Toutefois, on fera toujours bien, le second jour, d'alimenter l'animal ainsi traité avec des adoucissants, qui donneront de la souplesse aux téguments qui ont été l'objet de cautérisations. C'est là à peu près tout ce que nous pouvons dire pour combattre la rage, puisque l'incurabilité est reconnue jusqu'à ce jour. Il faut espérer que la science ne s'arrêtera pas aux tentatives infructueuses qu'elle a faites jusqu'à ce jour, et qu'au contraire elle redoublera de zèle en augmentant toujours ses efforts.

Nous croirions nous écarter de notre cadre en transcrivant ici l'infinité de recettes qui ont été proposées par des savants, dont nous reconnaissons d'ailleurs la supériorité. Cette longue liste grossirait de plus de moitié notre volume, sans être d'aucune utilité pour les propriétaires dans l'intérêt desquels nous écrivons.

C'est pourquoi nous nous bornerons à dire que nous pensons qu'on peut préserver la rage spontanée, attendu qu'elle doit être considérée sous deux points différents, ce qu'il est essentiel d'apprécier : 1o la rage communiquée par morsure d'un autre animal enragé; elle est incontestablement incurable (à moins toutefois qu'il soit possible d'introduire immédiatement un liquide qui puisse corrompre le virus rabique avant qu'il s'inocule dans l'économie), tout en comprenant que l'accident n'a pu être prévenu ; 2o la rage qui s'est déclarée spontanément ; elle aurait pu être prévenue, attendu que si la maladie est arrivée à cet excès périodique, cela est dû à la privation d'aliments de qualité convenable , à des dégrés de températures variées successivement, à des excès d'exercices violents, aux contrariétés que l'animal a pu éprouver, et enfin à tout ce qui est en opposition à l'hygiène. Or donc, si l'on eût mis en usage les soins hygiéniques, il est probable que l'événement n'aurait pas eu lieu.

Nous rappellerons donc, en terminant, que les propriétaires d'animaux ont toujours tout à gagner à mettre en usage les soins hygiéniques.

15o Tic.

Le tic, qu'on a rangé, lorsqu'il est à un certain degré d'apparence, dans la catégorie des vices rédhibitoires, n'est pas, à proprement parler, une maladie , mais il peut en être la conséquence; et, à tous égards, il mérite d'être bien observé, dans le but de pouvoir classer les différentes affections qu'il présente et qui caractérisent chaque degré.

Dans cette question , il est bon d'énumérer les divers genres de tics, afin que les personnes qui ont des animaux atteints de ce genre d'affection puissent se mettre en garde contre les. désagréments pouvant en résulter et s'en préserver pour l'avenir. Quoique le tic ne soit pas positivement une maladie , il est cependant contagieux et peut aussi être héréditaire , selon chacun des cas. Ainsi, qu'un cheval qui tique soit placé contre un autre cheval qui n'a pas ce défaut, on est presque certain qu'après quelques jours de séjour de ces deux animaux l'un contre l'autre, ils tiqueront tous deux. Donc, on pourrait dire qu'il y a contagion. Mais, à notre point de vue, il est plus convenable de dire que l'affection est transmissible, attendu que pour qu'une maladie soit contagieuse, il faut qu'elle possède en elle-même un virus qui puisse être inoculé sur un animal qui approche de celui qui en est atteint,

16

et puisse aussi être communiqué soit par absorption, soit par exhalaison, tandis que cette affection du tic ne se communique que par imitation. Cependant l'animal, qui était net avant l'approche d'un tiqueur, est infecté d'un vice incurable.

Nous croyons que la loi a été jusqu'à ce jour trop tolérante à cet égard; car, d'après le droit commun, celui qui cause un préjudice à autrui est passif des dommages et pertes qu'il a occasionnés. Ainsi, un propriétaire aura un cheval net de vices et d'une valeur de mille à deux mille francs. Un autre a un cheval tiqueur, et sans précaution aucune place cet animal, qu'il sait vicié, près du cheval sain qui, au bout de quelques jours, a contracté le vice de son voisin, et se trouve par ce fait déprécié. Nous demanderons si celui à qui appartient le premier cheval vicié ne doit pas être responsable de la perte qu'il a occasionnée au propriétaire du second. Nous répétons que, sur ce point, la législation laisse à désirer, et nous espérons qu'on y reviendra et rangera dans les cas de rédhibition tous les genres de tics, en attendant que, par notre principe, ils disparaissent par le temps.

Nous ferons en outre remarquer qu'il y a insuffisance à la rédhibition du tic quand on dit qu'un tic non apparent est garanti par le vendeur. Eh! pourquoi garantir celui-ci et pas l'autre? Est-ce que l'un n'est pas aussi pernicieux que l'autre? Est-ce que chaque personne qui a besoin d'acheter un cheval doit avoir une instruction qui la mette à même de connaître les défauts ou vices cachés dont un cheval est susceptible d'être atteint? Cela n'est pas possible, et même nous avons la preuve que des personnes bien exercées, renommées pour leur talent à faire le choix de chevaux sains et nets de vices, se sont trompées; et lorsqu'elles ont voulu faire en temps opportun leurs réclamations, le vendeur s'est refusé à reprendre le cheval, en donnant pour motif qu'il y avait apparence d'usure des dents, et que l'acheteur aurait dû s'en apercevoir. Il nous est un peu pénible de le dire, mais ce fait est arrivé, pendant le cours de notre exercice, à un officier de remonte. Qui a supporté la perte?

le gouvernement. Il en est de même dans les ventes faites aux particuliers; et si nous indiquons ce fait ici, ce n'est que pour donner à comprendre qu'il serait urgent de réviser la législation sur la rédhibition, de donner aux acheteurs de chevaux des garanties dont l'absence cause trop souvent des pertes sensibles à la société tout entière.

Avant de pousser plus loin, nous allons placer chaque genre de tic par rang numérique, afin que le lecteur puisse les distinguer tous :

Premier tic, avec usure des dents supérieures, les pinces ;

Deuxième tic, avec usure des dents supérieures et inférieures à la fois;

Troisième tic, avec usure des dents incisives sur le côté droit ou gauche ;

Quatrième tic, sans usure des dents, pour un cheval nourri au pacage;

Cinquième tic, en l'air, sans appui sur aucun corps droit, et par conséquent sans usure des dents ;

Sixième tic, de l'ours, qui consiste en un piétinement et un balancement continuel de la tête.

Toutes ces différentes affections de tics sont assez souvent, sauf celui qui a été acquis par imitation, le résultat de maladies nerveuses, névralgie du cerveau, du cœur; de maladies convulsives, résultant des vices de conformation des organes internes et imperceptibles, ce qui a toujours maintenu l'affection dans l'obscurité. C'est à ce dernier point que nous attribuons l'hérédité, et que, par ces motifs, nous désirons que l'ensemble de ces vices soit classé dans la catégorie des vices rédhibitoires, et que tous les animaux qui en seront affectés soient exclus de l'acte de progéniture, toujours dans le but d'en faire disparaître le vice, en faisant remarquer aux propriétaires éleveurs que cette précaution fait partie des soins hygiéniques. Il est donc de l'intérêt de tous de les mettre en pratique.

Le tic affecte aussi la race canine ; il consiste chez elle en un balancement de tout le corps, et opère la flexion des membres. On le nomme la danse de Saint-Guy. Il résulte souvent de la gourme mal soignée et il est incurable.

16° *Le Tournis, qu'on peut considérer comme une hydropisie du cerveau, étant chronique.*

Le tournis est une affection du cerveau par un épanchement quelquefois et le plus souvent séreux dans la cavité du cerveau ; quelquefois, mais moins souvent, enkysté, et dont les causes sont mal connues ou du moins douteuses. C'est par ces motifs que la maladie est rangée dans les incurables. Et cela se comprend, on ne peut pas connaître de traitement applicable à une maladie à laquelle on n'a pas pu trouver une cause et un nom convenable. Il est vraiment pénible d'avouer que la science est encore en retard sous ce rapport, et nous ne pouvons, comme nous l'avons fait ailleurs, qu'engager les savants à poursuivre leurs recherches sur ce sujet ; leurs efforts seront peut-être couronnés de succès. Jusqu'ici, pour nous, le tournis n'est que le résultat de manque de soins hygiéniques, comme l'exposition des animaux aux grandes chaleurs, aux pluies, la variation trop subite du chaud au froid, les coups portés avec violence sur la tête, les mauvaises nourritures, les mauvais logements. Tous ces cas peuvent être préservés par des soins hygiéniques, et qui éviteront des pertes. Il est inutile de chercher à guérir le tournis ; mieux vaut sacrifier les animaux qui en sont atteints que de dépenser de l'argent pour guérir une maladie dont on ignore la cause. Mieux vaut aussi épuiser un troupeau atteint d'une pareille affection, parce que ceux qui en sont atteints trop légèrement pour être hors d'état de servir ne donneront assurément qu'une mauvaise progéniture. L'expérience de vingt-cinq années d'observation nous a convaincu que la majeure partie des agneaux en étaient héritiers, soit en pourriture du cerveau avec vers ou non, soit de la même affection aux poumons, et par conséquent sont sujets à la rédhibition.

17º *Vertige ou Vertigo.*

Le vertige est une des maladies les plus redoutables qui puissent atteindre les animaux, attendu qu'elle a son siége sur des organes cachés et que le degré périodique s'y est établi. La cure est impossible; aussi nous conseillons aux personnes qui ont des bestiaux atteints de cette cruelle affection de ne point faire de dépense, parce qu'au moment où les symptômes du vertige se font apercevoir, il y a déjà des lésions du cerveau ou de ses enveloppes qui sont mortelles en raison des ruptures que l'excès de l'inflammation a effectuées, et qui, étant dans l'obscurité absolue, sont irréparables.

En admettant qu'ayant conservé de l'espoir, on voudrait faire quelques tentatives de traitement, on ne peut qu'essayer d'agir d'abord directement sur les causes, qui sont fort souvent les indigestions, les exercices poussés à outrance, les mauvais traitements; c'est là ce qu'on doit attaquer et faire disparaî-tre, et ce qui peut être des moyens palliatifs; mais pallier n'est pas guérir.

Il faut donc faire comprendre à ceux qui sont chargés du soin des animaux que ce sont eux qui, par leur négligence, sont les auteurs des maladies qui les atteignent. Nous nous bornerons à leur conseiller de les en préserver à l'avenir en exploitant toujours avec soin l'hygiène. Et, du reste, n'est-ce pas le principe que les propriétaires de bestiaux doivent adop-ter? Puisque l'art est impuissant à guérir quelques maladies rangées dans ce petit cadre, à quoi servirait qu'un propriétaire qui n'a qu'une légère routine, se livrât au hasard de traite-ments qu'il ne saurait tout d'abord pas bien faire, vu qu'il n'en connaît pas le principe, et qui ne produiraient aucun bon effet étant appliqués par sa main inhabile, puisque même appliqués par un homme de l'art ils échouent?

Il faut donc renoncer à la thérapeutique des maladies recon-nues incurables et se livrer entièrement à l'hygiène.

Si je dis renoncer à la thérapeutique des maladies réputées incurables, c'est aux propriétaires d'animaux que je donne ce conseil, afin de leur éviter de fausses dépenses qui dissipent les économies de l'agriculteur. Ces essais tentés par des gens qui ne connaissent pas les premiers éléments de la science du vétérinaire sont, en quelque sorte, vexatoires pour un homme de l'art qui a fait de grandes dépenses pour étudier ces maladies, outre qu'il y a appliqué son savoir et son activité, et qui, malgré ses études et la meilleure volonté possible, a échoué; mieux vaut-il, dans de pareilles circonstances, rester chacun chez soi et étudier chacun de son côté. Que le propriétaire se livre aux études hygiéniques, et il pourra parvenir à se suffire; car, s'il sait préserver ses bestiaux des maladies, le vétérinaire n'aura pas à les combattre. De son côté, l'artiste emploiera son temps (je veux dire le temps qu'il aurait perdu à chercher à guérir un mal reconnu jusqu'à présent incurable) à faire des épreuves qui pourront, il faut l'espérer, le conduire à de bonnes découvertes; et alors il rendra les services qu'on a droit d'attendre de son art, et qui malheureusement, depuis la création des écoles impériales vétérinaires, n'a pas encore, malgré de grands efforts, pu donner à l'agriculture la satisfaction d'obtenir la guérison des mauvaises maladies que nous venons de citer.

Cette insuffisance de la science est déplorable après tant de dépenses faites par le gouvernement français, dépenses qui se perpétuent sans interruption; après l'érection d'écoles-monumentales où tout est au complet et où rien ne manque à l'instruction des personnes qui veulent étudier l'art vétérinaire.

Ces établissements sont, sans contredit, dirigés par des hommes dont la moralité est irréprochable, de l'instruction la plus profonde, d'une science à toute épreuve, ayant une longue expérience du professorat, et enfin doués d'un mérite à la hauteur des connaissances de nos jours, où la science est parvenue à un si haut degré. A quoi donc attribuer les déceptions qu'éprouvent les propriétaires d'animaux dans l'espérance qu'ils ont eue, en voyant former des établissements où l'on doit enseigner l'art de guérir, qu'il en sortirait de nouveaux vétérinaires qui, plus instruits que leurs prédécesseurs, en raison des progrès journaliers de la science, viendraient les soulager des pertes considérables qu'occasionnent les maladies jusqu'à ce jour incurables qui atteignent leurs bestiaux ?

Mais ils sont bien trompés et presque désespérés en voyant arriver un nouveau vétérinaire qui ne sait que ce que savaient ses prédécesseurs, et ils se disent encore une fois : « Nous ne sommes pas plus avancés cette année-ci que l'année passée. »

Eh bien ! puisqu'il en est ainsi, qu'il n'y a pas assez de progrès, livrons-nous aux études hygiéniques, et nous tâcherons, par nos bons soins, de nous préserver des fléaux que nous font supporter tant de maladies incurables par l'art vétérinaire.

Quant à nous, ce n'est pas une plainte que nous formulons ; seulement nous désirons que S. Exc. M. le ministre de l'agriculture et du commerce prenne l'initiative, en lui communiquant les regrets que la société tout entière des agriculteurs éprouve en voyant qu'une lacune aussi vaste dans la science vétérinaire reste si longuement sans être remplie ; en témoignant aussi le désir que nous aurions tous de voir sortir un décret qui autoriserait la nomination d'une commission spéciale, dont les membres seraient choisis parmi les hommes reconnus les plus expérimentés dans cette science, et qui seraient autorisés à faire les recherches et les épreuves que nécessite cet immense travail, que nous laissons à la haute appréciation de notre gouvernement.

Nous demandons même à être pardonné si nous n'avons transcrit ici qu'un si petit nombre de maladies incurables ; nous avons cru qu'en transcrivant la totalité, même la presque totalité, le champ eût été trop vaste ; et ayant trop de terrain à parcourir, c'eût été peut-être un point de découragement pour ceux qui voudraient entreprendre une tâche aussi utile et si pénible que celle que nous indiquons.

Aussi nous aimons à croire, et nous osons l'espérer, que

nos vœux se réaliseront par la bienveillance de notre chef du
pouvoir, toujours plein de prévoyance pour le bien de tous.

C'est pourquoi nous terminons cet opuscule en recommandant
à nos propriétaires d'animaux de se livrer avec ardeur et attention aux études hygiéniques, de les mettre à profit ; et à chaque
rencontre que leur imagination aura faite d'une chose qui
concerne la thérapeutique sur les maladies de leurs animaux,
nous les prions de les communiquer aux hommes qui pratiquent l'art de traiter, et même de se mettre en rapport autant
que possible avec les gens instruits, en en faisant leurs collaborateurs. C'est le vrai moyen d'agrandir les lumières de chacun,
et par conséquent d'accroître la science.

Nous prions, en définitive, les propriétaires d'animaux d'observer que pour eux l'hygiène est la base de tout.

Nous nous réservons aussi de faire connaître au ministère
compétent combien il est besoin de répondre à la bienveillance
du gouvernement pour l'amélioration des races d'animaux ;
chose en retard, que nous signalerons ultérieurement.

Observations sur la manière d'agir envers les étalons.

Cependant, tandis que je m'occupe de cette importante
question, je regretterais de l'abandonner sans en dire quelques mots, afin de stimuler l'intelligence et la bonne foi des
éleveurs, et de leur faire remarquer combien on est en retard
pour répondre aux bonnes intentions du gouvernement qui,
depuis si longtemps, s'occupe de l'amélioration des chevaux.

Avant d'aller plus loin, je ferai connaître la faute ou,
pour parler plus exactement, le manque de précautions du
propriétaire éleveur, je ferai remarquer aussi que l'administration, en ce qui concerne les étalons, qu'elle oublie trop, y est
pour une large part. Je ne sais si cela dépend de MM. les direc-
teurs des dépôts, par exemple celui de Saintes (comme je ne
connais pas aussi bien ceux des autres départements, je cite
celui-là).

Depuis trente années que j'habite Rochefort, j'ai presque toujours vu les stations qui entourent ce canton être confiées à la seule garde et aux volontés d'un garde-étalon palefrenier pour faire opérer la copulation des races chevalines.

Il est bon de remarquer que ces palefreniers n'ont que des appointements très minimes, et que le temps passager de la monte est pour eux une petite moisson, parce qu'il est d'usage que chaque propriétaire qui amène ou fait conduire une jument à la station pour la faire garnir par un étalon du gouvernement leur donne une pièce d'argent qu'on nomme le pourboire. Il en résulte que le palefrenier, abandonné à lui-même, donne à ces chevaux, afin d'augmenter ses bénéfices, toutes les juments qui lui sont présentées, quelles qu'elles soient, bien ou mal construites, propres ou non.

Je ne voudrais certes pas causer de peine à ces pauvres palefreniers, mais j'affirme que je suis certain de ce que je viens de dire. J'ai eu occasion, en allant visiter les stations où j'étais appelé, de voir une jument atteinte de maladie de peau être cependant livrée à un des étalons du gouvernement. Grâce à mes observations, cette monte a été suspendue ; mais je n'étais pas toujours là, ni même ceux que cela regardait plus particulièrement.

J'ai même été appelé pour soigner, à la station de Ciré, un étalon nommé *Livernais*, atteint au plat des cuisses d'une affection galeuse, et au pénis ou la verge, de phimosis ; et tout cela parce qu'on donnait à cet animal la première jument qui se présentait, sans s'occuper si elle était saine ou non.

Je serais désolé que qui que ce soit reçût des reproches par suite de ce que je rapporte ; je ne prétends pas non plus donner d'avis ; loin de là, je m'en abstiens formellement : je viens seulement présenter mes idées. Je pense qu'il serait sage à l'avenir de ne point souffrir l'accouplement des juments avec les étalons du gouvernement sans que, préalablement, elles aient été reconnues aptes à cette association de progéniture.

De cette façon, on recueillerait d'heureux résultats des

grandes dépenses faites par le gouvernement, et les propriétaires éleveurs trouveraient promptement de plus grands bénéfices.

En outre, on arriverait bien plus vite à faire disparaître les vices de construction qui, pour la plupart, sont héréditaires, ainsi que les vices classés dans les cas rédhibitoires, dont les tribunaux sont appelés à connaître, ce qui devient ruineux et fait naître des haines entre les commerçants. Et enfin, à notre point de vue, la précaution dont nous venons de parler amènerait une grande et prompte amélioration et l'avantage de tous.

Aussi c'est avec un doux espoir que nous terminons cet opuscule, en pensant que M. le directeur général des haras, par ses hautes connaissances et son bon vouloir, interviendra et mettra bon ordre dans l'état de choses que nous avons signalé.

Ayant l'intime conviction d'être dans la bonne voie pour l'intérêt du propriétaire éleveur, je ne puis me taire ni m'arrêter sans insister sur l'immensité des avantages qui résulteraient de la précaution ci-dessus énoncée avant de livrer les juments à la fécondation.

Quand le propriétaire éleveur a un poulain de trois ans et qu'il veut le vendre pour en tirer le prix qu'il lui coûte, il calcule les dépenses qu'il a faites depuis quatre années, car cet animal a entraîné des soins et des dépenses pendant que la mère le portait.

C'est alors qu'on peut apprendre à connaître qu'il en coûte autant d'élever un animal qui a des défauts qu'un animal qui n'en a pas; c'est-à-dire que celui ou celle qui arrive avec une mauvaise construction a coûté tout autant que celui ou celle qui est en belle construction, et il est bien pénible pour un éleveur de connaître après quatre ans qu'il a passé son temps pour rien, tandis qu'en suivant notre procédé il a beaucoup plus de chance de réussite.

GUIDE

DU

PROPRIÉTAIRE ÉLEVEUR

POUR

L'APPLICATION DES SUBSTANCES VÉGÉTALES UTILES
AUX MALADIES DES ANIMAUX DOMESTIQUES, DONT LA NOMENCLATURE
DE CHAQUE ESPÈCE EST DÉTAILLÉE, AVEC DESCRIPTION DE LA PROPRIÉTÉ DE CHAQUE
CHOSE AINSI QUE LA QUANTITÉ, SOIT PESÉE, SOIT MESURÉE, ET L'INDICATION
POUR LES PRÉPARER ET LA MANIÈRE DE LES ADMINISTRER

(Chaque espèce est classée par ordre alphabétique.)

ABSINTHE.

L'absinthe est un puissant vermifuge. Elle peut éviter l'emploi d'autres substances qu'on achète fort cher, tandis qu'on peut la récolter soi-même et la préparer de la manière suivante et l'administrer sans crainte, en en fixant les doses comme nous l'indiquons plus loin.

Nous continuons son emploi pour la destruction des vers, et puis nous ferons connaître les autres propriétés qu'elle possède, qui sont précieuses, surtout en l'appliquant à propos et en temps convenable. Cette plante, dont les cultivateurs ne font pas de cas, devrait être récoltée avec soin. On doit la cueillir au moment qu'elle est en fleur et ramasser les graines et les feuilles; et quand elles sont bien sèches et friables, on les broie

facilement à la main. En la cueillant avec sa tige, on aura en
plus la peau de cette tige, qu'on peut râcler à l'aide d'un instrument tranchant, un couteau, par exemple, de façon à en
faire comme une poudre.

On mêle cette poudre au son pour le cheval, et la dose
pour cet animal est de 50 à 125 grammes, selon sa force; on
double le tout pour le bœuf.

Cette plante est tonique, cordiale, stomachique, digestive et
vulnéraire; elle produit une excitation générale qui se communique dans toutes les fonctions animales. C'est un stomachique chaud, qui ranime l'action de l'organe digestif affaibli
ou débilité. Son amertume pénètre dans les chairs et le lait
des animaux qui la mangent.

On peut mêler cette poudre au miel. (Voyez *Opiat vermifuge.*) On la donne en liquide, par suite d'infusion ou macération. Par infusion, on en introduit dans le vase qu'on destine à
cet effet, on l'emplit aux deux tiers, en tassant un peu fort
l'herbe; on l'emplit d'eau, on le fait bouillir cinq minutes et
on le retire du feu pour le laisser refroidir étant couvert, puis
on passe au tamis ou au linge clair. On administre à l'animal
à la dose d'un litre ou un litre et demi, selon sa force; la dose
est double pour le bœuf. Mais il est bon que l'animal soit à
jeun, et que ce breuvage soit précédé d'un autre miellé. Si
ce sont de jeunes sujets, on ne devra donner que le quart ou
la moitié, et proportionner graduellement.

En macération, il est bon que l'absinthe reste dans l'eau au
moins quarante-huit heures; on l'administrera de même et l'on
continuera pendant plusieurs jours.

On la donne en lavement; elle convient contre la pourriture.
On en tire un bon avantage en lui ajoutant un tiers de son poids
ou mesure d'oxymel, et en la faisant prendre par quart de litre
au mouton atteint de pourriture, même de cachexie.

Ainsi préparée, elle est préférable à la thériaque qu'on achète
dans le commerce; au moins on est sûr qu'elle n'est pas fraudée. C'est ainsi que nous avons fait un sirop aromatico-vul-

néraire, et qui ne coûte pas la cinquième partie du prix des autres substances, qui n'ont pas cette efficacité. Nous en parlerons aux articles *Sirop* et *Électuaire*.

AMMONIAQUE LIQUIDE.

Un propriétaire d'animaux doit toujours avoir chez lui, mais tenue sous clé, une fiole d'un demi-litre d'ammoniaque liquide, pour s'en servir dans des cas pressés, selon les indications que nous lui donnerons plus loin, et en attendant un homme de l'art, si le cas l'exige.

L'ammoniaque est une substance qui est d'un prompt secours, mais que le propriétaire éleveur ne doit employer qu'à l'extérieur, tel que dans les inflammations spontanées, les morsures de reptiles. Pour cela, voyez *Liniment*, *Piqûre* et *Eau calmante*.

Ainsi, dans une phlegmasie, on le mêle dans trois fois son poids d'eau et l'on en frictionne toute la partie enflée à l'aide d'un chiffon. Si c'est une morsure ou piqûre de reptile, on l'emploie pur ; mais il est bon de faire des incisions à la peu des parties affectées, afin qu'il pénètre et combatte le virus qui y est inoculé. Intérieurement, il agirait comme poison s'il n'était combiné.

ANGÉLIQUE.

L'angélique est une plante qu'on cultive dans les jardins, et à laquelle on ne porte pas toute l'attention qu'elle mérite par ses vertus. Comme l'absinthe, elle entre dans la composition de la thériaque tant vantée ; mais les marchands la fraudent à un tel point qu'on peut à peine s'y fier, et qu'en employant soi-même les substances qui la composent, on est bien plus sûr d'en avoir toutes les parties nutritives. C'est pour cela que nous nous sommes occupé de distinguer chaque plante pour les associer nous-même, afin d'être sûr de leur efficacité,

tout en ménageant l'intérêt du cultivateur qui, par nos procédés, les emploiera lui-même avec sécurité.

Ainsi, l'angélique en poudre peut être associée à l'absinthe, en infusion comme en macération ; la racine de préférence pour la saison d'hiver, et les sommités lorsqu'elle est en pousse. Si l'on ramasse la graine et les feuilles, on n'en fera pas le même usage que pour l'absinthe en place de thériaque. Elle convient très bien aux espèces des ruminants, le bœuf et le mouton, qui sont atteints de maladies d'estomac et d'intestins. (Voyez *Breuvages* et *Opiats cordiaux, stimulants, carminatifs, sudorifiques.)*

ANIS.

L'anis est cultivé dans une province de la France, la Touraine, mais il ne vaut pas celui qui est récolté dans le Piémont ou l'Italie. Il est un excellent stimulant diurétique, stomachique ; on l'emploie dans les coliques causées par les indigestions qui irritent les intestins. On administre son huile à la dose de 75 grammes, terme moyen. Varier selon la force de l'animal.

La semence réduite en poudre entre dans les opiats dont on veut tirer les mêmes effets.

Continuer l'usage pendant quelques jours. Il est balsamique et carminatif. Il est très à propos qu'un éleveur d'animaux en soit muni de quelques potions, pour pouvoir les appliquer en temps opportun, par exemple le manque d'appétit.

BAIN, BAIN-MARIE.

Quoique nous nous soyons expliqué assez clairement sur les avantages et le danger des bains aux animaux domestiques, nous croyons devoir nous prononcer ici sur l'utilité du bain-marie, qu'il est bon de connaître pour pouvoir le mettre en usage au besoin pour quelques confections médicamenteuses ; comme pour faire la pommade calmante, dont la formule est

classée à l'article *Pommade*, laquelle possède des fluides volatils, et par conséquent sensibles au feu nu, ainsi que d'autres pommades et onguents qu'on peut confectionner soi-même, et au besoin liquéfier.

Pour ce faire, on a un vase dans lequel on fait bouillir la quantité d'eau, approximativement au besoin et au volume de l'objet qu'on veut plonger dans celui-ci; les substances qui composent la pommade, prêtes et séparées les unes des autres, on met la graisse qu'on destine à cet effet dans le second vase (bien entendu plus petit que l'autre), qui est dans le premier où l'eau bout; au moment où la graisse est fondue et demi liquide, on verse alternativement les liquides et les poudres qu'on veut y incorporer en les remuant avec un morceau de bois, jusqu'à ce qu'on pense que le mélange est complet; puis on retire le vase de cette chaleur et on le laisse refroidir; le lieu le plus frais est le plus actif pour consolider la pommade. Veut-on la liquéfier, le même procédé doit être mis en usage, mais avec la précaution de ne pas trop chauffer, de crainte que les poudres ne se précipitent dans le fond du vase, et qu'elles ne se trouvent triées du corps gras, qui n'aurait plus alors sa même vertu.

BAUME OU BALSAMIQUE.

On nomme ainsi toutes les substances qui ont la propriété d'être salutaires aux voies digestives, répandent une bonne odeur, et qui peuvent empêcher la peste et même la détruire. Ce sont des antiputrides, comme le camphre et certaines plantes que l'on trouve quelquefois dans les champs, mais plus communément dans les jardins, telles que le laurier, la lavande, la sauge, la menthe, connue en plein champ sous le nom vulgaire de moutarde; le basilic, le thym, la cire jaune, la laitance de chaux vive nouvellement en fusion, l'encens. Toutes ces substances sont balsamiques; leurs parties essentielles constituent un baume plus ou moins fort, et cha-

cune d'elles a son application et donne leur propriété aux pommades, onguents, sirops, électuaires, breuvages ou opiats, dont les règles vont être appliquées à chaque article.

On a aussi, à part de toutes ces substances, une composition de baume tranquille dont voici une recette :

Les feuilles des herbes ci-après dénommées étant nouvellement cueillies, on les met toutes dans une marmite et on les fait bouillir environ dix minutes; puis on laisse refroidir jusqu'au lendemain, et l'on passe soit au tamis ou à travers un linge clair :

De jusquiame......
De belladone.......
De nicotiane.......   } de chaque une partie.
De pavot noir......
De morelle........ trois parties.

Toutes ces plantes doivent être employées au moment de leur grande vigueur.

Après avoir obtenu ce liquide, on y ajoutera : huile d'olive, quatre parties; huile ou essence vulnéraire, une partie.

Le baume tranquille ainsi préparé mérite l'attention de ceux qui l'administrent sur les douleurs d'articulations, soit comme lotions, soit en cataplasmes (voyez ces mots), et intérieurement pour les breuvages narcotiques et stimulants. (Voyez ces mots). Toute personne intelligente peut à la belle saison se procurer ces substances, attendu qu'elles existent dans les terres où l'on cultive, et de cette façon s'en approvisionner pour les cas d'urgence. Elle aura pour un franc ce qu'elle paiera cinq francs dans le commerce, et sera certaine de la pureté.

BOURGEONS DE PEUPLIER OU BOUTONS.

Les bourgeons de peuplier sont les boutons qui ont été produits au bout des branches par la végétation ; on les appelle aussi *germes*. Ces pousses qui précèdent les fleurs sont d'une odeur

très agréable, même balsamique ; mais il ne faut pas oublier
de les ramasser à cette époque du printemps où elles se développent. On les fait sécher au grand air et on les renferme dans
un lieu sec. Ces bourgeons font la base de l'onguent populéum, c'est-à-dire de sa propriété balsamique. (Voyez *Onguent
populéum.*) N'oubliez pas surtout de faire la récolte ci-dessus
indiquée, car avec trois francs de déboursé vous aurez ce que
vous paieriez quinze francs et souvent dix-huit dans le commerce, et la qualité en sera meilleure.

BREUVAGE.

Le breuvage est un système adopté par les hommes, qui,
pour soulager les animaux, leur administrent des substances
alimentaires ou médicamenteuses à l'aide d'une bouteille,
d'une corne de bœuf ou d'un entonnoir en forme de bidon ;
moyen par lequel on peut leur introduire dans l'estomac des
liquides utiles qu'ils ne prendraient pas de leur chef ou de leur
propre volonté. Les breuvages doivent être composés selon les
effets qu'on veut en obtenir ; aussi vont suivre différentes formules pour guider les propriétaires éleveurs, qui ne devront
pas perdre de vue que ces breuvages, quels qu'ils soient,
doivent être confectionnés par eux-mêmes, et administrés
avec de grandes précautions. Voyez à cet effet l'article *Toux*.
Il y a de graves inconvénients, et pour les éviter il faut avoir
la précaution, lorsqu'on veut faire prendre un breuvage à un
animal, qu'il soit tranquille ; c'est-à-dire qu'il ne faut pas le
tracasser, afin qu'il soit essoufflé lorsqu'on lui lève la tête, parce
qu'en respirant la substance qu'on lui verse dans la bouche
pour être avalée, elle pourrait faire fausse route, entrer dans
la trachée, et par conséquent le suffoquer et même l'asphyxier.

Lorsqu'on a levé la tête d'un cheval d'une manière convenable, on lui met le goulot de la bouteille dans le côté de la
bouche ; puis on verse une partie du liquide et, l'on fait un temps
d'arrêt, en s'assurant que cette première partie est avalée ; on

continue, et ainsi de suite. Mais s'il arrivait que la bouche ne fût pas débarrassée de la première potion, on ne devrait pas en verser davantage. De même, si l'animal tousse, on doit lui lâcher la tête, afin qu'il puisse laisser échapper tout ce qu'il contient dans la bouche, quitte à le perdre.

Le bœuf n'a pas cet inconvénient, attendu qu'on ne l'attache pas comme celui-ci; il suffit seulement de lui tourner la tête de côté; puis, en le prenant par la cloison nasale d'une main, et de l'autre étant placé du côté opposé, on s'empare d'une corne et on lui verse la bouteille à ce destinée. Cependant il faut encore le lâcher à la première bouteille et reprendre autant de fois qu'on aura de breuvage à lui administrer, et observer que les animaux qui viennent de recevoir un breuvage, de quelque nature qu'il soit, ne doivent rien prendre qu'une heure après avoir avalé le breuvage, et plus si on le peut.

Breuvage adoucissant.

Prenez : Racine de guimauve. }
Racine de réglisse... } de chaque 60 grammes.
Miel...................... 125 grammes.

Faites bouillir les racines, après les avoir coupées, dans deux litres d'eau, pendant dix minutes; passez au tamis ou à travers un linge clair; ajoutez à la décoction le miel. Faites prendre au cheval en une seule dose. Si l'on doit réitérer, il faut en faire davantage à la fois, en proportionnant les substances à la quantité d'eau. Dans tous les breuvages, on double toujours pour le bœuf, en observant pour tous la force, et ne jamais en brusquer aucun.

Breuvage adoucissant calmant.

Prenez : Quatre têtes de pavot blanc.
Quatre cuillerées de graine de lin.

Faites bouillir dans trois litres d'eau pendant dix minutes et passez au tamis ou à travers un linge ; puis ajoutez miel en bonne qualité, 125 grammes. Doubler pour le bœuf. Administrez en une dose et réitérez.

Breuvage amer.

Prenez une forte poignée d'herbes espèces amères ; faites bouillir pendant dix à douze minutes, et puis passez à travers un linge clair ou un tamis et administrez en une dose. Réitérez autant que le besoin l'exige.

Breuvage aromatique amer.

Prenez une bonne poignée de camomille, autant de menthe (moutarde des champs) et d'absinthe ; faites bouillir et administrez comme dessus.

Breuvage astringent.

Espèces astringentes, une forte poignée dans trois litres d'eau ; faites bouillir comme ci-dessus, passez à travers un linge ou au tamis, et ajoutez un quart de litre d'oxymel. Administrez en une dose et réitérez autant que le besoin l'exige.

Breuvage béchique adoucissant.

Prenez espèces béchiques adoucissantes, 50 grammes ; faites bouillir avec graine de lin comme ci-dessus, passez au tamis ou à travers un linge clair, et ajoutez miel, 130 grammes. Administrez et réitérez selon le besoin.

Breuvage cordial excitant.

Prenez espèces cordiales, une forte poignée par deux litres d'eau ; faites bouillir et passez comme ci-dessus. Ajoutez miel,

100 grammes; vin rouge, même quantité que ce liquide, et administrez, en continuant selon le besoin.

Breuvage digestif.

Prenez : Vin blanc............. 1 litre 1/2.
Miel................. 75 grammes.
Éther sulfurique....... 50 grammes.

En ayant eu soin de faire dissoudre le miel dans un quart de litre d'eau chaude. Mêlez et administrez en une dose ; réitérez, et double pour le bœuf.
Ce breuvage est bon contre les indigestions.

Breuvage digestif avec l'élixir calmant.

Prenez 25 grammes camomille; faites infuser dans un demi-litre d'eau, passez comme ci-dessus.

Élixir calmant........... 1 demi-litre.
Vin blanc.............. 1 litre.

Mêlez et administrez, et réitérez au besoin.
Ce breuvage jouit d'un grand avantage contre les coliques causées par les indigestions. La dose est double pour le bœuf.

Breuvage diurétique.

Prenez une poignée d'asperges, autant de persil; faites bouillir deux ou trois minutes dans deux litres d'eau. Passez comme dessus.

Ajoutez : Miel.............. 150 grammes.
Deux litres de vin blanc.

Mêlez et administrez; réitérez s'il y a urgence.
En hiver, on prend la racine des plantes ci-dessus, en les coupant ou les fendant.
Si l'on a chez soi du sel de nitre, on peut en ajouter un forte

cuillerée par litre. Ce breuvage est excellent contre les rétentions d'urine, ce qui n'empêche pas les autres soins.

Breuvage excitant.

Prenez : Absinthe, une poignée.
    Lavande,   *idem*.... } dans deux litres d'eau.
    Baume,   *idem*....

Faites bouillir ; ajoutez six fortes pincées de poivre en grain ;
passez comme dessus. Ajoutez : miel, 50 grammes; vin blanc,
deux litres. Administrez et réitérez selon le besoin et l'état du
malade. Ce breuvage est tonique et donne de l'appétit.

Breuvage fébrifuge.

Prenez : Absinthe, une poignée.
    Camomille, moitié.
    Écorce moyenne de houx.
    Ajoutez 450 grammes de miel.

Faites bouillir le tout dans trois litres d'eau pendant une
demi-heure et passez.

Administrez à jeun, et réitérez pendant plusieurs jours,
le matin. Laissez l'animal une heure sans rien prendre.

Ce breuvage coupe la fièvre, dont on a dû détruire la cause ;
après quoi il faut une bonne nourriture.

Breuvage purgatif.

Prenez : aloès succotrin en poudre, 50 grammes ; miel dissous
dans un litre et demi d'eau tiède ; mêlez et administrez en une
dose. Doublez pour les bœufs. Réitérez deux jours de suite.

Il est très convenable de faire précéder ce breuvage par un
autre de même quantité, mais seulement de décoction de graine
de lin (trois cuillerées) ; miel, *idem*. De tous les purgatifs,

l'aloès est celui qui convient le mieux au tempérament du bœuf et du cheval. C'est par ce puissant motif que nous ne donnerons pas d'autre exemple de purgatifs à ces deux animaux.

Breuvage purgatif pour le cochon et le mouton.

Prenez : Jalap, 25 grammes ; variez selon la force de l'animal. Ajoutez : Miel, 100 grammes, dissous dans l'eau tiède.

Administrez en deux fois, à deux heures d'intervalle. Il faut toujours faire précéder cela par un breuvage de pareille quantité d'une décoction de graine de lin et deux cuillerées de miel, et à la suite de ces purgations, nourrir les animaux d'une substance légère et douce, claire et en petite quantité.

Breuvage purgatif avec sirop de nerprun.

Ce breuvage est un purgatif et est très salutaire pour les jeunes poulains à la dose de 125 grammes. On ajoute miel, 225 grammes, et deux litres d'eau tiède pour la dissolution. Faites prendre en deux jours, moitié chaque jour, à jeun. Moitié de la dose pour le mouton et le chien.

Breuvage sudorifique.

Prenez : lapace, connue sous ce nom dans le vulgaire (bardane) ; sa tige est aussi agréable à manger que la queue d'artichaut on peut dès le printemps employer la tige et les feuilles, et l'hiver la racine : en ce dernier temps, la moitié du volume de l'été suffit ; une poignée, l'été, dans trois litres d'eau ; fleurs de sureau, *idem ;* vin blanc, un litre ; faire bouillir dix minutes et passer ; miel, 200 grammes ; mêler le tout. Faire prendre en deux doses, à une heure de distance. L'animal ne doit pas avoir mangé depuis une heure, et ne manger qu'une heure après.

Ce breuvage est très salutaire à la suite des sueurs rentrées.

On devra, dans cette condition, ne pas manquer de tenir l'animal dans un local bien clos et de le bouchonner, pour que la sueur ne se reproduise pas sur son corps. Cette dose doit être doublée pour le bœuf.

Breuvage vermifuge.

Prenez espèces vermifuges, 125 grammes ; faites bouillir pendant quinze minutes et passez ; sel de cuisine dissous, 70 grammes. Mêlez et administrez le matin à jeun. Réitérez pendant six jours. Doublez la ration pour le bœuf.

On peut y ajouter la poudre à moitié poids.

CALMANTS.

On désigne sous le nom de *calmants* les substances médicamenteuses qui, par leurs vertus, ont l'avantage de calmer les douleurs qu'éprouvent certains animaux dans des cas d'irritation fâcheuse, et paraissent assoupir le mal en ramenant les sens dans leur état naturel de l'économie animale, troublée quelquefois par des remèdes trop violents ou de certaines substances introduites dans l'estomac ; ils s'emploient aussi pour calmer la douleur causée par des plaies ou des contusions à l'extérieur. Nous pouvons citer comme calmants quelques teintures, telles que la teinture d'aloès, l'opium et une quantité d'autres espèces tirées de la chimie et de la pharmacie ; mais malheureusement leurs prix sont trop élevés. C'est par ces motifs que nous nous sommes occupé de chercher à remplacer ces objets précieux, mais trop chers, par les végétaux qui sont sous la main du cultivateur ; il n'aura à l'avenir que la peine de ramasser et préparer ces diverses plantes comme suit. (Voir au besoin *Espèces calmantes.)*

Seulement il s'agira de déterminer le siége de l'irritation pour y appliquer le remède calmant.

Par exemple, si c'est une contusion, voyez *Cataplasme ;* de même pour les efforts ou entorses.

Si ce sont des plaies, voyez *Lotions* et *Poudre calmante*.

Si c'est à l'intérieur que l'irritation existe, voyez *Breuvage*. *Électuaire* ou *Opiat calmant*. Pour une gastro-entérite aiguë, bouillon de tête de mouton bouillie et associée à d'autres calmants. Si elle est chronique, ajoutez camphre aux autres substances calmantes.

Les substances calmantes peuvent se trouver en simples et en composées ; cela dépend aussi de l'intensité du mal, ce à quoi l'on doit toujours s'attacher avant d'administrer. (Voyez *Espèces calmantes.*)

CAMOMILLE.

La camomille vient dans les champs très abondamment ; mais celle qui vient étant cultivée dans les jardins est préférable.

Il est bon de la cueillir au moment qu'elle est en fleur, et la faire sécher comme on fait des fleurs de mauve et guimauve. Elle a une grande propriété étant infusée dans dix fois son poids d'eau, qu'on administre en breuvage pour calmer les coliques et les indigestions ; elle donne du ton aux voies digestives ; elle est stomachique et vulnéraire.

CAMPHRE.

Le camphre est l'un des plus précieux médicaments qu'on puisse employer dans le traitement des animaux, surtout en suivant nos prescriptions, pour l'extérieur et quelquefois intérieurement, mais avec toute modestie ; à des doses exagérées, il est irritant, échauffant, malfaisant ; et aux doses que nous prescrivons, il devient résolutif, antiputride, calmant, balsamique et en somme très salutaire.

J'engage les propriétaires éleveurs d'animaux à toujours en avoir une certaine quantité en leur possession. En admettant qu'ils n'en auraient pas besoin, l'odeur leur sera toujours avantageuse comme antipestilentielle. Pour le conserver, il faut qu'il soit tenu hermétiquement renfermé, à cause de sa volatilité.

On trouvera plusieurs formules où est son emploi.

CANTHARIDES.

Si nous parlons ici en passant des cantharides, ce n'est pas dans l'espoir d'en faire connaître l'usage et l'application, attendu que les substances dans lesquelles on les introduit ne doivent être appliquées que par suite de l'ordonnance d'un homme de l'art, mais bien pour avertir le propriétaire éleveur du danger qu'il y a à laisser boire les animaux à des mares ou abreuvoirs bordés par les arbres que préfèrent ces insectes, qui se reposent principalement sur les noyers, le peuplier, le lilas, le troène, le rosier et le frêne, dont ils dévorent les feuilles. Lorsqu'on veut les avoir, on tend une toile sous les arbres où ils sont, et, secouant l'arbre, on les fait tomber et on les ramasse pour en faire les préparatifs d'onguent épispastique ou vésicant.

Mais il arrive qu'étant dans les arbres qui bordent les abreuvoirs, comme il est dit ci-dessus, la secousse seul du vent les fait tomber dans l'eau où elles périssent et s'y macèrent. Il est facile de comprendre qu'une pareille eau est très irritante et souvent même vésicante ; on en a vu des résultats très pernicieux.

Des animaux pâturaient dans un enclos, où ils n'avaient qu'un abreuvoir entouré d'arbres garnis de mouches cantharides ; ils s'abreuvaient obligatoirement de cette eau et avaient bonne nourriture d'ailleurs. Depuis un nombre considérable d'années, cet abreuvoir était connu pour posséder de l'eau par excellence ; et, cette année-là, ces insectes en s'essaimant s'étaient appuyés sur les arbres qui bordaient cet abreuvoir et y avaient fixé leur demeure.

Ce ne fut qu'après la perte de plusieurs animaux de ceux qui allaient s'y désaltérer, qu'en cherchant une cause à cette

perte qui devenait épidémique, on s'aperçut en explorant ce
bassin qu'il y avait des cantharides dans l'eau et que les arbres
en étaient garnis ; la prétendue épidémie fut de suite arrêtée
par la suppression de l'abreuvoir.

C'est depuis une semblable aventure que nous engageons
nos lecteurs à toujours visiter les bassins ou fossés où vont s'a-
breuver leurs animaux, en observant la nature des arbres qui
les entourent, ainsi que les herbes qui y poussent, et enfin
éviter toute émanation.

CATAPLASME.

Le mot cataplasme sert à désigner l'application de quelques
substances qu'on met sur un membre ou une partie quelconque
du corps, lesquelles substances doivent être de la consistance
d'une soupe ou d'une bouillie ordinaire, ni trop épaisse ni trop
dure, et maintenue sur la partie où on la destine à l'aide
d'un linge et ligatures convenables à cet effet. Si la forme est
la même, la nature de chaque cataplasme varie selon les effets
qu'on espère en retirer. En conséquence, ce sont les effets
qu'on en attend qui guident pour l'espèce de choses qu'on doit
employer.

Par exemple, si c'est un mal qui mérite un cataplasme émollient, on emploie les espèces émollientes, soit les feuilles ou
les sommités et graines, si la saison le permet, ou les tiges, ou
mieux encore les racines, en les fendant ou les coupant, afin
qu'elles rendent mieux leur suc. Mais de quelque manière
qu'on emploie les substances pour cataplasmes, il faut toujours
avoir une poudre analogue ou une farine qui puisse former
une pâte, de façon à maintenir l'humidité, quand même il
ferait chaud, et maintenir aussi la qualité substantielle de
l'objet appliqué, parce qu'en employant les choses en propre
substance, la chaleur ou la partie de l'animal le dessécherait
trop promptement, et le cataplasme ne produirait pas ses effets
comme s'il est pâteux.

Ainsi, celui-ci peut servir, pour la forme, d'exemple pour tous les autres, quels qu'ils soient. Seulement il y aura une distinction des espèces, soit des plantes, des graines, des farines et des liquides, et des applications, soit à froid, soit à chaud, ce qu'il importe de bien observer. Et pour qu'on ne se trompe pas, nous allons en donner quelques formules pour exemple, et l'intelligence de chacun suffira au reste.

Cataplasme adoucissant calmant.

Prenez : mie de pain de froment, quatre poignées; farine de lin, deux poignées; décoction de dix têtes de pavot blanc; eau, suffisante quantité. Passez et versez en faisant cuire. Retirez du feu et laissez un peu refroidir, de façon à pouvoir endurer la main, et appliquez.

Cataplasme anodin.

Le mot anodin signifie calmer, engourdir, endormir.

Prenez : décoction de têtes de pavot blanc (six têtes pour un litre d'eau); après les avoir concassées, on les laisse bouillir pendant dix minutes et passez; farine de graine de lin, quatre poignées; lait, suffisante quantité. Si l'on a de la teinture d'aloès, on en ajoutera 30 grammes, la qualité du cataplasme sera plus complète. Mais on peut s'en passer en augmentant la quantité de têtes de pavot d'un tiers. On peut augmenter toute la quantité de chaque chose, comme on peut la diminuer selon l'urgence du cas.

Cataplasme cru.

Prenez des carottes, râpez-les; feuilles de morelle pilées, de chaque parties égales; eau-de-vie camphrée. Délayez le tout pour en faire une pâte assez confortable, et appliquez à froid.

Ce cataplasme est de bonne application sur les contusions récentes; il est très résolutif.

En l'arrosant deux fois d'heure en heure avec de l'eau-de-vie camphrée allongée de moitié d'eau bien froide, un seul peut suffire; on le fait suivre par des lotions de ce dernier liquide.

Cataplasme résolutif fortifiant.

Prenez: sommités de fenouil, les feuilles et sommités d'absinthe, les feuilles de moutarde en herbe; de chaque une poignée; tout à froid. Mêlez et appliquez comme ci-dessus.

Cataplasme maturatif.

Prenez : oseille cuite dans l'eau et exprimée, deux parties; oignons de lis cuits sous la cendre, une partie; vieux levain de ménage, une partie; suif, deux parties; poix noire, dix parties. Mêlez le tout en en faisant une pâte, et appliquez la quantité selon l'intensité du mal. Ce cataplasme est bon et très efficace dans les abcès dont la maturité est longue et se fait attendre pour aboutir au dehors, à cause qu'il existe sur des parties molles et où il trouve à fuser en dedans, et que même la peau extérieure est très épaisse; il y fait aboutir; on peut à cette époque le favoriser en agrandissant l'ouverture qu'il a procurée au pus.

Cataplasme tonique.

Prenez : poudre aromatique, une poignée; poudre de tan (écorce de chêne), deux poignées; roses rouges, deux poignées; vinaigre et eau (égale partie), suffisante quantité. Appliquez et récidivez selon le besoin.

Ce cataplasme est applicable sur des parties faibles, dont la faiblesse est due à des causes passagères et qui ont cessé d'exister, et qui offrent de l'espoir au retour de l'état primitif Car il ne faut pas s'abuser sur l'efficacité de ce remède, qui, pas plus que les autres, ne fait pas revenir les morts. Il est toujours bon, avant d'appliquer un cataplasme quelconque, tout en connaissant sa propriété, de se convaincre si le mal est à un période où l'on puisse le combattre avec espoir de guérison, sinon il faut y renoncer.

CHAUX.

La chaux, surtout la chaux vive, est d'une grande utilité, non-seulement dans le commerce et pour les constructions, mais encore pour purifier l'air. Les propriétaires éleveurs n'en font pas assez usage, surtout dans les habitations de leurs bestiaux, sans doute parce qu'ils n'en connaissent pas la propriété.

Non-seulement la chaux vive détruit les mauvais miasmes et est antiputride, mais encore elle détruit les insectes dont les animaux mal logés sont atteints, à cause fort souvent de la malpropreté qui existe dans ces logements mal construits. Les plus communs de ces insectes sont les poux, plus ou moins gros, quelquefois imperceptibles. Ces derniers sont les plus dangereux, et leur séjour et leur propagation déterminent souvent la gale. Les personnes mal exercées s'étonnent d'avoir des animaux galeux. Elles les font traiter, et elles sont fort surprises de voir revenir la maladie peu de temps après la guérison.

Mais les gens de jugement ne s'en étonneront pas, parce qu'ils savent très bien qu'il ne suffit pas de traiter une maladie, et qu'il faut en même temps en détruire la cause. Or, employez la chaux vive à double couche pour blanchir les murailles, mangeoires et râteliers; jetez-en même la laitance sur le sol. Et si le logement est bien construit, et que les animaux soient entretenus dans des conditions de propreté, la maladie ne reparaîtra plus, et vous n'aurez pas à craindre la peste.

Qu'un trou, de grandeur à faire éteindre deux barriques de chaux, soit pratiqué dans un coin d'un local où il y aura plusieurs animaux malades par le mauvais air, on verra promptement cet accident cesser.

J'engage donc MM. les propriétaires d'animaux à avoir constamment de la chaux à leur disposition ; c'est une substance qui se conserve très bien, et l'on ne doit pas redouter d'en faire provision.

CIRE.

La cire est le résultat du travail des abeilles ; c'est dans la cire qu'elles produisent qu'elles se logent. Ce corps gras est très souvent employé pour servir de base aux onguents qu'on veut employer pour embaumer les plaies. Sa propriété adoucissante et balsamique la rend très utile pour les onguents. (Voyez *Onguent*.)

COLLYRE.

On nomme collyre toutes les substances qu'on emploie pour les yeux en état maladif, soit qu'on y applique les substances en liquide, comme lotions ou lavages, et même en injections, à l'aide d'une petite seringue, ou en forme de pommade et autres corps gras, ou aussi en poudre. Ces derniers sont nommés *secs*. Afin de les faire connaître, nous allons donner la composition de différents collyres.

Collyre émollient.

Prenez : fleurs de mauve et guimauve, une bonne pincée de chaque ; graine de lin, une cuillerée ; une moitié de tête de pavot blanc. Pour le tout, un litre d'eau. Faites bouillir cinq minutes et passez au tamis ou à travers un linge clair, puis employez. On met des compresses sur les yeux malades ; mais il faut bien observer de ne le mettre que tiède, parce qu'il serait irritant s'il était trop chaud, et parce que la chaleur attirerait le sang vers la partie malade. On doit arroser souvent, et en injecter à l'aide d'une petite seringue dans l'œil, et ne pas frotter, de crainte d'irriter les paupières.

Collyre tonique et détersif.

Prenez une pomme reinette que vous faites bouillir dans un litre d'eau, la plus claire possible, pendant trois minutes ; ajoutez une pincée de fleurs de sureau ; deux pincées de fleurs de roses ; passez au clair et ajoutez un demi-litre de vin blanc. Appliquez des compresses comme il est dit ci-dessus, et faites souvent des injections et lotions à l'extérieur. Répétez.

Collyre calmant.

Collyre gras avec pommade calmante. (Voyez *Pommade* de ce nom.) Appliquez avec récidive autour des paupières.

Collyre sec et détersif.

Prenez : poudre de sucre candi, iris de Florence, os de sèche (araignée de mer) pulvérisé, de chaque égale partie ; le tout 25 grammes. On en souffle autant qu'il peut en contenir dans un tuyau de plume. On place ce tuyau à la bouche ; un aide tient l'animal à la portée de l'administrateur en le garantissant de tout danger ; celui-ci prend les deux paupières entre les doigts de chacune de ses mains, puis il ajuste le tuyau dans lequel sont les poudres droit au milieu du globe de l'œil, et souffle d'un seul coup, en prenant bien garde que le bout du tuyau dirigé vers l'œil n'y touche et ne le déchire, ce qui pourrait arriver par un balancement de la tête de l'animal.

Il y a différentes espèces de collyres, comme de breuvages, de cataplasmes, et chacun a la propriété qu'on lui donne selon les substances qu'on emploie à le confectionner. Ainsi, selon les effets qu'on veut obtenir, il faut employer les substances et bien en observer l'application.

CORDIAL.

Le mot cordial sert à désigner la propriété tonique et fortifiante que possèdent différentes substances qu'on donne aux animaux qui sont en état de faiblesse, et qui contiennent des parties nutritives qui vont directement au cœur.

C'est pour cela qu'on en a fait un choix et qu'on les a désignées sous ce nom. (Voyez *Espèces cordiales* et *Poudre cordiale*, *Breuvage cordial*, *Opiat cordial.)* Seulement, pour les administrer, il faut être bien convaincu que l'animal est dans les conditions voulues pour les recevoir avec avantage.

DÉCOCTION.

La décoction est la manière d'extraire les parties succulentes ou nutritives que possèdent les substances végétales, telles que les arbres ou les herbes, employées au soulagement des animaux, tant par le bois lui-même ou ses feuilles ou son écorce, que les herbes en toute substance, leurs feuilles, leurs graines ou leurs racines. On les met dans l'eau pour les faire bouillir plus ou moins longtemps, en les laissant ensuite un peu de temps encore pour que leur suc se soit répandu dans le liquide qui a servi à l'ébullition. Voilà ce qu'on appelle la décoction.

Exemple. Prenez écorce de chêne, que vous faites bouillir dans l'eau (une poignée par litre d'eau ou de vin, cela dépend de la force que vous espérez en avoir); laissez bouillir un quart d'heure; ôtez le vase du feu; couvrez-le afin que la vapeur ne s'en échappe pas; attendez le refroidissement; puis vous en extrairez le liquide, soit en le passant au tamis ou à travers un linge clair. C'est une décoction qui est tonique.

Il en est de même du houx, du bois des petits arbustes qu'on trouve dans les forêts, et aussi du quinquina que l'on coupe par petits morceaux gros comme des pois; puis on fait bouillir comme il est dit ci-dessus. C'est encore une décoction. Celle-ci est fébrifuge. Avant de l'administrer et pour la rendre moins amère, on lui ajoute un tiers de sa quantité de miel dissous, et l'on administre à une dose déterminée, comme on le voit aux mots *Breuvage* et *Opiat*.

On agit de la même manière pour les herbes, soit mauve, guimauve, bouillon-blanc, soit absinthe ou toutes autres espèces quelconques ; soit qu'on emploie leur propre substance tout entière, soit qu'on emploie leurs graines ou leurs racines, même leurs baies, les têtes de pavot, graine de lin ou toute autre, même aussi le son ou la farine quelconque. Toutes ces substances ayant été soumises à l'ébullition, le liquide qui en résulte en est la décoction. Alors elles sont émollientes ou toniques, etc., etc.

DESSICATIF.

Le mot dessicatif sert à désigner la propriété qu'ont certaines substances de dessécher les plaies en faisant cesser l'écoulement du pus. Les acides ont la propriété de dessécher, mais il en est de plus ou moins actifs ; nous laisserons les plus énergiques à employer par les mains les plus habiles et bien exercées, en nous contentant des plus ordinaires, et qui nous suffiront pour les cas à la portée du propriétaire éleveur d'animaux. Il est bien entendu que les médicaments dessicatifs ne doivent s'appliquer qu'à l'extérieur.

Voici quelques procédés que les personnes sages et assez habituées aux pansements des bestiaux peuvent appliquer sans danger.

La laitance de chaux, en lotions ou lavages sur des plaies accidentelles, est un bon dessicatif. En voici un exemple. Une plaie à la suite d'accident fortuit est placée dans un endroit incommodant, et où l'on ne voudrait pas laisser établir un long écoulement de pus. Prenez gros de chaux morte comme une noix et délayez-la dans un demi-litre d'eau très claire, et à l'aide d'un petit pinceau en crin ou d'un petit morceau de bois entouré de linge ou d'étoupe que l'on trempe dans le liquide, passez-le sur la plaie avec récidive autant qu'il en est besoin. Voici la lotion dessicative. On peut alterner ces lotions par de la poix-résine réduite en poudre. Alors on en saupoudre la plaie, et par tiers de jour on alterne le lavage et la poudre. C'est un bon dessicatif, mais nous ferons observer qu'avant de l'appliquer, on doit être convaincu que la plaie n'a pas besoin de suppurer; car si la plaie avait un mauvais aspect, il faudrait, avant de la sécher, se servir de teinture d'aloès, et après les effets de cette dernière substance, on pourra retourner au dessicatif. Les bains et lotions de décoctions d'herbes aromatiques mêlées à l'eau salée, tout astringents qu'ils sont, sont des dessicatifs, et pour mieux réussir, on laisse les plaies à découvert.

DIURÉTIQUES.

On appelle diurétique toute substance qui, étant introduite dans l'estomac d'un animal, favorise la sécrétion des urines. (Voyez *Breuvage diurétique.*)

Les diurétiques sont préférables, selon nous, aux purgatifs, parce qu'ils donnent moins de secousses au corps de l'animal, et qu'on peut les administrer dans la nourriture que l'animal consomme, en sorte qu'il les prend sans s'en apercevoir. Leurs effets s'opèrent assez lentement pour devenir salutaires; car ce ne sont pas toujours les remèdes qui agissent avec violence qui sont les meilleurs.

Tout en louant leur efficacité pour des cas pressés, nous les écarterons en forte dose pour le régime prophylactique, et nous donnerons la préférence à certains rafraîchissants balsamiques.

Ainsi, pour un animal atteint de rétention d'urine, nous conseillerons la décoction d'asperges, soit en pousses, soit en racines; de persil, de carotte; à laquelle décoction nous ajouterons deux fortes cuillerées de miel dissous, une de sel de cuisine et une de vinaigre par litre de ce liquide.

Puis, en régime, du foin salé avec le sel fondu, et barbotage continuel avec farine d'orge.

Puis, comme diurétique accessoire et extérieur, frictions

aux flancs de l'animal et au plat des cuisses avec des poignées de persil trempées dans une assez forte quantité de vinaigre.

L'expérience nous a appris que ces diurétiques sont des plus efficaces et des moins dispendieux, en même temps que salutaires; ils ont aussi le mérite d'être à la portée du propriétaire éleveur, qui peut se procurer toutes ces bonnes ressources dans sa localité, à fort peu de frais et dans un bref délai. C'est par tous ces puissants motifs que nous persistons à en faire la recommandation, parce que les résultats en sont satisfaisants.

EAU, EAU MÉDICALE.

Nous ne parlerons pas ici de l'eau naturelle qui sert principalement de nourriture aux animaux et fait la base de la nourriture de tous les êtres animés; nous en avons déjà mentionné tout le mérite plus loin dans cet ouvrage. Mais nous allons distinguer les propriétés de l'eau combinée avec diverses substances.

Eau calmante ordinaire.

Prenez : sel de cuisine, deux fortes cuillerées; eau-de-vie camphrée, un quart de litre; ammoniaque liquide, deux cuillerées; le tout dans un litre d'eau; mais il faut avoir eu soin de faire fondre le sel avant de mêler. Agitez la bouteille et administrez pour frictions.

Lorsqu'on veut que l'eau soit plus forte, on augmente d'un cinquième la dose de tous les ingrédients, excepté de l'eau; pour l'affaiblir, on fait l'inverse : on met moins des ingrédients.

Cette eau est précieuse; on l'emploie avec succès contre la fièvre qui occasionne le tremblement chez les animaux qui en sont atteints par suite de sueur rentrée ou plutôt arrêtée.

De même contre les maux de gorge ou toutes autres douleurs. Non-seulement elle est calmante, mais encore elle est dérivative. Ainsi, dans les affections vertigineuses on n'a qu'à frictionner le front, les tempes, la nuque, le derrière des oreilles de l'animal, et en appliquer des compresses sur ces parties, en les humectant souvent.

De même dans les douleurs de poitrine, au début de fluxion. En frictionner les parties latérales de la poitrine, en appliquer des compresses et les humecter souvent, ce qui n'empêche pas d'administrer les autres soins urgents.

Cette eau est très efficace aussi dans les efforts de tendons, les entorses, dont on peut alterner les frictions de pommade de ce nom.

Cette eau est même bonne à adjoindre au breuvage contre les indigestions, à la dose de six cuillerées par litre, plus ou moins, selon la force des animaux. Il est bon d'en avoir toujours une bouteille de préparée.

Eau aromatique, vulnéraire et résolutive fortifiante.

Prenez : espèces aromatiques, vulnéraires et autres, une forte poignée par litre d'eau ; faites bouillir pendant trois minutes ; ôtez du feu, couvrez le vase ; laissez jusqu'au surlendemain, afin que la décoction soit plus complète. Mais si le cas est pressé, laissez bouillir cinq ou six minutes de plus, et après le refroidissement passez au clair et administrez, si c'est pour breuvage ; mais si c'est pour frictions extérieures, il est préférable, lorsqu'on a mis les espèces dans l'eau, dont la quantité est déterminée par la personne qui confectionne l'objet, et après l'avoir amenée au point d'ébullition, de retirer le vase du feu, le bien couvrir et le laisser trois jours macérer de lui-même ; par cette infusion, la décoction sera bien plus complète. Le liquide étant passé au tamis ou à travers un linge clair, peut recevoir un tiers de son volume d'eau-de-vie camphrée. C'est un des meilleurs liniments contre les engorgements laiteux ou œdémateux de différentes natures.

Aussi nous engageons MM. les cultivateurs à cueillir pendant la belle saison les différentes espèces qui la composent.

Cueillir les herbes utiles pendant la belle saison et les cultiver pour les conserver, c'est garnir sa bourse et prévoir ses besoins.

Eau styptique no 1.

Prenez : sel de cuisine dissous dans trois quarts de litre d'eau, 150 grammes ; vinaigre, un quart de litre (150 grammes) ; acide sulfurique, 250 grammes. Ce dernier liquide doit être introduit goutte à goutte en remuant le vase dans lequel on le mêle au premier, parce que la chaleur déterminée par le mélange pourrait faire casser le vase.

Cette eau est applicable sur des plaies de mauvaise nature, telles que les eaux-aux-jambes des chevaux ou le crapaud.

J'engage les personnes qui seront dans le cas d'employer cette eau, si elles ne se trouvent pas assez éclairées, à se confier à de plus habiles. Je leur recommande, en outre, de tenir ce liquide (malfaisant d'ailleurs) dans une bouteille bien bouchée, qui sera déposée dans un lieu sûr et fermé à clé.

Eau styptique et restrinctive.

Prenez un demi-litre du liquide ci-dessus ; ajoutez deux cuillerées de sel de cuisine dissous, un quart de litre d'eau-de-vie camphrée, un demi-litre de vinaigre ; mêlez le tout dans une bouteille et agitez avant de s'en servir.

Cette eau est parfaite pour sécher les plaies et fortifier en même temps les parties qui ont besoin d'être tonifiées.

On peut s'en servir contre le piétin du mouton après avoir découvert le mal, je veux dire coupé la corne qui le recouvre, et répéter le lavage. On l'emploie avec beaucoup plus d'avantage contre les aphthes du bœuf qu'on appelle la cocote. On peut en gargariser trois fois le jour les animaux qui en sont atteints, et leur en lotionner les pieds, surtout à la partie du fourché et tout autour de la couronne de l'onglon ; je veux dire à la

naissance du poil et de la corne du pied. Cela se fait à l'aide
d'un morceau de bois entouré de chiffons.

Eau de mer.

L'eau de mer est très utile en bien des cas, mais il faut savoir
l'employer à propos, en observant avec soin son application.
Employée sans discernement, elle est très irritante, c'est pour
cela qu'on ne doit s'en servir qu'avec modération, surtout à l'intérieur ; prise à trop fortes doses elle pourrait déterminer une
gastrite, mais à doses raisonnées elle facilite les digestions et
tonifie les voies digestives ; mais il faut, pour l'employer avec
confiance, la prendre dans un lieu de la mer qui ne contienne
aucune impureté et où elle est claire.

Recueillie dans cet état de propreté, voici comment je l'emploie : une bouteille de trois quarts par 2 kilogrammes 500 grammes de foin que l'on étale sur un drap ou une nappe ; on verse
ce liquide dans un arrosoir, puis on répand par parties égales
l'eau sur ce fourrage qu'on donne immédiatement à l'animal ;
on double la ration pour le bœuf.

Cette quantité peut être augmentée ou diminuée selon la
force des animaux. Mais quelque vigoureux qu'ils soient, ils
ne doivent consommer le fourrage ainsi préparé qu'à moitié
de leur appétit pour qu'il leur soit salutaire. Les propriétaires
qui veulent employer ce moyen et qui sont trop éloignés de la
mer peuvent faire de l'eau salée.

Eau salée.

Prenez 500 grammes de sel de cuisine que vous mettez dans
trois quarts de litre d'eau ordinaire très pure ; laissez fondre
et employez comme c'est dit ci-dessus, en variant toujours la
quantité des fourrages selon la force des animaux. C'est ainsi
que j'applique le foin salé. L'usage de l'eau salée versée sur les
fourrages est très salutaire, surtout dans les épizooties, les
maladies inflammatoires, les atonies et toutes les maladies

pestilentielles, à la suite d'indigestions causées par le trop d'aliments ou la nourriture de mauvaise qualité.

L'eau salée peut être administrée avec avantage en breuvage, mais en ajoutant le double de son poids par mesure des autres liquides, selon la formule du breuvage. Ainsi, par exemple, un demi-litre d'eau salée devra être mêlé à un litre de liquide mucilagineux, tel que l'eau de mauve et de son de ménage, ou une décoction d'espèces toniques et digestives, et ainsi de suite, selon les indications des breuvages. L'eau salée entre aussi dans les liniments, frictions, etc.

Eau blanche médicale.

On appelle eau blanche celle que l'on blanchit en y ajoutant de la farine pour mettre les animaux à l'eau blanche, c'est-à-dire au barbotage; on met par litre d'eau ordinaire une poignée de farine dans un baquet.

L'eau saturnée est aussi de l'eau blanche; mais il ne faut pas la confondre avec celle ci-dessus, car il y aurait danger. Une cuillerée d'extrait de saturne peut blanchir un quart de litre d'eau ordinaire. Cette eau ainsi blanchie est dessicative et astringente. On l'emploie pour sécher des plaies ulcérées.

On fait aussi de l'eau blanche avec de la chaux; un morceau de pierre de chaux gros comme une noix ordinaire peut blanchir un litre d'eau, de même que la chaux morte dont on se sert pour bâtir ou blanchir les murs, une cuillerée ordinaire peut blanchir un litre d'eau. Cette eau, blanchie par la dissolution de la chaux, est également dessicative et escarrotique. Son application faite sans précaution pourrait être malfaisante; ainsi, il est préférable d'employer ces deux dernières formules d'eaux saturnées plutôt plus que moins étendues d'eau, quitte à en recommencer l'emploi, et même à le laisser à des mains exercées. Quand on a de cette eau préparée, on ne doit jamais la laisser à la disposition des ignorants. Il faut la tenir sous clé et ne jamais en administrer à l'intérieur.

EAU·DE·VIE (ALCOOL).

L'eau-de-vie est très utile pour soulager les animaux dans les accidents auxquels ils sont sujets, savoir : dans les foulures ou entorses l'eau-de-vie est un bon résolutif, et dans des cas de faiblesses elle est fortifiante; en cas d'inflammation elle est résolutive. On l'emploie en friction dans tous ces cas. En raison de ces propriétés, elle est la base de bien des préparations que nous allons citer.

Eau-de-vie camphrée.

Prenez une bouteille d'eau-de-vie à vingt-deux degrés au moins et du camphre de bonne qualité, réduisez-le en poudre, introduisez-le dans la bouteille et remuez jusqu'à dissolution.

Ainsi préparée, l'eau-de-vie camphrée sert aux frictions ou lotions, ou en breuvages selon le besoin, et, dans bien des circonstances, comme antiputride et calmante. Quand l'accident occasionne de la douleur et que l'eau-de-vie se trouve trop forte, on l'affaiblit en y mettant la moitié de son poids d'eau. Sur des plaies vives, c'est-à-dire à chair découverte, on doit même l'étendre davantage, et ne l'employer dans toute sa force que dans les cas où la peau n'est pas endommagée.

Eau-de-vie de lavande.

Prenez de la lavande au moment de sa floraison, mais à la fin de cette floraison, une forte poignée; introduisez dans une bouteille contenant un litre d'eau-de-vie à vingt-deux degrés, et laissez au moins trois mois sans déboucher la bouteille. Cette eau est très résolutive et fortifiante; en y ajoutant demi quantité de thym, l'eau sera à la fois aromatique et dissolvante. Il est toujours bon d'en avoir.

ÉBULLITION.

L'ébullition est connue de tout le monde, en raison des besoins de la vie et du ménage. On sait que pour extraire le suc nutritif des viandes, il faut les soumettre à l'ébullition ; il en est de même de certains végétaux, tels que les bois ; mais les herbes y sont plus sensibles ; le dernier degré de chaleur avant celui de l'ébullition suffit pour en extraire les sucs, si on les laisse séjourner plus ou moins longtemps dans le liquide ; les tiges et les feuilles sont surtout dans ce cas ; mais avec leurs graines, et principalement les baies, telles que les têtes de gros pavot, on a besoin du premier degré d'ébullition pour en faire extraire leur suc principal.

Nous laissons au jugement des personnes qui feront des décoctions à apprécier le moment où elle est convenablement opérée, ce qui est facile en observant la qualité de chaque substance.

ÉLECTUAIRE.

L'électuaire est une préparation de substances alimentaires ou médicamenteuses, préparées de manière à en faciliter l'administration aux animaux malades.

Cette préparation de substances, dont la nature varie selon les effets qu'on veut en tirer, doit être d'une consistance molle, c'est-à-dire qu'elle n'est ni une pâte ni un liquide, mais qu'elle a la consistance de l'un et de l'autre, de façon à ne pas être administrée en breuvage (puisque l'état du malade ne le permet pas) ni en opiat, vu aussi qu'il ne mange que très difficilement.

Aussi cette préparation est consommée par les malades à l'aide d'un goupillon fait à cet usage. On enduit le goupillon en le roulant dans la substance ; puis on l'introduit dans la bouche de l'animal avec ménagement. On attend qu'il l'ait sucé

au point d'en avoir absorbé toute la substance, et l'on réitère
en continuant selon le besoin.

Les formules des électuaires doivent varier pour les quantités selon la force des animaux. Il en est de même pour la
force du goupillon, dont on doit se servir comme pour les gargarismes.

Prenez un morceau de bois uni, gros comme le doigt, d'environ trente-cinq centimètres de longueur. Entourez-le d'un
linge doublé de plusieurs fois son épaisseur. Le goupillon doit
être, autant que possible, en bois de noisetier ou figuier, mais
jamais en laurier, parce que ce dernier bois contient de l'acide
prussique. Il y a aussi plusieurs espèces de bois qui ont des
goûts désagréables; il faut éviter de s'en servir et employer
l'un ou l'autre de ceux que j'ai désignés ci-dessus.

Pour les bœufs, on doit faire le goupillon plus long et plus
fort; pour les poulains comme pour les moutons, on emploiera
un morceau de bois gros et long comme une plume d'oie, et
avoir la précaution de choisir le bois.

Électuaire alimentaire.

Il arrive que, par suite de certaines maladies, un animal ne
peut pas manger, comme lorsqu'il a des aphthes, surtout le
bœuf, dont les ulcères garnissent la langue, que dépouillent
les boufflces et chancres, et ce mal se prolonge jusque dans
la gorge, ce qui empêche la déglutition de s'effectuer et donne
beaucoup de peine pour prendre la nourriture.

Ayez un goupillon; prenez une poignée, plus ou moins, de
farine de ménage et suffisante quantité d'eau; délayez ensemble
à demi liquide; roulez dedans votre goupillon, et introduisez-
le avec précaution dans la bouche de l'animal; laissez-lui sucer
jusqu'à ce que vous vous aperceviez qu'il a absorbé les substances. Retirez le goupillon et le retrempez dans le même
liquide, et continuez jusqu'à ce que votre préparation soit
consommée, et réitérez autant que le besoin l'exige.

Cette manière d'alimenter un animal est très avantageuse ; elle n'est pas fatigante et empêche qu'un animal ne tombe dans le marasme. Tous les autres électuaires s'administrent de la même manière, seulement ils varient par les substances.

Électuaire contre la toux et la gourme.

Prenez : poudre béchique incisive, deux poignées ; miel, 250 grammes ; faites-le liquéfier dans un demi-litre d'eau chaude ; vin rouge bonne qualité, un demi-litre.

Mêlez le tout et administrez comme ci-dessus.

Électuaire cordial et tonique.

Prenez espèces cordiales et amères, deux poignées ; faites une infusion dans une bouteille d'eau, ou ajoutez des mêmes poudres ; miel, 150 grammes dissous dans de l'eau tiède ; vin, un demi-litre. Mêlez et administrez.

Varier selon la force de l'animal ; la quantité est toujours doublée pour le bœuf. On ne peut tirer que de bons avantages de ce procédé employé pour un animal malade.

Électuaire calmant et adoucissant.

Prenez pour un litre d'eau une poignée de mauve, une grosse tête de pavot blanc, trois cuillerées de graine de lin ; faites bouillir le tout pendant environ dix minutes, et passez au tamis ou à travers un linge. Ajoutez pendant que le liquide est chaud : deux cuillerées de miel ; poudre adoucissante, une poignée ; eau-de-vie camphrée, trois cuillerées ; sel de cuisine, trois fortes cuillerées (le faire dissoudre auparavant). Mêlez exactement et administrez comme ci-dessus.

Cet électuaire est précieux dans les cas d'irritation causée par les herbes qui sont malfaisantes par leur suc irritant, et qui se trouvent mêlées à de bonnes que les animaux ont mangées avec avidité sans rejeter les mauvaises. On doit, dans ce cas, continuer l'usage de cet électuaire pendant plusieurs jours, le matin à jeun, surtout aux moutons.

ÉLIXIR CALMANT CONTRE LES INDIGESTIONS.

Prenez : rhubarbe, une poignée; écorce d'orange, une poignée; absinthe, une demi-poignée; une grosse tête de pavot blanc; aloès succotrin, 50 grammes; deux litres d'eau ordinaire : ces substances doivent seules recevoir l'eau chaude et refroidir de même; un litre de bonne eau-de-vie, qu'on n'ajoute qu'en dernier. Le tout, mis en un même vase bien couvert, doit macérer pendant trois semaines ou un mois, puis on passera au tamis; on ajoute un quart de litre d'éther sulfurique, et l'on bouche la bouteille hermétiquement. Ainsi préparé, cet élixir se conserve; il remplace la thériaque et est moins cher; de plus, on est sûr qu'il est fait naturellement. C'est pourquoi j'engage le propriétaire d'en avoir toujours quelques bouteilles, parce que dans un cas pressé on le trouve de suite. On l'administre dans de l'eau de son bouillie à moitié; vin blanc à la dose d'un quart de litre par litre de l'autre liquide ci-dessus pour le cheval; on double la dose pour les bœufs; on la diminue pour les autres animaux selon leur force. Un animal atterré est soulagé immédiatement après avoir avalé ce breuvage, qui tonifie, ranime l'estomac et stimule le sang.

Cet élixir ne diffère de l'électuaire que par la plus grande longueur du temps pendant lequel on a laissé les substances en macération, ce qui fait qu'elles ont pu mieux être digérées dans le liquide et y déposer tous leurs sucs essentiels. Il est donc plus efficace; aussi nous lui accordons la préférence.

ELLÉBORE BLANC ET ELLÉBORE NOIR.

L'ellébore, que dans quelques localités on nomme *marcive*, est une plante vénéneuse qui, par sa propriété irritante, est

purgative pour les animaux auxquels on en administre à l'intérieur. Elle est souvent malfaisante, parce qu'on ne connaît
pas bien ses propriétés réelles. Nous n'en avons jamais obtenu
de résultats satisfaisants. Aussi nous n'engageons pas à en
faire usage à l'intérieur ; mais employé à l'extérieur, l'ellébore nous a souvent réussi contre les maladies cutanées où
il y a engorgement sous-cutané, métastase, plénitude des er-
réolles cellulaires. On prend une poignée de, cette herbe et
l'on en frictionne l'animal, de façon à ce que l'herbe s'écrase
sur la peau ; on frotte sur toutes les parties du corps. Par ce
moyen, on a promptement une forte éruption qui provoque
un suintement séreux, ce qui est bon à la suite des sueurs,
arrêtées et de quelques irritations internes.

Il est bon, dès le lendemain, de faire succéder à cette friction une autre friction aussi forte de la main avec des mauves
en herbe, bouillies avec du son. (Voyez *Friction.*)

L'ellébore est aussi très avantageux lorsqu'il est employé
pour obtenir une prompte inflammation, qu'on désire souvent
comme dérivative ou préservative aux épidémies.

A défaut d'onguent vésicant, beaucoup d'éleveurs de bétail
à cornes appliquent l'ellébore en forme de pointe qu'ils intro-
duisent au fanon des espèces bovines. C'est ce qu'ils appellent
pointer. Cette forme n'est pas toujours sûre, mais pour en
assurer l'efficacité réelle, nous avons mis en usage un moyen
qui n'échoue jamais.

On prend une branche de cette herbe qui, en moyenne, est
grosse comme un tuyau de plume ; on la coupe de la longueur
d'environ deux travers de doigt ; on fend ce morceau en
deux sur sa longueur ; on le trempe dans du vinaigre ; on l'a-
dapte à l'aide d'un fil sur le milieu d'un galon à séton ; puis,
avec l'aiguille de ce nom, on le passe au fanon du bœuf, de la
vache ou du veau, en forme de séton ordinaire. J'ai eu souvent
l'occasion de le mettre en pratique, surtout sur les bêtes bovines
d'une ferme, lorsque je craignais la contagion d'une maladie
courant dans le pays. Dès le lendemain, et le surlendemain

surtout, il se déclarait une tumeur de la grandeur au moins d'un seau. Les maladies dont les bestiaux étaient atteints se bornaient là. Ultérieurement je mettais en usage les soins hygiéniques. Ce qu'il y a de sûr, c'est qu'il n'y a point d'inconvénient à l'employer à l'extérieur, et c'est un remède qui ne coûte pas cher.

ÉMOLLIENTS.

On donne ce nom à toutes les substances qui possèdent la propriété d'adoucir, de calmer, de donner de la souplesse aux muscles, aux chairs endurcies par suite d'inflammation, ou qui sont irritées par une cause quelconque. Ainsi, les mauves, les guimauves, tant en herbe que par leurs racines et leurs fleurs, sont des émollients, de même que le bouillon-blanc, et aussi la graine de lin, ayant les uns et les autres subi l'ébullition. (Voyez *Espèces émollientes.)*

ESPÈCES.

On distingue les espèces les unes des autres en les rangeant par catégories selon les propriétés de chacune, afin de ne pas les confondre en les mêlant sans attention.

C'est pour cela que nous allons les ranger par un ordre que l'expérience nous a appris à connaître. Nous parlerons principalement de celles qui sont les plus utiles, le plus à la portée du propriétaire d'animaux et les moins dispendieuses à la préparation ; aussi ne doit-on pas être étonné de ne pas trouver dans cet ouvrage toutes les substances qui peuvent être utiles au traitement des animaux domestiques, comme on les trouve dans les ouvrages qui traitent de l'art vétérinaire, et qui sont écrits par des savants que nous vénérons. Nous aurions pu les donner en les copiant, mais deux raisons s'opposent à leur publication dans notre ouvrage.

La première, c'est que nous regardons comme indélicat de

donner de l'intérêt à notre recueil en nous emparant de ce qui appartient à d'autres.

La seconde, c'est que nous voulons tenir une promesse que nous avons faite depuis longtemps, en voulant éviter autant que possible les grandes dépenses. Nous avons dû nous rappeler de nombreuses circonstances dans lesquelles, pendant le cours de notre carrière, il nous est arrivé d'être très éloigné de la demeure des pharmaciens, et que dans la plupart des maladies d'un animal et souvent de plusieurs animaux, nous nous sommes trouvé dans la nécessité de nous servir des simples, dont l'application nous à toujours réussi à peu de frais.

C'est pourquoi nous nous faisons un devoir et un plaisir de nous souvenir de ces nombreux faits, et en les reproduisant, nous mettrons les propriétaires d'animaux à même de les soigner avec économie et avantage, pourvu qu'ils n'oublient pas de cueillir en temps convenable les plantes dont ils voudront faire usage, et de les cultiver afin d'en avoir en quantité suffisante.

Espèces amères.

Racine de gentiane, racine de chicorée, racine de patience, racine de rhubarbe, sommités fleuries de centaurée, sommités de camomille, sommités d'absinthe.

Toutes ces herbes doivent subir une infusion plus ou moins forte pour en obtenir le suc, soit par l'ébullition plus ou moins prolongée, soit par la macération à la suite desquelles on peut faire l'expression. On emploie de 125 à 130 grammes de ces plantes par litre d'eau. Ce liquide peut être combiné avec d'autres dans les breuvages. (Voyez *Breuvage.*) L'opérateur peut à volonté mettre toutes les espèces, ou seulement une partie.

Espèces aromatiques et vulnéraires.

Les feuilles et sommités de ces herbes suffisent, mais elles ont besoin d'avoir été soignées.

Prenez d'hysope, de marube blanc, de marjolaine, de mélisse, de menthe, de mille-feuilles, de camomille, de romarin, de petite-sauge, de thym, de lavande, une poignée étant sèche, ou 10 grammes par litre de liquide. On peut également faire infuser à chaud dans le vin et en extraire le liquide, qu'on administre en breuvage composé selon le besoin.

Pour bien conserver ces substances, on devra les renfermer dans une boîte bien closé et tenue à une température modérée. Il n'est pas toujours utile d'employer toutes ces substances à la fois ; l'opérateur fait comme il l'entend.

Espèces astringentes.

Prenez racine de bistorte, racine de consoude, écorce de grenade, fleurs de roses rouges, tête de pavot blanc, après avoir broyé et concassé toutes ces substances. 100 grammes suffisent par litre d'eau lorsque c'est pour breuvage, mais on double pour l'extérieur. En friction on y ajoute le vinaigre à demi quantité et un quart de sel de cuisine dissous dans son poids d'eau. On pourrait y ajouter un cinquième d'extrait de saturne ; mais cette dernière substance devient dispendieuse, et on ne l'a pas toujours à sa proximité ; on peut s'en passer et obtenir les mêmes effets.

Ce liquide employé en breuvage peut être d'un bon secours contre les diarrhées. On double la dose pour le bœuf, et on la proportionne en la diminuant selon la force de chaque espèce d'animaux.

Espèces béchiques adoucissantes.

Prenez fleurs sèches mondées, qu'on a bien soignées en les cueillant : de guimauve, de mauve, de pavots rouge et blanc, de réglisse, une partie ; pour l'hiver, les racines de guimauve et de mauve ; graine de lin, deux parties. Hachez les racines, cassez la tête de pavot, et mêlez exactement le tout. Une bonne poignée de ce mélange par litre d'eau suffit. Faites bouillir, laissez refroidir au degré de tiède et passez au tamis ou à travers un linge clair. Ce liquide est salutaire aux jeunes animaux qui sont en gourme ou qui sont atteints de fluxion de poitrine ou de courbature. Après l'avoir administré une deuxième fois, on l'édulcore avec l'oxymel. Il est incisif ou appétissant. On obtient un bon résultat en délayant dans ce liquide un jaune d'œuf avant d'y ajouter l'oxymel.

Espèces cordiales.

Prenez : baies de laurier, baies de genièvre, écorce de cannelle, de chaque trois parties; écorce de citron, écorce d'orange, racines d'angélique, de roseau, de rhubarbe, de réglisse, de fenouil, sommités fleuries et feuilles de basilic, d'absinthe, de menthe, de romarin, de sauge, de chaque une partie.

Après les avoir mis à morceaux le plus minces possible, on les mêle. Une poignée suffit par litre d'eau, infusée quatre à six heures. Les effets de ces cordiaux réduits en poudre sont plus sûrs, parce qu'on peut en administrer toutes les substances à la fois dans des breuvages ou en opiat. Ils donnent de la tonicité à l'estomac; ils le fortifient et excitent tous les organes de la vie animale; en y ajoutant les autres substances analogues (voyez *Breuvage*), ils remplacent la thériaque, le quinquina, et coûtent plus de dix fois moins cher.

Espèces émollientes.

Prenez : feuilles sèches de guimauve, de mauve, de bouillon-blanc, de chaque deux parties; de pariétaire, de mercuriale, de morelle, de chaque une partie; l'hiver, les racines valent mieux. Trois poignées par litre d'eau qu'on fait bouillir un quart d'heure en y ajoutant deux cuillerées de graine de lin.

Cette préparation rend un liquide émollient qui est convenable en lotions, fomentations, lavements, bains, injections;

on y ajoute au besoin de l'huile, du miel, des jaunes d'œufs et différentes autres substances analogues.

Espèces fébrifuges.

Prenez : absinthe, une poignée par litre d'eau ; racine de gentiane, une poignée ; d'aulnée, une poignée ; de bistorte, une poignée ; écorce de houx. Le tout infusé pendant vingt-quatre heures. Administrez un litre de ce liquide au cheval, le double au bœuf, et diminuez selon la force et l'espèce de l'animal.

Tous les amers sont plus ou moins fébrifuges : la camomille, le petit-chêne, les feuilles de cassis. On en met une forte poignée par litre d'eau.

De tous les fébrifuges, le quinquina est celui qui a le plus de vertu ; mais son prix est trop élevé pour les animaux. C'est par ce motif qu'on le remplace par d'autres substances.

Espèces sudorifiques.

Bois de gayac râpé, de sassafras haché, de bardane, fleurs de sureau. Mêlez à parties égales. On peut mettre égale partie de vin dans le liquide et 25 grammes de camphre par litre ; réitérez selon le besoin. Une forte poignée par litre d'eau ; faites bouillir, décantez et passez après deux heures d'ébullition et de macération.

On tire un grand avantage de cette composition en breuvage dans les sueurs rentrées ou arrêtées et les maladies de peau récentes.

Espèces vermifuges.

Prenez : racine de fougère mâle, rhubarbe, semen-contra, sommités d'absinthe, même au moment qu'elle est en graine, de chaque à parties égales ; mêlez. Une poignée par litre d'eau.

On fait infuser dès la veille, le liquide est plus fort. Prenez

feuilles de sabine réduites en poudre, et feuilles de coraline
de Corse également en poudre, pour opiat; mêlez avec du miel. ,
125 grammes de ces poudres peuvent être mélangées à 250
grammes de miel. Administrez en une dose au cheval, le double au bœuf. On diminue les doses selon la force et les espèces
d'animaux.

On peut aussi administrer les poudres en breuvage à la dose
indiquée, lorsque les animaux sont faciles; de même que dans
le son à ceux qui veulent l'accepter.

Pour obtenir un bon résultat des vermifuges, il faut cueillir
les plantes pendant la belle saison, et les faire sécher à une
bonne température pour qu'elles puissent se conserver et rendre toutes leurs parties nutritives. En hiver comme en été,
elles doivent être enfermées avec soin, et pour les réduire en
poudre, on doit profiter du moment où elles sont bien sèches,
car cette opération serait très difficile lorsqu'elles sont en
partie humides et grasses.

ÉTHER.

L'éther sulfurique est un remède héroïque contre les indigestions, les coliques d'estomac ou tranchées. On l'administre
avec des breuvages vermifuges, aromatiques et des mucilagineux à la dose de 20 grammes pour un cheval de moyenne
force; on double la dose pour le bœuf, et on la diminue aussi
selon la force des animaux.

Il est très utile qu'un propriétaire d'animaux en ait toujours
un flacon au moins d'un quart de litre, en cas d'accident inat-
tendu.

ÉVACUANTS.

On donne ce nom à toutes les substances qui ont la propriété
de faire évacuer les excréments solides ou liquides contenus
dans le corps d'un animal, lorsqu'il est constipé.

C'est alors qu'on a recours aux évacuants, qui sont des purgatifs. (Voyez *Breuvage* et *Lavement.)* Les diurétiques sont des évacuants par les voies urinaires; les purgatifs sont des évacuants par l'anus ou le rectum. Ce sont des observations à ne pas négliger que celles des évacuations des animaux. Car, lorsqu'un animal est privé de ces évacuations, il n'est pas dans son état normal et sa santé est en danger. On doit par conséquent se hâter de le soulager, en s'assurant de quel organe il est affecté.

Si c'est des voies des gros excréments, on donne de suite des lavements mucilagineux, évacuants, purgatifs.

Si ce sont les voies urinaires qui sont malades, on donne des breuvages diurétiques. On fait des frictions acidulées; on applique des cataplasmes émollients sous le bas-ventre. Les décoctions de graine de lin sont de bons évacuants en lavements. Pour les administrer ainsi, on fait bouillir la graine dans l'eau cinq minutes; on en met trois fortes cuillerées par litre d'eau. On passe au tamis et l'on administre.

EXPRESSION.

On se sert du mot expression pour désigner une manière d'extraire le suc d'une substance, comme on fait, par exemple, en comprimant le raisin, les pommes ou tout autre fruit pour en avoir le jus.

Pour avoir de l'eau de rose, après avoir écrasé ou pilé les feuilles dans un mortier, on les presse, soit à la main, soit par une mécanique propre à cet effet, et l'on en obtient un liquide qu'on peut aussi appeler l'esprit.

Après avoir fait infuser ou macérer une substance quelconque, soit en herbes, soit en graines, ou des baies, c'est en les exprimant qu'on en fait sortir les parties solides pour en recueillir le liquide.

Veut-on avoir de l'eau de son pure, il faut, après qu'il aura subi dans une certaine quantité d'eau l'ébullition et qu'il sera un peu refroidi, le mettre dans un linge que l'on tord et retord ; on aura un liquide qui sera de vraie eau de son.

Il en est de même pour toutes espèces d'autres substances dont on veut obtenir le suc. Cette préparation peut aussi s'appeler *Extraction*.

EXTRACTION.

Les extractions se font en soumettant les substances dont on ne veut avoir que la partie essentielle à l'ébullition, à la macération, ou après les avoir concassées, pilées et comprimées, soit à la main, soit à l'aide d'une machine faite pour cet usage, pour en avoir le principal suc.

C'est ainsi qu'on a l'extrait de genièvre ; l'extrait de lavande, qu'on nomme eau de lavande ; l'extrait d'absinthe, qu'on nomme eau d'absinthe ; l'extrait de rose, qu'on nomme eau de rose ; l'extrait de pavot, de graine de lin, de mauve, de guimauve, de fleurs de sureau, ainsi que de toutes les autres substances utiles au soulagement des animaux. Pour celles dont on veut obtenir un succès réel en raison de leurs propriétés, et principalement quand on les administre à l'intérieur, le mode de procéder est à quelques cas près celui de l'expression.

EXTRAIT DE PAVOT.

Il est bon que l'on sache que l'extrait de pavot cultivé ou pavot blanc peut remplacer l'opium, et est dix fois moins cher ; mais le prix ne fait pas tout. C'est pourquoi nous devons faire une distinction entre ces deux substances. Notre principal but est l'économie en voulant utiliser le pavot en place de l'opium ; mais nous devons prévenir MM. les propriétaires d'animaux de n'en faire usage qu'avec la juste médication prescrite dans notre ouvrage, afin de ne pas avoir à se reprocher les erreurs qu'ils pourraient commettre en l'administrant sans

précautions. De semblables extraits ne doivent être administrés que par des mains assez exercées.

EXTRAIT DE SATURNE.

L'extrait de saturne est un médicament très communément
employé. Il est dessicatif, astringent ; en le mêlant à six fois
sa quantité d'eau, il la blanchit fortement et sert à sécher
promptement les plaies ; on l'étend d'eau plus ou moins, selon
les cas et l'intensité du mal. C'est justement à ce point de
considération que nous recommanderons à ceux qui, à cause
de la modicité de son prix, en ont chez eux et s'en servent,
d'agir prudemment, en l'étendant d'eau plutôt plus que moins,
de ne jamais en administrer à l'intérieur, et de le mettre sous
clé, afin qu'un ignorant n'en fasse pas mauvais usage.

L'extrait de saturne peut s'employer avec succès contre les
contusions, telles qu'un coup porté violemment sur les membres d'un animal, sur les tendons. Une partie de cette substance dans deux parties d'eau ; lotionner de quart d'heure en
quart d'heure la partie contusionnée, pendant une minute.
Cette façon d'agir suffit souvent pour faire annuler l'inflammation. On peut aussi en poser des compresses imbibées et
arroser les cataplasmes qu'on applique, dans le but de détruire
les inflammations récentes.

FALSIFICATION.

La falsification est une tromperie, dont malheureusement
déjà trop de personnes ont été dupes. Nous-même, nous avons
eu occasion de nous plaindre des falsifications opérées par certains droguistes qui voyagent ou font représenter leur maison,
à laquelle ils donnent eux-mêmes des réputations colossales.
Mais malheur à celui qui se laisse prendre à leurs belles paroles,
il est parfois indignement trompé.

Ainsi, il m'est arrivé, plus de trois ans après avoir acheté
de fortes quantités de drogues à un prix fort élevé, de voir

souffrir ma réputation par suite du manque de réussite dans la guérison de plaies et de maladies ; et cela parce que j'avais de mauvais médicaments que j'avais achetés de confiance, et qui, au lieu d'atteindre le but que je m'étais proposé, se décomposaient et ne guérissaient pas. Non-seulement je perdais mon argent et mes peines, mais encore je perdais la confiance des propriétaires qui me donnaient leurs bestiaux à guérir. La falsification est donc doublement pernicieuse.

Ce n'a été qu'après de nombreux cas, qui m'ont été préjudiciables, que je me suis décide à préparer de mes propres mains tout ce qu'il était possible de faire moi-même, et d'acheter à d'honorables pharmaciens, méritant la confiance sous tous les rapports, les médicaments que je ne pouvais préparer. C'est donc parce que je me souviens d'avoir payé fort cher de toutes façons les tromperies de certains pharmaciens, que je préviens MM. les propriétaires d'animaux de ne pas acheter au premier venu de ces droguistes qui courent les pays pour placer le produit de leurs fraudes Je les engage lorsqu'ils auront besoin de médicaments qu'ils ne pourront préparer par eux-mêmes, suivant mes indications, de les acheter à de vrais pharmaciens, ou portant leur cachet.

Il est à observer que les substances qu'on prépare soi-même, comme nous l'indiquons dans plusieurs formules, ne coûtent qu'un dixième du prix d'achat chez les droguistes ; que, de plus, on est sûr des substances que l'on emploie, et que l'on peut par conséquent compter sur leur efficacité.

Nous pouvons citer plusieurs substances qui se vendent dans les campagnes, telles que la thériaque, les onguents antipsoriques et une infinité d'autres substances médicamenteuses, qui sont toujours fraudées et ne méritent que le mépris.

FORMULE.

Le mot formule signifie l'ensemble de plusieurs substances qu'on unit, après les avoir préparées à un degré convenable à subir le mélange auquel on les destine, pour en faire un seul médicament. La formule indique la quantité ainsi que la qualité des substances qui y sont désignées.

On connaît différentes formules : les officinales et les magistrales. Les formules officinales sont celles qui sont fixées et réglées par le Codex, et les formules magistrales sont celles qui sont prescrites par les praticiens, selon les connaissances que l'expérience leur a données; c'est ce qui a lieu dans notre ouvrage.

Dans le cours de ma longue pratique, combien de fois m'est-il arrivé d'être hors de portée des pharmacies où j'aurais pu avoir des médicaments nécessaires aux maladies ou aux blessures que j'avais à traiter, et qui étaient prescrits par l'art. Ce fut alors que mon intelligence me suggéra dans bien des circonstances l'idée de faire l'essai des plantes qui se trouvent autour du cultivateur. Après ces essais, souvent réitérés, je me suis convaincu de l'efficacité de chaque substance, tout en y reconnaissant une économie des quatre cinquièmes au moins.

C'est par suite de cette conviction que j'ai tracé ici mes formules, afin que ceux qui voudront les bien comprendre puissent en profiter. Mais pour réussir, il faut suivre très exactement et sans en rien supprimer les principes que j'ai indiqués.

On considère ordinairement dans les formules quatre parties.

1° La substance principale ou corps médicamenteux, qui, par son action, est essentiellement destinée à opérer sur l'économie animale les changements que nécessite l'état maladif. Elle porte le nom de *base.*

Ses propriétés doivent être prédominantes; l'association des autres substances a pour objet de lui donner la forme convenable à son application, d'augmenter ou de modérer son action, mais sans en altérer le caractère. Elle est tantôt simple, tantôt composée; c'est-à-dire que dans les formules on admet comme base un ou plusieurs corps médicamenteux qui, ayant des propriétés analogues, agissent par des moyens similaires.

2° L'*adjuvant* ou *auxiliaire*. On l'emploie pour aider à l'action de la base, pour lui donner plus d'intensité, pour la rendre plus constante ; il doit avoir les mêmes vertus. Il serait souvent difficile d'assigner le véritable caractère qui différencie ces deux parties de la formule ; rarement on pourrait déterminer avec précision lequel des deux corps agit comme base ou comme adjuvant.

Mais cette distinction étant purement de forme, il n'y a pas d'inconvénient à les confondre sous une même dénomination, et à les considérer comme constituant ensemble une base composée.

3° Le *correctif*. Il n'est pas nécessaire dans tous les cas ; on l'admet pour empêcher l'effet trop prompt et trop violent des substances actives, pour prévenir les irritations que pourrait occasionner leur âcreté, et encore pour masquer les saveurs ou odeurs désagréables et rebutantes Le choix des correctifs exige la plus grande attention ; en modérant l'action de la base, ils ne doivent pas la dénaturer.

L'observation est importante : il est reconnu que beaucoup de substances qualifiées de correctifs n'agissent dans ce sens qu'en changeant le caractère essentiel du médicament.

4° L'*excipient*. Il donne aux médicaments la forme et la consistance ; il sert à diminuer les degrés de concentration des corps médicamenteux. Les moyens sont différents selon la nature et l'état de ces corps ; ils doivent être appropriés à la base, à l'espèce et au siége de la maladie, au tempérament de l'individu et au mode de superposition. L'excipient remplit quelquefois les fonctions de correctif, de menstrue, de véhicule, d'intermède, et porte, selon les circonstances, l'un ou l'autre de ces noms.

C'est par les mesures pondériques qu'on doit exclusivement fixer la dose des médicaments et des substances qui entrent dans leur composition ; les mesures de capacité ne sont pas exactes ; elles déterminent le volume des corps, mais ce volume, susceptible de variation selon la température de l'atmo-

sphère, n'est point dans un rapport constant avec l'état d'agré-
.gation. Il ne faut point surcharger les formules d'indications
vagues ou inutiles, ce qui pourrait devenir préjudiciable.

On commence par écrire en toutes lettres le mot prenez, ou
par abréviation pr. ; on désigne ensuite, sur la même ligne, le
corps médicamenteux, sa qualité et sa quantité.

Si la base est composée de deux ou d'un plus grand nombre
de substances, on les écrit successivement chacune sur une
ligne séparée, de manière que les noms, les qualités et quantités, rangés en colonnes perpendiculaires, se trouvent placés
immédiatement les uns au-dessous des autres.

Nous n'en tracerons pas ici, mais si l'on veut avoir des
exemples de formules, on peut voir les mots *Breuvage, Électuaire, Gargarisme, Pommade, Lavement, Opiat.*

Il est très utile de se familiariser avec les formules, afin
de ne pas s'égarer lorsqu'on veut faire promptement une
préparation médicamenteuse qui produise un bon effet. On
trouvera dans le cours de cet ouvrage quelques formules officinales, mais plus souvent des formules magistrales, émanant
de nos expériences réitérées et confirmées par leur efficacité.

Il est à remarquer que, comme nous n'employons rien de
vénéneux, il arrive fort souvent que nos substances ne sont
pas pesées. En effet, en ce qui concerne les substances végétales, on ne peut pas plus juger de ce qu'elles contiennent par
leur poids que par poignée ou par nombre. Il n'en est pas de
même des liquides : ils doivent être mesurés, ainsi que certaines substances pharmaceutiques, qui doivent être pesées avec
soin et scrupuleusement observées quand on les emploie.

Quelles que soient la simplicité de nos formules et la facilité
de préparer les médicaments dont nous indiquons la composition, nous recommandons cependant de ne pas en abuser, car
il est des substances avantageuses pour combattre le mal qui deviendraient nuisibles par des doses hasardeuses. Aussi insistons-
nous pour que l'on se conforme avec précision à nos formules.

FORTIFIANT.

On donne le nom de fortifiant à tout ce qui concourt au rétablissement d'un animal affaibli par des excès de travail, dé privation de nourriture ou par intempérie. Les agents nutritifs, le bon pansement, le bon air, l'exercice modéré sont de bons fortifiants, en y ajoutant les meilleurs aliments que l'on puisse donner aux animaux pour les faire profiter.

Outre ces moyens qui font partie des soins hygiéniques, il en est d'autres qui sont indiqués par l'art, mais qui sont si coûteux que, continués pendant un certain temps, ils coûteraient plus cher que ne valent les animaux auxquels ils seraient donnés. C'est pourquoi nous nous abstiendrons de les indiquer, nous bornant à ceux que nous avons proposés, lesquels sont très économiques et n'en sont pas moins efficaces.

FOUGÈRE MALE.

La fougère ainsi nommée est un puissant vermifuge. On emploie la racine après l'avoir fait sécher. On la réduit en poudre et on la donne au cheval à la dose de 40 à 50 grammes mêlés dans le son pendant plusieurs jours, le matin à jeun. La dose est double pour le bœuf.

Pour avoir de bonne fougère mâle, on doit l'arracher avant le printemps, c'est-à-dire avant la végétation.

FUMIGATION.

Les fumigations sont d'un grand secours pour désinfecter les lieux ou l'air est corrompu par quelque émanation, soit par des corps en putréfaction qui y ont séjourné plus ou moins longtemps, soit par des exhalaisons auxquelles l'animal a été exposé et dont il est infecté. Les fumigations faites avec des substances appropriées peuvent arrêter les progrès du mal auquel l'animal est en proie ; aussi nous les conseillerons de la manière indiquée ci-après.

Quant aux autres qui ont pour but de désinfecter les logements mal construits, nous ne les décrirons pas, parce qu'il nous semble plus rationnel de reconstruire les mauvais logements des bestiaux, que de dépenser la même somme à employer un moyen qui ne serait que palliatif et non curatif, attendu que le premier vice réagirait toujours.

Nous adoptons les fumigations par vapeur, que nous appliquons individuellement à un ou plusieurs animaux malades. Si nous disons individuellement, c'est parce que chaque animal doit être soumis partiellement à ce traitement, et qu'il faut, pour les administrer, autant de personnes au moins que d'animaux en traitement.

Les fumigations diffèrent selon l'affection et le degré de la maladie, et selon le résultat qu'on espère en retirer.

Si l'animal est atteint d'une forte irritation qui lui a déterminé une éruption à la tête, comme cela se voit chez le cheval en gourme, ou tout autre phlegmasie dont l'inflammation est considérable, les fumigations doivent être mucilagineuses et émollientes, adoucissantes. Pour les obtenir, on prend : gui mauve, une poignée ; mauve, une poignée ; bouillon-blanc, une poignée ; graine de lin, deux cuillerées, pour un seau d'eau ; une assiettée de son de ménage. Faites bouillir le tout pendant cinq minutes et retirez du feu en couvrant le vase, afin de ne pas laisser échapper la vapeur ; et dix minutes après, versez le tout dans un seau que vous posez au fond d'un sac, puis vous portez le tout sous le nez de l'animal, avec précaution. Vous lui enveloppez en partie la tête dans le sac, pour qu'il puisse respirer toute la vapeur en restant environ une heure. Réitérez selon le besoin.

La même fumigation peut être appliquée, mais un peu chaude, sous le ventre ; on la maintient à l'aide d'un drap attaché par les quatre coins sur le dos de l'animal.

Cette application se fait contre les fortes inflammations de l'abdomen, telles que les œdèmes, les engorgements laiteux, les péritonites, et autres maladies inflammatoires.

Si l'on veut la faire tonique ou aromatique, on prend les espèces selon l'effet qu'on veut obtenir. Elles se font toutes de même.

GARGARISME.

Les gargarismes sont des médicaments liquides qui servent à laver la bouche des animaux lorsqu'ils y ont mal, comme dans les angines et tous autres maux de gorge. On pratique ce pansement à l'aide d'un morceau de bois plus ou moins gros, plus ou moins long, selon la force des animaux. Ce petit bâton doit être entouré d'un linge blanc et assez souple pour ne pas blesser l'animal. Ainsi préparé, on le trempe dans le liquide destiné à cet effet, qui est préparé d'une manière convenable aux effets qu'on espère en obtenir.

On peut aussi pratiquer le gargarisme à l'aide d'une seringue plus ou moins grosse, ce qui prend le nom d'injection.

Voici quelques exemples de gargarismes.

Gargarisme adoucissant.

Prenez : racine ou fleurs (selon la saison) de guimauve, une petite poignée; graine de lin, deux cuillerées; figues, que vous coupez à morceaux, cinq à six. Faites bouillir le tout dans un litre d'eau pendant trois minutes, et en le retirant du feu, ajoutez miel, deux cuillerées, et passez au tamis ou à travers un linge clair.

Vous pouvez ajouter à ce liquide moitié lait et employez. Il n'est pas toujours utile d'avoir toutes les premières substances pour former un gargarisme; il suffit souvent de l'une d'elles avec le miel et le lait.

On en fait une forte quantité ou une petite selon le besoin.

Gargarisme appétissant.

Prenez deux têtes d'ail, que vous pilerez ou écraserez ; une poignée de sel de cuisine, quatre fortes pincées de poivre. Mêlez le tout dans un litre de vin et employez. Si l'animal est délicat ou faible, on le fait moins fort, et l'on réitère selon le besoin.

Gargarisme astringent et détersif.

Prenez : orge mondé, ou à défaut l'orge ordinaire écrasé, une forte poignée par litre d'eau ; roses rouges, une poignée ; feuilles et sommités de ronces et de trouigne, une poignée ; écorce de grenade (si vous en avez). Faites bouillir le tout deux minutes, et ajoutez à ce liquide moitié vinaigre ; et lorsque le tout aura recommencé à bouillir, ajoutez deux fortes cuillerées de miel et une petite poignée de sel. Passez au clair et employez, mais à froid, jamais à chaud.

Ce gargarisme est excellent pour les ulcères à la bouche, tels que les aphthes ou chancres.

GENIÈVRE.

Le genièvre est aromatique et stomachique. On emploie les graines sèches, en les faisant brûler dans un réchaud, pour les fumigations fortifiantes et aromatiques aux chevaux dont on veut arrêter le jetage récent. Pour ce faire, on place un fourneau dans un seau et celui-ci dans un sac, et l'on jette les graines sur le feu, en fermant le sac autour de la tête du cheval, afin qu'il puisse bien en respirer la fumée.

On fait aussi bouillir ces graines dans une petite quantité d'eau, après quoi on les place de la même manière sous le nez de l'animal.

L'extrait de cette substance est bon aussi pour prévenir la pourriture du mouton, en l'ajoutant au miel et en l'employant au début de la maladie, c'est-à-dire lorsque l'animal commence à tousser.

Pour l'obtenir, après avoir fait bouillir et refroidir, on en exprime les parties pour en avoir le liquide, qu'on fait prendre au mouton trois fois par jour, à la dose d'un verre chaque fois.

GRAINE DE LIN.

La graine de lin est d'un grand secours pour le traitement des animaux. Elle est calmante et adoucissante, soit qu'on la mette en poudre pour s'en servir en cataplasme, ou qu'on mêle cette poudre avec le son qu'on donne aux chevaux qui toussent, soit aussi en la faisant bouillir, dont sa décoction est très avantageuse pour les lavements, les lavages et breuvages comme suit.

En poudre, on en met trois cuillerées par litre de son, qu'on donne à manger au cheval qui tousse. Continuez l'usage selon le besoin.

En cataplasme, on la délaie en une assez forte quantité d'eau bouillante.

Si l'on fait bouillir la graine, on en met deux cuillerées par litre d'eau, qu'on fait bouillir cinq à six minutes et qu'on passe au tamis ou à travers un linge pendant l'ébullition, parce qu'à froid il ne passerait pas.

Cette substance est bonne et peu coûteuse, et peut remplacer des lochs qu'on paierait trois francs à trois francs cinquante centimes, et cela ne coûtera que dix centimes.

GRAISSE.

La graisse, surtout celle du porc, que l'on nomme saindoux, est une substance très utile dans beaucoup de cas pour le traitement des animaux. Elle est l'agent principal de tous les onguents et pommades; même employée seule en propre substance, elle est adoucissante, calmante et émolliente. Il est bon de l'avoir toujours dans un état de fraîcheur, car celle qui serait en état de corruption ou rance ne produirait qu'un mauvais effet. Celle conservée dans les ménages des agriculteurs est bonne à toute époque de l'année. Lorsqu'elle a reçu la salaison convenable dans la cuisson ménagère, elle n'en est que meilleure.

GUIMAUVE.

La guimauve est une plante très utile pour le traitement des animaux malades.

On l'emploie en tisane et en poudre avec le miel. (Voyez à cet effet *Breuvage, Opiat, Infusion* et *Décoction.)*

Elle est émolliente et mucilagineuse au plus haut degré. Pour en obtenir toutes les qualités, il faut avoir soin de la récolter, pour la racine, avant la végétation ; car c'est à cette époque qu'elle possède tout son suc. Après l'avoir bien nettoyée, on la coupe en petits morceaux et on la met dans un pot qu'on remplit d'eau, et l'on fait bouillir pendant cinq à six minutes ; après avoir retiré le pot du feu, on le couvre en le laissant refroidir ; après quoi on en retire le liquide, qui est bon soit en tisane, soit en breuvage, lavement, bain ou lavage.

Pour tisane, les fleurs sont préférables, mais il faut avoir eu soin de les cueillir au moment de la floraison et de les faire sécher convenablement afin de les conserver. Les feuilles sont bonnes en infusion pour lavements, bains ou lotions et fumigations, pourvu aussi qu'on les récolte l'été et les fasse sécher comme dessus. Il est toujours bon d'en avoir dans le ménage.

HUILE.

Comme les huiles diffèrent entre elles, et que la description de chacune d'elles ne ferait que nous occuper inutilement, nous nous bornerons à parler seulement de celles qui nous paraissent utiles.

Huile d'anis.

On l'emploie dans les breuvages contre la colique, à la dose de deux à quatre grammes, selon le besoin et la force de l'animal. Du reste, toutes les huiles dont on se sert pour la consommation à la table peuvent être administrées en breuvage sans danger à des doses convenables.

Il est une qualité d'huile contre laquelle on doit se mettre en garde, et qui est souvent employée contre la gale des animaux. C'est l'huile empyreumatique. Elle a fort souvent, à notre connaissance, fait périr des animaux ; aussi avons-nous renoncé à l'employer, parce qu'on ne sait pas ce qu'elle vaut, surtout lorsqu'on l'achète chez certains marchands droguistes, et aussi à cause de son odeur désagréable.

INJECTION.

L'injection est un médicament liquide qu'on introduit à l'aide d'une seringue dans quelque cavité du corps. Ses qualités varient selon l'effet qu'on veut en obtenir.

En voici quelques exemples :

Injection astringente.

Prenez espèces astringentes, une poignée ou 100 grammes. Faites bouillir un quart d'heure et passez au clair. Ajoutez miel, deux cuillerées par litre d'eau, et administrez plus ou moins longuement, selon le besoin. On rend le même liquide détersif en y ajoutant deux cuillerées d'extrait de saturne et quatre d'eau-de-vie camphrée, et en secouant le tout fortement dans la même bouteille. On en augmente la quantité selon le besoin. On rend l'injection émolliente en n'employant que des espèces émollientes, et ainsi du reste.

LAVEMENT.

Le lavement est une véritable injection qui doit être modifiée selon les effets qu'on doit en espérer, et qui doit varier en conséquence.

En voici quelques exemples :

Lavement adoucissant.

Prenez : une poignée de mauve pour deux litres d'eau ; trois cuillerées de graine de lin. Faites bouillir cinq à six minutes. Retirez du feu, passez au tamis ou au linge clair, laissez refroidir et administrez.

Ce même lavement peut être calmant en y ajoutant une forte tête de pavot.

Lavement astringent calmant.

Prenez : espèces astringentes, une poignée ; espèces émollientes, moitié ; quatre têtes de pavots pour trois litres d'eau. Faites bouillir un quart d'heure, passez et laissez refroidir, et administrez.

Réitérez selon le besoin, en observant toujours la force des animaux, et appropriez une seringue à leur force..

Lavement fébrifuge antiputride.

Prenez : absinthe, une poignée ; lavande et thym, une poignée ; quatre têtes de pavots ; deux litres d'eau. Faites bouillir quatre à six minutes. Laissez refroidir et ajoutez une poignée de sel de cuisine. Passez au tamis ou à travers un linge clair. Avant d'administrer, ajoutez six cuillerées de forte eau-de-vie camphrée et administrez.

On doit avant d'administrer ces lavements se convaincre

que le rectum est vide d'excréments, qu'on fait évacuer avant par des émollients.

Lavement purgatif.

Prenez : espèces émollientes, une poignée ou 30 grammes ; feuilles de séné (les rameaux de séné sont moins chers), *idem ;* rhubarbe, moitié ou 15 grammes ; miel, 50 grammes. Faites bouillir dix minutes, retirez du feu et laissez refroidir. Passez au tamis ou au linge clair et administrez.

Lavement fortifiant et astringent tonique.

Prenez : vin rouge, un litre ; eau, un litre ; lavande, une poignée ; absinthe, une poignée. Faites bouillir quatre à cinq minutes. Ajoutez miel, 200 grammes.

Retirez du feu, laissez refroidir et passez au tamis. Administrez à froid. Réitérez selon le besoin.

Lavement vermifuge.

Prenez espèces vermifuges, une forte poignée ou 125 grammes. Faites bouillir dans un litre et demi d'eau un quart d'heure, laissez refroidir et passez au clair. Savon vert liquide, 50 grammes, que vous délayez dans le liquide.

Ajoutez huile empyreumatique, 25 grammes, bien mêlée. Donnez-en une, deux ou trois doses, selon la force de l'animal ; en une seule pour un bœuf ou un cheval.

Il est toujours bon de donner un lavement ordinaire un peu gras et mucilagineux pour vider le rectum ; et même, après les excréments rendus, un autre lavement miellé ou un peu sucré, ou avec du lait, afin d'attirer les vers et de les mieux disposer pour prendre la substance qui va les détruire, et renouveler ce même remède jusqu'à ce qu'on s'aperçoive qu'il n'existe plus de vers.

LINIMENT.

Le mot liniment sert à désigner l'emploi et l'effet qu'on se propose des médicaments à la surface d'un corps malade à la suite de blessure, contusion, entorse, foulure, affection d'articulation ou toutes autres maladies quelconques. Cette opération peut aussi s'appeler onction, surtout lorsqu'on applique en frottant une pommade ou un onguent quelconque. Le mot liniment est mieux appliqué lorsqu'on emploie des liquides. Les liniments diffèrent par les qualités qu'on leur donne en les composant.

En voici quelques formules :

Liniment adoucissant calmant.

Prenez trois têtes de pavot blanc, cassez-les. Faites-les bouillir dans un demi-litre d'eau six minutes. Retirez du feu, laissez calmer la forte chaleur et administrez chaud. Vous ajouterez, après avoir passé au tamis : pommade camphrée, 50 grammes ; miel, 50 grammes. Mêlez le tout et employez.

On peut augmenter proportionnellement la quantité de tous ces liniments selon les cas qui se présentent.

Liniment alcalin contre les brûlures.

Prenez : eau de chaux, un demi-litre ; huile d'olive, un quart de litre ; ammoniaque liquide, 25 grammes. Mêlez le tout bien exactement, et vous aurez une substance favorable pour calmer les douleurs occasionnées par les brûlures. Ce liniment peut servir aussi sur les plaies qui résultent des morsures de reptiles. Mais, en ce dernier cas, on doit y ajouter quatre cuillerées d'eau-de-vie camphrée.

Liniment antipsorique.

Prenez : savon vert liquide du commerce, 800 grammes ; sulfure de potasse en poudre, 200 grammes. Mêlez exactement dans un vase de terre solide et employez. Ce liniment est bon contre la gale lorsqu'il est suivi régulièrement de quelque autre lavage adoucissant, surtout pour le chien. On augmente selon la force et le besoin.

Liniment fortifiant résolutif.

Prenez : huile de laurier, 500 grammes ; savon vert liquide, 200 grammes ; camphre en poudre, 35 grammes ; huile volatile de lavande, ammoniaque liquide, de chaque 30 grammes. On mêle le tout bien exactement, et l'on emploie. On en fait la quantité plus ou moins forte, selon le besoin, et l'on couvre la substance hermétiquement dans un pot.

Ce liniment est employé avec succès contre les engorgements tenaces lorsqu'il est accompagné d'autres soins hygiéniques.

Il faut bien observer que le liniment ne diffère de la lotion ou lavage que parce qu'on le fait un peu plus épais ; il tient le milieu entre l'onction et la lotion, puisque l'une et l'autre peuvent être faites avec des substances de même nature que celles employées dans le liniment, et par conséquent peuvent avoir les mêmes propriétés ; seulement on applique l'un ou les autres selon les circonstances.

Voici un cas où l'on peut donner la préférence au liniment sur l'onguent et la lotion : c'est que l'onguent sèche quelquefois trop vite, forme croûte, et alors est sans effet, et que la lotion n'a qu'un effet instantané, et la partie lotionnée est de suite démunie de la substance bienfaisante ; tandis que par le liniment, elle en est enduite bien plus longtemps à cause de la demi-épaisseur qu'on lui donne.

LOTION.

Le mot lotion signifie bains, lavage. On la met en usage pour, à l'aide d'un liquide préparé, enlever soit des taches, soit des inflammations, calmer des douleurs, guérir certaines maladies, notamment celles de la peau. L'eau et le vin sont les véhicules, et suivant la nature de l'affection on rend la lotion astringente, émolliente, fortifiante, calmante, irritante, antipsorique, fondante, antidartreuse, détersive, styptique.

En voici quelques exemples :

Lotion antipsorique.

Prenez une poignée de feuilles de tabac, c'est moins cher que le tabac de la régie; une poignée de staphisaigre. Faites bouillir dans trois litres d'eau dix minutes. Retirez du feu, et quand le liquide est à demi froid, passez au clair; puis ajoutez une forte poignée de sel de cuisine, un demi-litre de vinaigre, savon vert liquide. Mêlez bien exactement et employez presque froid. Cette lotion ou lavage est employée avec succès à la suite des onctions antipsoriques faites à des animaux galeux; on doit la répéter au moins une fois à un jour d'intervalle. Elle est très efficace pour la destruction des poux. Il faut faire suivre ce traitement de soins hygiéniques et purger après les lotions.

Si l'on veut qu'une lotion, quelle que soit sa nature, puisse avoir toute son efficacité, il faut préalablement faire à l'eau tiède un lavage avec le savon vert seul et frotter la peau de manière à faire écumer le savon, dans le but de faire détacher toute espèce de crasses qui forment souvent croûtes, et que la peau soit nette et à découvert. De cette façon, le liquide qui compose la lotion pourra pénétrer et produire son effet. Lorsque la peau d'un animal est sèche et écailleuse, il est à propos de se servir d'une décoction de mauve.

Lotion émolliente.

Prenez : espèces émollientes, une poignée par litre d'eau ; graine de lin, deux cuillerées ; une tête de pavot blanc. Faites bouillir un quart d'heure, retirez du feu et passez au tamis ou dans un linge clair. Employez à demi froid.

On proportionne selon les cas.

Lotion fondante et cicatrisante.

Prenez écorce de chêne blanc, une forte poignée par litre d'eau. Faites bouillir un quart d'heure, laissez refroidir, passez au clair. Ajoutez : sel de cuisine, 100 grammes ; vinaigre, un demi-litre. Mêlez exactement et employez.

Lotion fortifiante aromatique

Prenez espèces aromatiques, une poignée par litre d'eau. Faites bouillir un quart d'heure, laissez refroidir pour l'infusion et passez au clair. Ajoutez eau-de-vie camphrée, un demi-litre. Mêlez et employez.

Il est bon, pour obtenir de vrais et prompts succès de ces lotions, d'en tenir des compresses imbibées, que l'on applique sur la partie affectée et que l'on doit humecter de temps à autre entre les lotions, qui doivent être pratiquées jusqu'à ce qu'il y ait du mieux. Il faut avoir soin de ne pas appuyer trop fort, de crainte de déterminer la chute du poil ; on doit avoir la main légère, et le liquide doit être pour ainsi dire projeté de son propre poids ou à l'aide d'un léger pinceau.

MACÉRATION.

La macération ne diffère de l'infusion que par le calorique ; c'est-à-dire que pour l'infusion on a dû soumettre la substance dans une certaine quantité d'eau, à laquelle on fait subir l'ébullition, afin d'obtenir le plus promptement possible la qualité voulue, et que la macération exige un laps de temps plus long. Par la macération suffisamment prolongée, on obtient les mêmes résultats que par l'infusion.

MASTIGADOUR.

Le mastigadour donne aux animaux la facilité de mâcher et provoque la salivation, qui souvent est interrompue par une maladie qui interdit cette sécrétion.

Sous la même forme, on varie les mastigadours ; il ne s'agit que d'y employer les substances dont on espère tel ou tel effet.

On prend un morceau de bois solide, gros comme le doigt, assez long pour dépasser de deux travers de doigt chaque côté de la bouche de l'animal. On le dispose de manière à pouvoir y adapter une corde que l'on attache sur la tête en forme de bridon. On a une toile qui puisse l'entourer plusieurs fois, et dans laquelle avec le morceau de bois on met les substances destinées à l'effet qu'on se propose ; puis on lie le tout solidement ; puis on l'introduit dans la bouche de l'animal, et de demi-heure en demi-heure on le sort pour l'humecter du liquide saturé de la substance qui en est la base.

En voici quelques exemples :

Mastigadour adoucissant.

Prenez : poudre de guimauve et réglisse, 50 grammes ; miel, 50 grammes ; graine de lin en poudre, c'est-à-dire farine, 10 grammes. Faites une pâte et administrez. Si vous avez des figues, coupez-les en morceaux et mêlez au reste.

Ce mastigadour devient alimentaire lorsque l'animal prend le suc. Alors, si besoin est, on ajoute de la farine de froment qu'on détrempe à demi liquide, et on y trempe très souvent le rouleau, afin d'alimenter l'animal, qui ne peut quelquefois pas mâcher ni avaler rien de solide.

Mastigadour appétissant, détersif et antiputride.

Prenez deux fortes têtes d'ail, pilez et écrasez-les ; sel de cuisine, 250 grammes ; poivre, une forte cuillerée ; vin blanc ou rouge, un demi-verre ; vinaigre, un quart de verre. Mêlez exactement et renfermez. Administrez.

On ne doit pas le laisser plus d'une demi-heure sans le changer, c'est-à-dire le retremper dans le liquide restant ; de plus, il faut le renouveler complètement au moins une fois par jour ; le linge qui sert d'enveloppe doit être sacrifié et renouvelé.

Ce mastigadour est employé avec succès contre les inappétences occasionnées par les maux d'estomac, d'intestins, de gorge, et même les aphthes qui déterminent des ulcères, dont les liquides qui en découlent sont putrides.

On doit donc ne pas en négliger l'usage, en raison de leurs bons résultats et de peu de frais qu'ils occasionnent.

Il nous est souvent arrivé, par leur emploi, de ramener à la santé des animaux qui tombaient en marasme et dont on désespérait.

MAUVE SAUVAGE ET FRANCHE, C'EST-A-DIRE CULTIVÉE.

On fait une différence de ces deux genres de mauves, parce que celle qui se trouve dans les jardins ou tout autre lieu cultivé est en apparence plus forte que la mauve sauvage ; mais toutes deux possèdent les mêmes qualités.

La mauve est précieuse pour le soulagement des bestiaux ; ses fleurs sont bonnes en tisane, mais il faut les récolter avec soin pour qu'elles se conservent. Ses feuilles sont bonnes lorsqu'elles sont vertes, et elles donnent par l'ébullition un bouillon gras, mucilagineux et adoucissant. Les racines sont également bonnes à cet effet, pourvu qu'on ait soin de les arracher avant la végétation ou après que les tiges sont sèches ou mortes. Le bouillon de mauve est très stomachique ; on n'en fait pas assez usage pour les bestiaux malades.

MÉDICAMENT.

Le médicament sert à désigner chaque substance applicable aux besoins des animaux malades. Seulement on doit observer chaque médicament sous le rapport de ses qualités spéciales et de l'emploi auquel il est admissible, tant pour son action sur les organes que pour le mode de confection. D'après les indications du Codex pharmaceutique, il en est que l'expérience du praticien a mis en usage et que souvent on ne trouve pas dans ce Codex. Cependant ces médicaments, mis en pratique, sont très économiques. C'est ce qu'on trouvera souvent en suivant nos principes et en mettant régulièrement nos formules en usage.

C'est par ces motifs que nous nous abstiendrons d'énoncer l'infinité de médicaments que l'on peut employer, ce qui ne manquerait pas d'exiger un détail trop long et inutile ici.

MENTHE.

La menthe est très abondante dans les champs; elle a la forme du baume des jardins, mais la couleur de ses feuilles tire un peu sur le bleu de ciel; son odeur est forte et assez agréable.

Si l'on extrait son suc, on aura une huile presque camphrée. On peut la ramasser l'été, au moment de la floraison, la faire sécher avec soin, la réduire en poudre et la donner comme suit l'indication aux animaux. Elle est cordiale, stomachique, vulnéraire, appétissante. Elle peut remplacer le baume de jardin pour exciter le système nerveux.

On peut l'appliquer en cataplasme résolutif et fortifiant, en en mettant une poignée par litre d'eau, faisant bouillir cinq minutes et laissant refroidir pour l'infusion. Le liquide est bon en breuvage et en lotions toniques et résolutives; elle est toujours balsamique. Bien préparée, elle sert à faire de bonne liqueur.

Réduite en poudre, on peut en donner deux cuillerées au cheval, et doubler pour le bœuf. On l'administre aussi dans le son ou en opiat. (Voyez ce mot.) Le liquide est très bon en lavement contre les maladies putrides.

MIEL.

Le miel étant généralement connu, nous n'avons pas besoin de parler de son origine, de ses principes, de ses propriétés et de toutes ses vertus; nous nous bornerons à dire, d'après les excellentes propriétés que nous lui connaissons, que si l'on n'en fait pas un plus grand usage pour les animaux malades, c'est sans doute parce qu'il est vraiment trop bon marché, en raison de ses vertus, et parce que le peuple à la mauvaise habitude de ne trouver propres et efficaces à guérir les maladies que les substances vendues cher. Si l'on voulait se donner la peine d'observer l'intelligence des animaux, on verrait qu'ils savent cueillir dans la végétation tout ce qu'il y a de plus précieux.

Le miel peut être mangé au naturel. Si un animal a un mal de gorge, une inflammation d'estomac, une gastrite, une gastro-entérite, faites-lui manger du miel, il sera promptement soulagé et même guéri. Si ce même animal ne peut que boire, faites-lui des breuvages miellés, il sera de suite soulagé; et même, s'il a des constipations ou des rétentions d'urine, il évacuera de suite.

Le miel est la base de plusieurs médicaments, soit liquide, soit en opiat ou en pâtes composées.

Sur des plaies contuses, le miel peut être appliqué comme topique calmant, même en cas de déchirure de la peau. Lorsqu'un cheval tombe et se couronne, le miel facilite la pousse des poils et résoud les callosités qui, sans lui, resteraient en durillons; il est l'agent principal de l'onguent populéum.

Le miel est, sans contredit, la substance qui possède la plus grande quantité de vertus médicinales; aussi nous engageons MM. les propriétaires à en faire usage chaque fois que le cas s'en présentera pour leurs animaux, et pour ce faire, ils devront toujours en avoir quelques grands pots en réserve.

MORELLE.

La morelle est une plante qui vient sans être cultivée dans certaines contrées, soit dans les champs, soit dans les vignes. Dans les vignes où elle domine, le vin fait avec le raisin qu'on y récolte a l'odeur et le goût de la morelle.

Nous ne parlerons que de son emploi dans l'onguent populéum, dont elle est la base : cet onguent est très utile à l'extérieur.

Nous aurions pu nous dispenser de parler de cette plante, mais comme, prise à l'intérieur, elle est un vrai poison, il est de notre devoir de la signaler afin que l'on s'en méfie. Les bestiaux ne la mangent jamais. Elle pousse quelquefois dans les prés artificiels, tels que les sainfoins; il est bon de l'en extraire, parce qu'étant mêlée au fourrage, il peut arriver qu'un animal ne puisse pas la trier complètement, et qu'ainsi il en mange forcément, ce qui le rendrait malade.

ONGUENT.

Le mot onguent sert à désigner un médicament d'une consistance molle à peu près comme la graisse qu'on fait dans les ménages, et qui en est presque toujours ou du moins fort souvent la base; il varie de nom selon sa qualité et sa propriété distinctive et à la fois respective pour son emploi. C'est sur ces points essentiels que nous ne saurions trop attirer l'attention, afin que l'on prenne garde de se méprendre, pour éviter des erreurs qui pourraient devenir funestes. Aussi nous recommandons à MM. les propriétaires d'animaux, lorsqu'ils auront en leur possession des onguents,

comme tout autre médicament quel qu'il soit, de ne les
employer que par eux-mêmes, et, lorsqu'il leur en reste,
de ne pas les jeter indistinctement, mais de bien les serrer
sous clé, et enfin de ne confier cette clé qu'à des mains
sûres.

Nous allons citer ici la formule de quelques onguents
qui nous ont le mieux réussi pendant notre pratique ; nous
les empruntons, afin d'être utile à tout le monde, à l'ancienne
formule Le Bas ; c'est sous ce nom qu'il faut les demander.

Onguent antipsorique pour les moutons.

Voyez *Pommade antipsorique.*

Onguent basilicum ou suppuratif.

Cet onguent est un bon maturatif en cataplasme.

Onguent chaud résolutif fondant.

Cet onguent m'a le mieux réussi pour les cas graves, et
surtout pour mon feu topique ; c'est surtout pour cette application que je le demandais toujours au pharmacien par la
formule Le Bas.

Onguent contre le piétin du mouton.

Il est infaillible, mais j'ai toujours eu soin, avant de
l'appliquer, d'enlever toute la corne qui était fusée par le
virus charcheu, et même de passer les barbes d'une plume
trempée dans l'acide muriatique ; après quoi j'enduisais l'onglon de cet onguent, et je l'enveloppais d'un chiffon ; la guérison était certaine.

Onguent de laurier.

Cet onguent est fortifiant et résolutif, et il calme les dou_
leurs d'articulations et des muscles ; je l'ai souvent employé
avec succès.

Onguent de peuplier (populéum).

L'onguent de peuplier est un'excellent calmant, adoucissant,
anodin, émollient ; il calme les douleurs et les inflammations ;
il nourrit la peau, les tissus cellulaires et les muscles ; il
guérit les crevasses et facilite la pousse du poil.

On le délaie dans des lavements pour calmer des douleurs
intestinales.

Onguent de pied.

L'onguent de pied préparé par la formule Le Bas est celui
qui m'a toujours satisfait, et non pas celui que j'ai acheté aux
marchands droguistes, qui m'ont toujours trompé, et celui-ci
tient la corne en état de souplesse et en facilite la pousse ;
on l'applique principalement à la couronne du pied ; il la
nourrit et prévient les crevasses qui, sous son action, deviennent saines.

Onguent dessiccatif astringent.

Cet onguent, par sa vraie formule, guérit promptement les
plaies de mauvaise nature ; il les nettoie et les cicatrise admi-
rablement, surtout les croissances de mauvaises chairs, mais
il faut que son action soit surveillée par un homme de l'art,
qui sache l'augmenter ou la diminuer, sans quoi il peut en
arriver du mal ; aussi l'on doit s'enquérir auprès des hommes
expérimentés.

Onguent digestif simple.

Cet onguent s'emploie aux pansements des plaies graves ; on peut le faire, c'est-à-dire qu'on le confectionne au moment de l'employer.

On prend un jaune d'œuf par deux cuillerées de térébenthine, *idem* d'huile d'olive, et l'on mêle le tout de façon à en faire une pâte qu'on applique de suite sur la plaie, et qu'on couvre d'un plumasseau d'étoupes. On le fait plus ou moins fort selon la plaie.

Cet onguent favorise la suppuration, embaume les chairs et les active à reprendre un bon aspect.

Onguent vésicatoire.

On peut faire de l'onguent à vésicatoire en prenant de l'onguent suppuratif dit basilicum, auquel on ajoute plus ou moins de poudre de cantharide ; mais il faudra le remuer chaque fois qu'on voudra s'en servir, afin qu'il soit égal, parce que la poudre se précipite au fond.

En somme, ces onguents doivent être employés avec la plus grande circonspection, et toujours par des gens sages et prudents. Lorsqu'on n'est pas sûr de soi-même, on doit avoir recours à un homme de l'art et suivre ses indications ; car il n'est vraiment pas possible de bien appliquer un médicament si l'on ne connaît pas la nature de la plaie ; c'est toujours à quoi il faut s'attacher avant d'agir.

OPIAT.

L'opiat diffère de l'électuaire en ce que celui-ci est une composition qui ne se fait que d'après les formules officinales, tandis que l'opiat est une composition magistrale, c'est-à-dire faite d'après l'expérience de l'artiste ; de plus, l'électuaire

a une forme liquide, tandis que l'opiat a la consistance d'une
pâte molle, qu'on modifie selon les effets qu'on espère en
obtenir. En voici quelques formules pour exemples, et qu'on
peut varier. On emploie ce procédé pour être sûr de l'introduction des substances qu'on destine à un animal malade.

Opiat astringent.

Prenez : Poudre astringente composée....   500 grammes.
Miel, 1 kilo...... .... 1,000 grammes.

Eau, suffisante quantité pour donner la consistance nécessaire. La dose pour le cheval est de 125 grammes, qu'on
varie selon la force de l'animal.

Opiat béchique adoucissant.

Prenez : Poudre de guimauve..... 125 grammes.
Poudre de réglisse...... 125 grammes.

La décoction de deux têtes de pavots dans un demi-litre
d'eau, bouillie préalablement pendant un quart d'heure;
laissez refroidir et passez au clair.

Ajoutez : Huile d'olive ou d'amandes douces. 100 grammes.
Miel en bonne qualité........... 500 grammes.

Mêlez exactement, et administrez à la dose de 100 à 110
grammes par potion, deux fois par jour, et toujours le matin
à jeun, et après laissez l'animal une heure sans rien prendre;
vous ferez de même avant d'administrer la potion du soir.
On doit une heure avant et une heure après lui ôter toute
espèce d'aliments.

Pour faire prendre cette substance au cheval, on a un
morceau de bois aplati comme la queue d'une cuillère, mais
un peu plus long : on le nomme spatule; on met sur sa
pointe une partie de pâte qu'on fourre dans la bouche du

cheval, dont de la main gauche on écarte les lèvres; et lorsque la spatule avec la pâte est engagée, on laisse retomber les lèvres qu'on resserre, afin d'essuyer, en la retirant, la spatule; on recommence et l'on continue tant que le besoin l'exige. C'est un puissant calmant contre la toux.

Opiat béchique incisif.

Prenez : Poudre de guimauve..... 125 grammes.
Poudre de réglisse....... 125 grammes.
Poudre d'aulnée........ 75 grammes.
Soufre sublimé......... 75 grammes.
Kermès minéral.......... 75 grammes.
Miel bonne qualité.

Mêlez toutes ces substances, qu'on fait prendre comme dessus, en quatre ou six prises, de deux à quatre jours, selon l'état du malade.

Cet opiat est excellent contre la pousse, les catarrhes et gourmes difficiles.

Opiat cordial et fortifiant.

Prenez : Quinquina en poudre.... 125 grammes.
Cannelle en poudre..... 100 grammes.
Gingembre en poudre... 100 grammes.
Camphre en poudre..... 10 grammes.
Miel bonne qualité...... 500 grammes.

Divisez le camphre dans un jaune d'œuf; combinez avec le miel; mêlez ensuite les poudres, et l'opiat est fait. Administrez-en trois à quatre potions par jour, selon l'état du malade, et toujours éloigner les aliments qui constituent sa nourriture, car s'il mangeait, l'effet de l'opiat serait annulé.

Il est à regretter que les substances médicamenteuses ci-

dessus désignées soient d'un prix très élevé, car leur action est très efficace; mais leur cherté fait que, fort souvent, on recule devant leur emploi; aussi avons-nous essayé d'employer d'autres moyens moins dispendieux, et qui nous ont donné d'aussi bons résultats, et après nous être convaincu de leur efficacité, nous les avons mis en usage; en voici la formule :

Opiat cordial fortifiant et économique (nouveau procédé).

Prenez : Sommités d'absinthe réduites en poudre   50 grammes.
　　　Sommités de menthe (mentha, men-
　　　　thade)........................   50 grammes.
　　　Farine d'avoine tamisée............   200 grammes.
　　　Farine de fève-féverole............   300 grammes.
　　　Miel en bonne qualité........!......   800 grammes.
　　　Vin rouge bonne qualité............   1 litre et plus.

Mêlez exactement, et que l'opiat soit un peu mou.

Administrez quatre à cinq fois par jour, et donnez la même quantité le lendemain. La préparation doit être faite à mesure qu'elle doit être consommée; on continue selon le besoin apparent.

Il est à remarquer que l'animal reprend promptement de nouvelles forces, et que l'on fait avec dix francs ce qui en aurait coûté au moins cinquante en employant les opiats précédents; et ce dernier a l'avantage de faire revenir promptement les forces à un animal, en cinq jours au lieu de quinze qu'il aurait fallu avec les autres opiats.

On rend cet opiat appétissant en y ajoutant six gousses d'ail pilées et deux cuillerées de sel de cuisine.

L'expérience d'un long usage nous a confirmé ce précieux avantage que notre opiat rétablit les animaux dans un bref délai et à peu de frais. Nous ne pourrions donc recommander ce nouveau procédé avec trop d'assurance, et trop encourager à le mettre en pratique; seulement il faut observer que l'animal ne doit plus être malade, mais bien en bonne convalescence, afin d'être sûr qu'il digère bien les aliments qu'on lui donne; et si, après avoir consommé de cet opiat pendant plusieurs jours, il manifeste le désir de manger du fourrage, on ne doit lui en accorder qu'une faible ration, en bonne qualité, et après l'avoir arrosé d'eau salée; et en diminuant la quantité des opiats, on augmentera celle du fourrage ainsi préparé, en y joignant les soins hygiéniques : le traitement fait de cette manière sera infaillible.

OPIUM INDIGÈNE.

L'opium est une substance précieuse contre beaucoup de maladies de nos animaux domestiques; mais les dangers auxquels on s'expose en l'administrant sans précaution et l'élévation de son prix nous empêchent de le mettre en usage; nous le remplaçons par le pavot blanc, qu'on soumet à l'ébullition.

On met une forte tête de pavot par demi-litre d'eau, et on laisse bouillir pendant un quart d'heure; après quoi l'on retire la décoction du feu, on couvre le vase, on laisse refroidir, puis on passe au tamis de crin ou dans un linge clair.

Ce liquide peut servir pour deux forts breuvages composés et pour deux lavements idem; on en augmente la quantité selon le besoin; cette même décoction peut aussi servir et très avantageusement pour délayer les poudres qui composent les opiats. Par ce procédé, on obtiendra pour dix centimes ce qu'on paie assez souvent de dix à douze francs; il y a donc une économie considérable; seulement nous recommandons à toutes les personnes qui emploient le pavot de ne pas dépasser impunément l'ordonnance de nos formules; nous en parlerons à l'article pavot.

OXYMEL.

L'oxymel est un mélange de miel et de vinaigre qui, par l'ébullition, se réduit en sirop; de cette façon, le vinaigre perd de son acidité et acquiert la douceur du miel, de même que le miel acquiert de l'acidité du vinaigre, laquelle le rend tonique, astringent et même balsamique. C'est un sirop très salutaire, qui jusqu'alors n'a pas été assez apprécié et mis en usage; voici ma formule :

Prenez : 1 kilogramme de miel de bonne qualité; 1 litre de vinaigre rouge de bonne qualité; faites bouillir à petit feu, ayant soin d'enlever l'écume; laissez réduire d'un cinquième; laissez refroidir; passez au tamis, et couvrez le vase quand il est froid, et employez de la manière suivante : pour breuvage au cheval, un quart de litre dans une autre préparation; doublez pour le bœuf, et diminuez ou augmentez la dose selon la force de l'animal.

L'oxymel est un puissant médicament, et est applicable contre plusieurs maladies, telles que les indigestions, les inflammations d'estomac, d'intestins, les coups de sang, les apoplexies sourdes; il empêche le sang de se coaguler.

L'orsqu'un animal a souffert de la chaleur par le soleil, faites-en prendre plusieurs doses dans un litre d'eau fraîche chaque fois, il sera promptement soulagé; de même pour un animal qui a été forcé à la course ou à un travail quelconque; répétez ces breuvages à l'eau fraîche, et faites marcher quelques instants.

L'oxymel est salutaire à tous les herbivores pour les maux de gorge, de bouche, tels que les aphthes, et toute autre maladie qui détermine des ulcères ou chancres dans la bouche des animaux. Il est détersif et antiputride. Pour cet emploi, on se munit d'un brin de bois gros comme le doigt, plus ou moins, que l'on entoure à un bout d'un linge propre, tenu lié par un fort fil, de longueur environ quarante centimètres; on trempe dans le liquide et on l'enfonce avec précaution dans la bouche de l'animal, aussi profondément que possible, en le chantournant. Quand on s'aperçoit que la succion est faite par l'animal, on le sort et on le retrempe pour recommencer, en continuant plus ou moins de fois, plus ou moins longtemps.

Ce gargarisme est plus avantageux que tout autre, parce que, en raison de son bon goût, les animaux le sucent et l'avalent avec plaisir; et c'est justement là ce qui fait qu'il produit le meilleur effet, tandis que souvent les animaux crachent les autres liquides et refusent de se laisser gargariser.

L'oxymel m'a rendu de remarquables services dans ma pratique, surtout dans les affections charbonneuses qu'il a souvent détournées, dans les atteintes d'apoplexies qu'il a arrêtées. Je l'ai employé à des doses répétées dans des affections typhoïdes et autres maladies putrides ou pestilentielles, qu'il a arrêtées, tout en employant les autres moyens. Il est bien entendu que les moyens hygiéniques ne doivent pas être omis.

Si un animal est dans l'inappétence, gargarisez-le souvent avec l'oxymel, et s'il est en état d'en prendre en breuvage, donnez-lui-en quelques doses, il aura promptement recouvré son appétit.

On prépare à l'avance les autres liquides auxquels on veut ajouter ce sirop qui serait un peu épais seul. Ainsi, on les fait, au besoin, soit mucilagineux, amers, calmants, composés ou simples; ce dernier est l'eau pure. Les autres sont des préparations qui sont soumises à la cuisson, soit du son ou des plantes, dont les espèces sont choisies selon l'indication.

Nous ne saurions trop vanter l'oxymel et ses bonnes propriétés, et surtout encore le bon marché de sa confection, qui peut être facilement opérée par le premier venu; aussi engageons-nous fortement tout propriétaire d'animaux à en avoir toujours quelques bouteilles de prêtes en cas de besoin.

Je ne puis taire ici ce qui m'est arrivé pour l'emploi de

l'oxymel. Un jour qu'à la suite de nombreuses courses j'étais très fatigué, et que je me sentais la poitrine enflée (j'avais ce qu'on appelle vulgairement une courbature), j'ai fait bouillir du son de froment, deux poignées par litre d'eau, pendant quatre à cinq minutes; je l'ai retiré du feu, je l'ai passé à demi froid à travers un linge; j'ai ajouté par verre de cette eau de son trois cuillerées d'oxymel, et j'ai bu ce breuvage sans manger, faute d'appétit; j'ai répété quatre fois à différentes heures de la journée; le lendemain j'étais mieux; j'ai continué, et le surlendemain je n'ai plus rien ressenti qu'un bon appétit. Peu de jours après, l'un de mes ouvriers maréchaux fut atteint de la même indisposition; il a voulu se mettre à mon même régime. Ayant été dans l'obligation de suspendre son travail, il fut soumis d'une façon absolue à ce traitement; le troisième jour il s'est déclaré en état de reprendre son travail, et a déclaré, en outre, avoir un grand appétit qui avait disparu au début de sa maladie.

Depuis ce temps, c'était à qui de mes ouvriers malades ferait usage d'oxymel; si on les avait laissés faire, mon infirmerie pour les chevaux aurait été pleine d'hommes.

Ayez de l'oxymel, messieurs les propriétaires d'animaux!

PAVOT.

Le pavot est une plante qui doit être mieux observée qu'elle ne l'a été jusqu'à présent. Si je dis que cette plante doit être bien observée, c'est pour deux raisons très légitimes : la première est le mal qu'il peut causer, lorsqu'il est ramassé indistinctement parmi les fourrages qui servent d'aliments aux animaux domestiques, et qui, faute d'en extraire le pavot, peuvent devenir nuisibles à leur santé; la seconde raison, ce sont les bonnes et précieuses propriétés du pavot, qualités qui, étant connues, lui donneront un grand débit. Aussi il est juste de faire apprécier tout d'abord son efficacité et l'économie qu'on trouve en s'en servant pour remplacer des substances qui jusqu'alors étaient indispensables et d'un prix exorbitant. Grâce à l'expérience, il est prouvé qu'en l'employant d'une manière convenable, le pavot suffira dans bien des maladies qui exigeaient l'emploi du laudanum ou de l'opium, substances fort chères, que l'on n'avait pas en réserve, et qu'on ne pouvait pas se procurer soit faute de moyens pécuniaires, soit à cause du trop grand éloignement des pharmaciens.

Nous avons dû nous enquérir par l'extraction du principe essentiel du pavot, et après plusieurs épreuves, nous avons été convaincu que l'extrait essentiel du pavot, venant des capsules, jouit à un plus haut degré que toutes les autres parties de sa substance des propriétés dont l'a doué la nature. Sa graine donne une huile très douce qu'on nomme huile d'œillette, qui ne participe point aux principes de la capsule; les feuilles sont excellentes en cataplasme, comme adoucissant, et enfin le pavot ne peut pas être trop recommandé; seulement il faut être attentif sur son emploi. Il est bon que les éleveurs d'animaux en aient toujours quelques têtes en réserve.

Pour obtenir une décoction calmante et même assoupissante, on prend une forte tête cassée de pavot blanc par litre d'eau; on laisse bouillir un quart d'heure; on retire du feu, on passe et l'on exprime le mieux possible à la main. On l'administre en une dose de breuvage composé, en en donnant une quantité proportionnée à la force de l'animal

Ce remède est héroïque contre les tranchées dites rouges et les gastrites aiguës, et aussi contre les irritations de toutes les voies digestives causées par de mauvais aliments qui forment poison.

Il nous est arrivé plusieurs fois d'en retirer bon avantage.

Lorsque nous avions à faire à un cheval l'opération du javar encorné, aussitôt que l'animal était couché et prêt à être opéré, nous lui faisions avaler trois têtes de pavot blanc

bouillies dans un litre d'eau ; après quoi l'opération était exécutée, sans que l'animal parût souffrir. Un squirrhe couvrait tout
un côté du poitrail où avait porté le collier ; l'animal ayant
reçu ce même breuvage, n'a pas paru être incommodé par
l'opération ni ses suites. Nous conseillons ce même breuvage
avant de commencer la castration de la vache, mais à double
dose pour celle-ci ; de même dans les maladies vertigineuses,
et réitérer.

PILULES.

Les pilules n'offrent point de caractère particulier aux
médicaments ; elles ont seulement une forme spéciale qui
facilite quelquefois l'administration en boulettes d'un médicament qui était destiné à être donné en opiat, et dont, pour
cette dernière forme, il aurait fallu faire la pâte plus ferme
ou plus dure ; mais autrement, c'est toujours la même formule.

On fait les boulettes ou pilules plus ou moins fortes, selon
l'espèce d'animaux auxquels on veut les administrer. Pour le
cheval et le bœuf, on fait des boulettes un peu oblongues,
à peu près de la forme d'une saucisse courte, et on les
introduit avec la main, après les avoir un peu enduites
d'huile, dans la bouche de l'animal. Pour ne pas être mordu
ou écorché par ses dents, on s'empare de la langue d'une
main, en la faisant doubler un peu sur le poignet, qu'on fixe
entre les deux mâchoires, afin de les maintenir assez écartées
pour pouvoir introduire jusqu'au fond de la bouche l'autre
main qui tient la boulette au bout des doigts. Lorsqu'on est
bien sûr que la boulette est dans l'entrée du passage alimentaire, on retire la main qui l'a conduite, puis on lâche la
langue ; ce dernier mouvement aide à introduire la boulette
dans l'œsophage. On recommence autant de fois qu'on a de
boulettes.

Il faut bien comprendre que si la main qui tient la langue

de l'animal lâchait prise la première, l'autre main serait exposée à être fortement blessée. Pour éviter ce danger, je me suis quelquefois servi d'un bâton appointé, au bout duquel j'ajoutais la boulette-pilule, et après avoir saisi la langue comme ci-dessus, je l'introduisais de même. Mais, par précaution, je me suis avisé un moyen plus sûr de toutes manières ; j'ai fait creuser un morceau de bois d'environ les deux tiers d'un mètre de long, auquel j'ai fait faire un trou assez grand pour pouvoir recevoir librement le pouce d'un homme. Ce trou, bien entendu, est fait dans toute la longueur du bâton et sert comme d'étui à un autre bâton, qui entre en coulisse dans toute la longueur de celui-ci et forme l'effet d'une scringue.

On retire ce dernier bâton à une distance qui puisse permettre de placer la boulette dans le trou du bout vide ; puis on s'empare, comme il a été indiqué, de la tête et de la langue de l'animal, et lorsqu'on est bien assuré que la boulette est à l'entrée de la voie alimentaire, on pousse le bâton qui expulse la boulette de son intérieur, en l'introduisant dans la voie alimentaire. On a toujours soin de retirer le bâton avant de lâcher la langue ; sans cette précaution, on aurait le désagrément de voir broyer l'instrument. On continue selon le besoin, sans nul danger. Cet instrument est pour les gros animaux ; on pourrait aussi en faire faire de plus petits ; mais un morceau de bois gros comme une plume, au bout duquel j'adaptais la pilule, m'a presque toujours suffi.

Il est à observer, pour le cochon et le chien, que pour leur faire ouvrir la gueule, il ne faut pas agir de la même manière, afin d'éviter les morsures. On se munit de deux pièces de toile à peu près de la largeur d'un mouchoir ; on les roule en forme de corde ; on les introduit dans la gueule de l'animal, puis on réunit les deux bouts de chaque pièce, dont l'un est tiré en bas, l'autre en haut, de façon que la gueule se trouve béante ; à ce moment, un aide introduit la boulette, qu'il laisse échapper après avoir étendu la langue de l'animal.

POIX.

La poix a des propriétés médicamenteuses assez avantageuses pour quelques traitements des animaux; mais il faut la choisir et la distinguer, soit de poix-résine grasse, soit des autres poix-résine; aussi nous faisons remarquer chacune de ses propriétés, afin de les mettre en usage.

Poix grasse.

La poix grasse peut être employée en forme de cataplasme; seulement il y a la différence qu'un cataplasme est appliqué à l'aide d'un linge pour le maintenir, ce qu'on n'a pas besoin de faire pour celui-ci, attendu qu'il se maintient par lui-même, et que d'ailleurs le linge qu'on emploierait à cet effet en consommerait la majeure partie. Ainsi, il prend le nom de topique ou emplâtre; c'est ainsi que nous l'employons dans différents cas, notamment dans notre feu de ce nom.

La poix grasse est employée avec succès sur des tumeurs qu'on désire faire abcéder. On en enduit la tumeur à l'aide d'un morceau de bois aplati en forme de spatule; on graisse plusieurs fois par jour cette tumeur. Cette substance est très maturative et très active, et est moins chère que toute autre.

La poix jaune s'applique de la même façon, seulement elle contient davantage d'huile-essence, ce qui la rend préférable sur des tumeurs froides, dont le caractère paraît scrofuleux; elle est stimulante, nervale et à la fois maturative.

La poix naturelle, poix blanche, est résolutive et astringente; appliquée seule comme topique ou à l'aide d'un taffetas mince en forme d'emplâtre, elle sèche et tonifie la partie où on l'applique.

La poix noire, dite poix navale, mais pure et sans mélange,

est la base de l'onguent suppuratif, onguent que les personnes qui sont susceptibles d'en faire un fréquent usage pour leurs animaux peuvent confectionner elles-mêmes; en voici la formule :

Prenez : suif, cire jaune, poix noire, égales parties, et mêlez exactement les substances avec un peu d'huile pour faciliter le mélange; on l'excite par la farine de moutarde et les cantharides.

La poix-résine, résine de pin, d'une couleur brune noirâtre, a besoin d'être examinée avant d'en faire l'acquisition, parce que très souvent elle est fraudée; on y trouve du sable qui sert à augmenter son poids; mais lorsqu'elle est pure, elle est d'un excellent emploi pour les chargés, cataplasmes ou emplâtres.

Réduite en poudre, elle est très avantageuse; j'ai souvent fait cicatriser des plaies de mauvais augure en en appliquant plusieurs fois sur le mal.

J'ai même avec cette poudre, appliquée en quantité, arrêté des hémorrhagies inquiétantes.

C'est après avoir pendant longtemps employé la poix-résine de toutes sortes, de différentes façons et dans différentes maladies, que l'expérience m'a convaincu que son modeste prix et ses grandes vertus lui valaient la préférence sur d'autres substances qui ne m'ont pas mieux satisfait, et qui m'ont coûté quinze francs, là où quinze centimes de poix m'ont suffi. Pour preuve à l'appui, je dirai que, dans beaucoup de cas, dans les années d'épidémie charbonneuse, où des affections partielles nécessitaient l'ablation d'une partie affectée, et qu'à la suite de l'opération j'étais obligé de saupoudrer les plaies avec la poudre de quinquina, j'en ai plusieurs fois employé pour une somme de quinze, seize, et dix-sept francs; tandis que depuis cette époque, par des circonstances que je tairai ici, je me suis servi de la poudre de poix-résine, et qu'à la suite de cet emploi j'ai obtenu de parfaites guérisons; aussi j'en ai continué l'emploi sur des animaux appartenant à des personnes riches ou au moins bien à l'aise. Comme cette substance médicamenteuse est très connue, on peut en avoir chez soi. La poix-résine en poudre détruit les poux et les gales des animaux, notamment aux chiens; on l'emploie à rebrousse-poil.

Ici, comme partout ailleurs, je croirais manquer à mon devoir, à la promesse que j'ai faite, si je ne faisais pas remarquer la justesse du titre d'*Économe du propriétaire* que j'ai donné à mon livre.

POMMADE.

La pommade est une forme de médicament un peu plus épais que les huiles, et qui, par sa consistance, séjourne plus longtemps sur la partie du corps où on l'applique, parce qu'elle ne coule pas aussi vite, et par conséquent produit mieux ses effets.

Comme la pommade a la même forme que l'onguent, elle se fait avec les mêmes formules et a les mêmes propriétés, car elle renferme les mêmes substances. Aussi n'en aurions-nous pas parlé si nous n'avions voulu donner une formule nouvelle qui, depuis sa découverte, nous a été d'un grand secours et est très facile à confectionner et peu dispendieuse.

Pommade calmante, adoucissante et antiputride.

Prenez : Graisse de ménage, graisse pure de porc. 300 grammes.
       Camphre en poudre................ 100 grammes.

Faites figer au bain-marie la graisse et ajoutez la poudre de camphre, en remuant à l'aide d'un brin de bois gros comme une plume. Aussitôt que le mélange est fait, retirez du feu, posez la tasse dans de l'eau froide et remuez pendant quelques minutes, jusqu'à ce que la pommade prenne de la consistance; couvrez-la hermétiquement.

Cette pommade ainsi préparée est d'un grand avantage

contre les maux de gorge occasionnés par des cas fortuits, les gourmes provenant de quelque cause que ce soit.

On prend cette pommade avec les doigts, et l'on graisse les parties enflammées du corps de l'animal, selon le besoin, deux ou trois fois le jour, en continuant jusqu'à ce qu'il y ait un mieux apparent.

On en fait également usage contre les douleurs de tendons et d'articulations. Ce remède m'a souvent suffi, lorsque je l'ai fait suivre ou accompagner de repos et de tous les autres soins hygiéniques. Je me suis fort souvent convaincu qu'en préparant cette pommade soi-même, ce qui fait qu'on est sûr de sa qualité, elle revient six fois moins cher que quand on l'achète toute préparée.

On peut en faire une plus ou moins grande quantité, selon le besoin; mais on doit toujours en la confectionnant, quelle que soit la quantité qu'on en fasse, n'employer que le tiers du volume ou du poids de la graisse en poudre de camphre. Et comme cette pommade est d'une très bonne efficacité, et qu'é-tant mise dans un lieu à demi frais, elle se conserve très bien, il est utile d'en avoir toujours quelques pots de réserve, afin de s'en servir immédiatement à l'apparition du mal.

Pommade dessiccative astringente.

Prenez : Onguent populéum.... 500 grammes.
        Extrait de saturne.... 100 grammes.

Mêlez comme pour la précédente.

Cette pommade est précieuse contre les froissements de tendons, les déchirures de peau, comme lorsqu'un cheval tombe et se couronne les genoux. Appliquée plusieurs fois par jour sur les plaies contuses, cette pommade a la propriété de résoudre l'inflammation, de la prévenir même, de calmer la douleur et de faciliter la pousse des poils. C'est par suite des nombreux services qu'elle nous a rendus dans bien des cas, que nous croyons devoir recommander son emploi, en assurant que l'expérience de plusieurs épreuves nous a convaincu que c'est le plus souverain remède à notre connaissance dans les cas ou accidents susénoncés.

Il est à remarquer aussi qu'en la confectionnant soi-même telle que la précédente, on trouve une économie marquante.

Pommade ophthalmique, pommade rosat.

Voyez *Onguent de ce nom.*

Cette pommade est très salutaire contre les inflammations des organes de l'œil. On en graisse le pourtour du globe, en observant de ne pas en introduire en dedans, ce qui le rendrait sensible. On peut également la préparer soi-même pour son usage; mais en raison du manque d'habitude que l'on peut avoir de ce travail et du peu d'emploi fait de cette pommade, il vaut mieux l'acheter toute faite, parce qu'on l'a plus fraîche.

POUDRE.

Les substances réduites en poudre ont subi cette opération mécanique pour que, dans les soins à donner aux animaux, on ait la faculté de les employer avec plus de facilité qu'en leur état naturel; aussi avons-nous fait notre choix de celles qui nous ont paru les plus utiles au soulagement des animaux malades et les moins dispendieuses, afin qu'elles soient à la portée de tous.

Poudre de gentiane.

C'est la racine de cette plante qui, étant bien cultivée et réduite en poudre, est employée en composition des poudres antifébrifuges, antivermifuges, stomachiques et appétissantes. On l'administre dans le son, l'avoine ou le miel, à la dose pour le cheval de 70 à 75 grammes, et le double pour le bœuf.

Poudre de guimauve.

Ce sont les racines de cette plante qu'après avoir convenablement cultivée on réduit en poudre, soit par un moulin disposé à cet usage, soit par la râpe, ou enfin par un pilon, et qu'enfin cette substance réduite en farine, nommée poudre, est très utile par sa douceur au traitement des animaux. On la donne contre la toux, soit dans le son, soit dans le miel. C'est mêlée à cette dernière substance qu'elle est plus efficace et d'un précieux avantage contre la toux et toutes espèces d'irritations internes; elle entre dans la composition des opiats adoucissants; son prix n'est pas très élevé.

Poudre de lin.

Voyez *Farine de graine de lin.*
Cette poudre est généralement employée pour la confection de cataplasmes; mais on en obtient aussi de bons résultats en la donnant aux chevaux atteints de maladies d'estomac causées par l'irritation de quelque autre substance. On l'administre au cheval à la dose de 500 grammes, dont on peut continuer plus ou moins longtemps le régime, parce que son prix n'est pas très élevé. On peut, pour exciter l'animal à la prendre avec plus d'avidité, y mêler des grains d'orge, de baillarge ou d'avoine, même en farine; aussi ce procédé deviendra une alimentation adoucissante et à la fois fortifiante.

Poudre de quinquina.

La poudre de quinquina est, sans contredit, la poudre la plus héroïque de toutes celles qu'on pourrait employer dans les maladies d'abstinence, les pulmonies chroniques, les atonies ou marasmes causés par suite de longues souffrances qui conduisent l'animal à l'état phthisique. Nous ne pouvons pas nous opposer à ce que l'on adopte ce médicament, en raison de ses vertus, pour le relèvement des animaux tombés en faiblesse; mais l'élévation de son prix nous a tellement repoussé, que nous avons été obligé de l'écarter de nos ordonnances. Cependant nous ne l'éloignons pas totalement, mais nous sommes décidé à ne l'employer qu'en en prévenant les propriétaires des animaux malades, et lorsque ces animaux sont d'un grand prix.

Poudre de réglisse.

La poudre de réglisse est employée dans les opiats adoucissants et béchiques; on la mêle avec la poudre de guimauve. La dose pour le cheval est de 70 à 75 grammes, et double pour le bœuf.

Le prix du commerce permet qu'on puisse l'employer en assez grande quantité.

Poudre adoucissante et pectorale.

Prenez : Poudre de réglisse............ 100 grammes.
Poudre de guimauve.......... 50 grammes.
Poudre de tête de pavot blanc... 25 grammes.

Mêlez ces trois espèces de poudre. Elles formeront ensemble la poudre pectorale adoucissante et humectante qu'on donne au cheval atteint de toux sèche par suite d'irritations. On mêle cette poudre dans le son de ménage; la dose pour le cheval est, à terme moyen, de 70 à 75 grammes.

Poudre amère.

Prenez : Poudre de gentiane....... 120 grammes.
Poudre d'absinthe........ 20 grammes.
Poudre d'aulnée......... 20 grammes.
Poudre d'aloès succotrin... 20 grammes.

Mêlez et administrez à la dose de 60 grammes dans le son ou en opiat. C'est un fortifiant pour l'estomac qu'il tonifie.

Poudre contre la fourbure et l'inappétence.

Prenez : Poudre d'absinthe.......... 100 grammes.
Poudre de crocus........... 100 grammes.
Poudre de racine de gentiane. 100 grammes.
Poudre de menthe.......... 100 grammes.

Mêlez exactement toutes ces poudres, et administrez au cheval à la dose de 70 à 75 grammes, dans du son, deux fois le jour, le matin à jeun, pendant plusieurs jours.

On peut les rendre plus appétissantes en y ajoutant une forte tête d'ail pilée et une poignée de sel de cuisine, et miel pour faire un opiat, 500 grammes.

Poudre cordiale fortifiante.

Prenez : Poudre de genièvre........... 25 grammes.
Poudre d'écorce sèche d'orange et
de citron................. 25 grammes.
Poudre de réglisse............ 25 grammes.
Poudre de gentiane............ 25 grammes.
Poudre de cannelle............ 25 grammes.
Poudre de rhubarbe indigène.... 25 grammes.
Semence de fenouil........... 25 grammes.
Semence d'anis vert........... 25 grammes.
Feuilles ou sommités fleuries d'ab-
sinthe.................... 25 grammes.
Feuilles de menthe poivrée...... 25 grammes.
Feuilles de romarin.. .... 25 grammes.
Feuilles de sauge............ 25 grammes.

Toutes ces poudres mêlées ensemble constituent la poudre cordiale qu'on peut administrer au cheval, à la dose de 60 à

75 grammes, en la mêlant dans le son ou avec du miel, en
forme d'opiat.

Le prix de ces substances permet qu'on puisse en faire
usage pour le rétablissement des animaux qui entrent en
bonne convalescence, par suite de longues maladies. On peut
en supprimer quelques parties, de même qu'on peut en préparer une plus ou moins grande quantité; toujours les doses
sont doublées pour le bœuf.

Poudre purgative et vermifuge.

Prenez : Anis en poudre.............. 50 grammes.
         Semence de ricin en poudre... 50 grammes.
         Aloès succotrin en poudre..... 50 grammes.

Mêlez ces poudres et mettez dans deux litres d'eau que vous
ferez prendre au cheval à jeun, mais à deux heures de distance,
et ne lui donnez rien que trois heures après le dernier breuvage, et barbotage tout le jour. Administrez-en une dose au
bœuf, et réitérez selon le besoin.

Poudre sudorifique et vermifuge.

Poudre de feuilles et sommités fleuries de sencenique,
200 grammes; poudre de feuilles et sommités fleuries d'absinthe, à parties égales, 200 grammes; poudre de fleurs de
sureau, 100 grammes; poudre de racine de bardane (lapace),
100 grammes; poudre de bourrache, 100 grammes; poudre
d'aloès, 100 grammes.

Mêlez toutes ces substances et administrez deux fois par
jour dans le son, l'avoine ou tout autre grain au cheval, à
jeun le matin, et pour dernière ration le soir, pendant trois
jours, et deux jours pour le bœuf ou trois rations.

Si les animaux refusent de manger les poudres avec leurs
aliments, on peut arroser le tout avec de l'eau salée et miellée,

et pour ceux d'entre eux qui les refusent absolument, on les mêle totalement avec le miel en opiat, ou on les administre en breuvage avec du vin. On met de 50 à 70 grammes des poudres par litre de vin, qu'on donne le premier le matin à jeun, et une heure après un deuxième; le soir on administre de la même manière en dernière ration.

Poudre contre, ou mieux pour prévenir la pourriture
du mouton.

Si la pourriture de l'animal est prononcée, elle est bien inutile; mais elle est utile au moment du début de la maladie.

Prenez : Poudre d'absinthe.... .... 100 grammes.
Poudre de baies de genièvre........ 100 grammes.
Poudre de menthe (menthade) poivrée. 100 grammes.
Poudre de lavande............... 50 grammes.
Poudre de gentiane.............. 200 grammes.

Si l'on n'est pas effrayé du prix, on ajoute 100 grammes de quinquina.

Mêlez toutes ces poudres bien exactement, et administrez dans la farine de froment et d'orge, ou baillarge et avoine, à la dose de 4 à 6 grammes par mouton, avec une pincée de sel de cuisine. On proportionne la quantité au nombre des moutons, en leur donnant ces poudres dans un baquet bien établi à leur portée. On la leur donne le matin à jeun, et le soir avant le repos et comme dernière ration.

Il est bon d'observer ceux d'entre eux qui refuseraient de manger les aliments où seraient associées ces poudres, et alors on emploierait le moyen de les leur administrer, soit avec le miel en opiat ou en breuvage, comme dans le cas précédent.

Il est à bien observer que, pour obtenir du succès dans ce traitement, il faut que les animaux ne soient qu'entrés dans la maladie, car si le mal est à son plus haut période, et si la pourriture est prononcée, mieux vaut renoncer au traitement.

Mais lorsque ces médicaments sont administrés au début, lorsque l'animal ou les animaux commencent à tousser et qu'on leur connaît le mal de gorge, en les gargarisant avec l'oxymel, deux fois par jour, ce remède est infaillible et triomphe toujours, pourvu cependant qu'il soit suivi des autres soins hygiéniques qui sont la base de tout traitement.

Poudre vermifuge pour les moutons.

Ces animaux périssent souvent par la voracité des vers, sans qu'on s'en doute. Il est bon, de temps à autre, de leur donner de la poudre vermifuge, quand même ils n'auraient pas de vers; cette poudre a l'avantage de fortifier les organes digestifs, de tonifier le sang de l'animal et de lui exciter l'appétit.

Prenez : Poudre de sommités d'absinthe...... 100 grammes.
Poudre de sencenique............. 100 grammes.
Poudre de racine de fougère mâle... 100 grammes.
Poudre de semen-contra........... 100 grammes.
Poudre de menthe................. 100 grammes.
Poudre de rhubarbe indigène....... 100 grammes.

Mêlez toutes ces poudres exactement pour n'en faire qu'une; ajoutez une forte poignée de sel de cuisine bien broyé, et administrez le matin à jeun, dans six fois son poids ou son volume de bon son de ménage ou de grains concassés, à la dose de 4 à 6 grammes par mouton, dans des baquets placés à leur proximité; suivez ce régime trois ou quatre jours de suite, et répétez au moins deux fois par an. En y joignant tous les autres soins hygiéniques, on est certain de réussir à élever de beaux moutons qui, sans cette précaution, et fort souvent, périssent soudainement ou vivent en langueur, à l'étonnement de l'éleveur, qui croit en avoir assez pris soin, parce qu'ils ont eu une bonne nourriture.

Il y a double et triple avantage à suivre notre procédé : d'abord, les moutons profitent mieux, parce qu'ils ne souffrent pas de ces vers destructeurs; de plus, comme ils sont plus beaux, leur chair est plus belle et meilleure; en somme, comme on n'en perd pas, on a un bénéfice réel. C'est par l'expérience de ces faits que je me suis convaincu de l'immense avantage qu'il y a à tenir les moutons dans ces bonnes conditions; c'est pourquoi j'engage MM. les éleveurs à avoir toujours dans leur laboratoire une certaine provision de cette poudre, et, comme elle n'est pas chère, d'en faire usage toutes les fois que ce sera nécessaire.

Poudre de résine.

La poudre de résine jusqu'à présent n'a pas absolument été l'objet de l'attention des personnes qui traitent les animaux; cependant elle possède des qualités qui, étant mises à profit, sont avantageuses, surtout à cause du bas prix auquel on la trouve dans le commerce. Mais, à cet égard, je ferai remarquer en passant que c'est un défaut général, une très mauvaise habitude de n'accorder confiance qu'aux substances d'un prix élevé; il semblerait vraiment que c'est l'élévation du prix qui donne de la qualité aux choses.

On se corrigera de ce défaut lorsqu'on aura fait de bonnes épreuves des substances qui sont encore ignorées. C'est aux praticiens de toutes les parties de s'enquérir, de faire des recherches, même pénibles et surtout exactes, afin de faire des découvertes utiles qui, en rendant service à la société tout entière, honorent l'homme qui en est l'auteur. Mais pour cela, il ne faut pas faire comme certains routiniers qui, dans le cours de leur pratique, n'exercent que ce qu'on leur a montré, bien que nous ayons de bonnes écoles; mais, qu'on me passe le mot, ces praticiens routiniers ne sont que des perroquets qui singent la science. Si, pendant nos trente et quelques années d'exercice de la médecine vétérinaire, nous ne nous fussions attaché qu'aux principes écrits de la science, que nous ne nous fussions arrêté qu'aux exemples, quelque bons qu'ils soient, que donnent les livres, il nous fût arrivé un grand nombre de fois de ne pouvoir donner le soulagement nécessaire aux animaux malades ou blessés grièvement ; mais l'intelligence nous a souvent dicté des essais qui nous ont réussi, et autant qu'il nous a été possible, nous en avons tracé les bons résultats, afin d'en faire part à nos compatriotes.

Nous invitons nos collaborateurs à s'enquérir toujours de découvertes et d'en expérimenter la valeur, puis à ne pas toujours s'en rapporter à leur propre mémoire, mais de tracer sur le papier ce qu'ils ont découvert ; car, il ne faut pas qu'on en doute, ce travail est souvent avantageux à l'homme laborieux.

La poudre de résine est aromatique, béchique, résolutive, dessiccative, légèrement digestive et antiputride. Appliquée sur des plaies mises à nu, elle est balsamique et s'oppose à la putréfaction, même à la gangrène ; en voici quelques exemples.

En 1840, 1841, 1842 et 1843, de fortes maladies charbonneuses, ou typhus charbonneux, et autres maladies gangréneuses, qui nécessitaient l'opération des tumeurs qu'elles déterminaient, ont existé dans notre contrée et les cantons voisins.

Plusieurs fois il nous est arrivé, après l'ablation de tumeurs qui avaient été déterminées par le charbon ou gangrène, et qui laissait à découvert de grands espaces d'une partie du corps des animaux opérés, soit qu'on ne pût pas y faire tenir d'appareils pour les couvrir, soit que ceux-ci fussent arrachés par les animaux eux-mêmes, soit aussi qu'ils tombassent de leur propre poids, et qu'enfin là où les plaies restaient à nu et avaient besoin, pour éviter le progrès du mal, d'être préservées du contact de l'air, et en même temps de protéger la reproduction des chairs, où l'art indique l'application des poudres de camphre et quinquina ; il nous est arrivé, disons-nous, d'être hors de portée de nous les procurer faute des moyens par lesquels on se procure ce qu'on désire ; et, en d'autres circonstances, ayant affaire à des malades qui n'offraient pas assez de ressources par leur propre valeur commerciale, et voulant cependant les soulager, il a fallu nous résigner à employer la poudre de résine, qui était notre seule ressource. Nous l'avons mise en usage, mais bien entendu comme accessoire à tous autres pansements; un lavage à l'essence de térébenthine précédait son application et a été continué jusqu'à parfaite guérison.

Quinze à vingt centimes ont suffi pour amener l'état des plaies au même degré que l'auraient fait douze à quinze francs des autres poudres. Nous observons néanmoins que, malgré cela, nous ne critiquons aucunement les autres substances ; seulement nous tenons à faire connaître l'économie que nous avons rencontrée dans des circonstances réitérées, et **nous aurons à continuer à mettre en usage la poudre de résine.**

Nous aurions cru manquer à notre promesse si nous n'avions pas indiqué ici ces faits économiques, qui viennent grossir le nombre de ceux que l'expérience nous a mis à même de constater. En conseillant l'emploi de la poudre de résine, nous ferons remarquer quelques autres propriétés qu'elle possède, qui sont propres aux substances balsamiques.

La poudre de résine est un peu anthelminthique; et surtout à l'extérieur, je l'ai employée avec succès pour la destruction des poux et des puces sur les animaux, notamment sur le chien. Ayant lavé cet animal à l'eau de savon, après l'avoir par le bouchonnement demi séché, je le plaçais sur un drap où était déposée la poudre de résine en assez forte quantité; j'en prenais une poignée, je frottais l'animal à rebrousse-poil, par tout le corps et les membres, à plusieurs reprises; j'exécutais l'action deux fois par jour, et je continuais pendant trois à quatre jours au plus, et toutes les puces disparaissaient, ainsi que les poux.

Les puces ayant donné occasion à l'animal de se gratter, il s'était manifesté à la peau une éruption et des boutons qui formaient, par leur ensemble, ce qu'on nomme *ardeur,* et des plaques dartreuses qui suintaient en répandant une odeur fétide, et mettaient l'animal dans un mauvais état, qui quelquefois entraînait sa perte. Par l'emploi de la poudre de résine, toutes ces affections ont disparu; la peau a été asséchée et a repris son état normal. Devenu propre, l'animal a repris sa gaieté, et en le mettant coucher sur des ripes de sapin, il n'a plus eu de puces.

Le même procédé a été employé sur des chevaux qui étaient infectés de poux, et après deux lavages dans une semaine, ils ont été propres et ont repris leur embonpoint.

PURGATIF.

Le mot purgatif sert à désigner et faire connaître les substances qui font évacuer les animaux, afin de les purger.

Purger un corps, c'est le rendre pur, le nettoyer de tout ce qui paraît lui être nuisible et qui ne fait pas partie de son essence; aussi il est bon d'observer les substances qu'on donne à un animal pour le purger, parce que chaque substance purgative est applicable à tel ou tel animal, à telle ou telle affection, et une d'elles peut être bonne à l'un et malfaisante à l'autre. Aussi l'art a eu soin de distinguer les purgatifs en adoucissants, violents, irritants ou drastiques, doux, laxatifs, modérés, et d'appropier chacun d'eux à l'espèce d'animal et aux cas qui l'exigent.

C'est par ces motifs que nous engageons les propriétaires d'animaux à ne pas donner indistinctement des purgatifs à leurs animaux, et de suivre l'indication qui leur sera prescrite par l'art, afin d'éviter de graves accidents qu'occasionne une erreur.

On ne doit jamais purger un animal sans l'avoir bien préparé, c'est-à-dire que, la veille de la purgation, on doit soumettre l'animal à la diète de tous aliments solides et lui donner du liquide rafraîchissant, même mucilagineux, et lui administrer la médecine purgative le matin à jeun; puis on lui donne un ou deux lavements mucilagineux, c'est-à-dire

des décoctions de mauve et de graine de lin; on le tient tranquille dans une écurie à étable; ce même jour on ne lui donne
que des liquides rafraîchissants, tempérants, et lorsque le
lendemain on le remet à son régime ordinaire, c'est avec modération qu'on l'alimente et graduellement. Si la position de
l'animal exige la récidive de la purgation, on doit au moins
alterner de deux à trois jours et agir de même qu'à la première.

Si l'animal a quelque plaie ou toute autre affection, soit maladie de peau, on devra saisir cette occasion pour le traiter
définitivement.

QUINQUINA.

Le quinquina, surtout le rouge, est très recommandable
par ses précieuses propriétés contre les atonies, les maladies
ou fièvres putrides excitées par de grandes et longues fatigues.
Il est bon, excitant, stimulant et fortifiant; il déterge les
plaies de mauvaise qualité et, en somme, c'est un remède
héroïque, mais l'élévation du prix auquel on le vend empêche
qu'on en fasse aussi souvent usage qu'on le désirerait; aussi
c'est avec regret que nous nous sommes occupé de faire des
recherches afin de trouver d'autres substances qui puissent le
remplacer, et de ne nous servir du quinquina que pour des animaux de la plus haute valeur.

Quinquina rafraîchissant.

On nomme ainsi les substances médicamenteuses et alimentaires qu'on choisit pour donner aux animaux dans les cas où,
par leur propre excitation, ils se trouvent irrités et par suite
échauffés, d'où résulte une soif ardente qu'on calme par des
acides tempérants, comme la crème de tartre, l'acide acétique
(vinaigre) et plusieurs acides qu'on mêle dans l'eau froide en
assez grande quantité. Le petit-lait (lait de beurre), le miel,

l'eau blanchie par le son de froment, la farine d'orge, sont aussi des remèdes rafraîchissants; la chicorée et la laitue, le pourpier, l'oseille, la poirée, sont des plantes rafraîchissantes; on les soumet à la décoction et on les exprime pour en extraire les parties succulentes, qu'on emploie selon le besoin, à des doses proportionnées, d'après le cas et la force des animaux affectés.

Les émollients en lavements sont rafraîchissants; on fait des compositions qui doivent être préparées selon les circonstances dans lesquelles les animaux se trouvent.

RÉGLISSE.

La réglisse est une plante très utile pour le traitement des animaux, à cause de sa douceur. Elle calme la toux; on l'emploie en infusion. Un morceau gros et long comme le doigt, étant coupé et fendu en plusieurs morceaux, suffit pour un litre d'eau que l'on fait bouillir pendant cinq minutes. On réduit la racine en poudre; cette poudre, mêlée à celle de guimauve, est d'un excellent effet en opiat avec le miel qu'on délaie dans de l'eau de mauve, de manière à faire une pâte à demi molle qu'on fait manger aux animaux à l'aide d'une spatule, morceau de bois aplati comme la queue d'une cuillère. Cet opiat est excellent contre les rhumes, catarrhes, toux quinteuses, et contre les pulmonies, la gourme et toute espèce d'irritation que peut avoir un animal.

RÉSINE.

La résine est d'une grande utilité pour certains traitements des animaux. Elle fait partie des baumes; aussi, étant réduite en poudre, elle nous a rendu de grands services, tant par son efficacité que par l'économie qu'on trouve à l'employer, à cause de son prix modéré.

Voyez à cet égard *Poudre de résine*.

RÉSOLUTIF.

On comprend sous le nom de résolutif tout ce qui concourt à combattre les inflammations. Les émollients, soit en cataplasmes ou en lotions, sont des résolutifs; les saignées, soit exercées par un principe général ou local, soit par scarification, sont aussi des moyens résolutifs; les médicaments formulés à cet effet et appliqués à l'extérieur sont des résolutifs, tels que les vulnéraires, les narcotiques, les acides; les alcools, soit naturels, soit aromatisés, sont des résolutifs. Ainsi, les frictions avec le vinaigre, avec l'eau-de-vie pure ou camphrée, sont de bons résolutifs. Enfin tous les agents capables d'atténuer les élévations phlegmoneuses sont des résolutifs; il s'agit seulement d'en bien saisir le sens.

RESTAURANT.

On peut nommer restaurants tous les médicaments qui concourent au rétablissement d'un animal malade et affaibli. Ainsi, les cordiaux, les fortifiants sont des restaurants, de même que de bons aliments pris sans dégoût et avec plaisir.

Les restaurants sont applicables à un animal qui aura souffert par excès de travail de longue durée et étant privé des aliments nécessaires à ses besoins, ou qui a été privé des soins hygiéniques qu'exige la variation climatérique, ce qui arrive assez souvent dans nos pays. Par exemple, de jeunes chevaux venant de Bretagne, qu'on soumet au travail et qui ont une nourriture différente de celle qu'ils viennent de quitter, ne manquent pas d'être malades, et souvent pendant longtemps; par conséquent il maigrissent. C'est alors que par les bons soins de tous genres on les restaure, et lorsqu'ils reçoivent avec plaisir tout ce qui leur est donné, ils contribuent eux-mêmes à se restaurer.

Ainsi, les soins hygiéniques sont les meilleurs restaurants.

RHUBARBE PALMÉE.

La rhubarbe est purgative, vermifuge, stomachique, amère; mais il faut avoir eu soin de la bien cultiver. Les racines sont mises en infusion, une poignée pour un litre et demi d'eau. Il faut auparavant bien les nettoyer, les couper en morceaux et faire bouillir un quart d'heure ; puis laisser refroidir et passer au tamis ou au linge clair, et donner en une dose. On pulvérise la racine et l'on administre cette poudre à la dose de 50 à 60 grammes au cheval, soit dans le son, soit dans les opiats composés ; mais elle doit toujours être mêlée à d'autres substances. On l'emploie comme sudorifique, vermifuge ou purgative. Elle est stomachique lorsqu'on l'associe à des cordiaux. On doit toujours en avoir en culture dans les jardins, afin de lui donner le temps de prospérer, car elle ne peut servir qu'au bout de quatre années de culture.

RICIN ORDINAIRE.

Le ricin est une plante très utile pour le traitement des animaux. La beauté de cette plante herbacée flatte l'œil et engage à en avoir en culture dans les jardins.

La semence, concassée ou réduite en poudre, est très efficace pour la destruction des vers; on l'administre au cheval à la dose d'environ 50 grammes ou plus, selon la force de l'animal. On la mêle au son ou au miel.

On tire de cette semence l'huile dite de palmachristi. On en donne une dose de 25 à 40 grammes pour le cheval et double pour le bœuf, dans un breuvage mucilagineux ou seule, contre les indigestions qui arrivent à la suite de l'emploi de mauvais fourrages, qui font pelotte dans le parcours des intestins. S'il y a urgence de récidiver ce même breuvage, on ajoutera le même poids en miel délayé avec un verre de vin blanc chaud.

Ce médicament est très précieux, parce qu'en facilitant la digestion il purge légèrement et détruit les vers qui occupent toutes les voies digestives.

Il est bon d'en avoir toujours chez soi, soit en graines, soit en huile; il présente l'avantage de n'être pas très cher.

ROMARIN.

Le romarin est assez commun dans les jardins. On emploie ses feuilles en infusion, une poignée par litre d'eau qu'on fait bouillir pendant un quart d'heure, et lorsque c'est refroidi, on passe au tamis. Ce liquide est bon pour breuvage vulnéraire et cordial, on l'ajoute à d'autres substances. Son huile est fortifiante, on l'admet dans les breuvages cordiaux.

ROSIER, ROSES DE PROVINS.

La rose de Provins est une excellente substance pour la composition des poudres astringentes. Elle est bonne pour collyre sec dans les ophthalmies. Si on a le soin, en cueillant les roses, d'en exprimer le suc, on en retire une eau très précieuse pour collyre dans les mêmes affections; cette eau, de même que la poudre de la rose, étant mêlée au cérat, fait la pommade rosat, qui est fort utile employée à l'extérieur.

RUE (HERBE DE LA).

La rue est une herbe puante qui vient dans les jardins. Elle est alexitère, c'est-à-dire qu'on l'emploie contre le venin. Ainsi, un animal aurait mangé des substances vénéneuses qui donneraient lieu à des craintes fâcheuses, on pourrait de suite piler gros de rue comme un œuf de poule, la mêler dans une livre ou 500 grammes de miel, avec un jaune d'œuf de poule et suffisante quantité de lait pour bien délayer le tout et en faire un opiat. Faire manger le tout ou partie à l'animal, selon sa force.

Pendant ce temps, mettez-en une forte poignée dans deux litres d'eau que vous faites bouillir durant cinq minutes. Laissez refroidir et ajoutez 125 grammes de miel avant le refroidissement, pour qu'il fonde; passez au tamis ou à travers un linge clair; mêlez avec moitié lait, administrez un litre chaque demi-heure et récidivez autant que le besoin l'exige.

Dans les breuvages vulnéraires on l'ajoute pure au vin; on la fait aussi infuser quarante-huit heures dans le vin pour obtenir le même effet.

A l'état naturel, la rue détruit les vers; mais en raison de sa puanteur, les animaux la prennent assez difficilement. C'est par ces motifs qu'on l'associe au miel ou qu'on la prépare en infusion, parce qu'ainsi on est sûr de son introduction.

Il faut bien se garder d'en faire prendre aux femelles qui ont été fécondées, parce que ce remède cause l'avortement, tant par sa propre substance qu'en infusion et même par son huile. Il faut donc s'en méfier, et alors que les éleveurs d'animaux auront occasion de mettre cette herbe en usage, ils devront très scrupuleusement l'employer eux-mêmes et ne pas confier cette mission à des mains inhabiles, car cette substance étant dangereuse, est sous la responsabilité du propriétaire qui en possède; elle ne doit être cueillie que par lui-même.

SAUGE (PETITE-).

La petite-sauge croît dans les jardins; les chèvres qui vivent dans les pays montagneux la mangent, quoiqu'elle ne donne pas de bon lait; mais les chevaux et les vaches la refusent. Les sommités fleuries et les feuilles étant bien cueillies et séchées convenablement, réduites en poudre, sont un puissant stomachique, cordial, vulnéraire et astringent, qui convient à l'intérieur contre les diarrhées rebelles, à la dose de 100 à 120 grammes, avec farine de froment et miel en suffisante quantité, deux fois le jour, et continuer le régime jusqu'à ce qu'il y ait du mieux.

En infusion, une poignée par litre d'eau bouillie cinq minutes et ajouter moitié vin et miel, 100 grammes. Faire prendre un peu chaud deux bouteilles de suite, trois fois le jour, jusqu'à ce que le mieux paraisse. On diminue la quantité selon l'espèce ou la force du sujet.

Le même liquide peut être administré, mais sans miel, en lavement. Dans ce dernier cas on peut ajouter deux cuillerées de sel de cuisine, de même qu'en le faisant infuser afin de le rendre plus astringent, on ajoute un demi-verre de vinaigre à la fin de l'ébullition. On laisse refroidir. On ne donne jamais ces lavements à chaud, parce qu'ils deviendraient irritants

SAVON.

Le savon tient aussi sa place dans certains cas pour les traitements des animaux. Il y a deux qualités ordinaires de savon : le savon solide blanc marbré, et le savon liquide ou mou, dit savon vert. Le savon solide blanc marbré entre dans les breuvages antiputrides ; il fait aussi partie des diurétiques.

On le râpe à la quantité de 100 à 110 grammes ; on le fait dissoudre dans à peu près son poids d'eau tiède ; on l'ajoute au breuvage qu'on a destiné à la maladie, et l'on récidive au besoin.

On l'administre aussi en opiat ; il produit les mêmes effets. On peut aussi l'avoir râpé ; alors on le mêle à la pâte.

Savon mou, ou savon vert.

Le savon mou, dit savon vert, est employé avec avantage à l'extérieur. Comme légèrement antipsorique, il sert à nettoyer la peau des animaux affectés de maladies galeuses ou dartreuses. En lotion, il est un bon auxiliaire pour l'application des onguents antipsoriques. Il est un bon médicament pour déterger, c'est-à-dire qu'après la force du médicament qui a dû faire certains ravages à la peau des animaux, tels que gale, farcin ou dartre, il nettoie d'une façon secondaire et même salutaire, en vertu de son principe potassé. Il m'a souvent servi à achever le traitement extérieur pour les maladies de peau, aussi j'en recommande l'emploi avec attention. Il a l'avantage de protéger l'épiderme et la pousse des poils et de résoudre les inflammations.

SAVONULE DE POTASSE.

Le savonule de potasse est précieux employé contre les tumeurs de mauvaise nature, telles que les glandes, le farcin, les engorgements scrofuleux, les humeurs froides. Il faut cependant que ces effets soient précédés et suivis de soins analogues à ses propriétés.

En voici la formule :

Prenez : Alcali caustique sec............. 20 grammes.
    Térébenthine fine.............. 8 grammes.
    Huile volatile de térébenthine.... 24 grammes.
    Huile de lavande.............. 8 grammes.

Mêlez ensemble ces trois dernières substances. On réduit l'alcali caustique en poudre, en le triturant dans un mortier de fonte; on chauffe modérément, puis on verse en le remuant jusqu'à ce que le tout ait pris une consistance ferme ; après quoi on le met dans un pot que l'on couvre hermétiquement, et on l'emploie, en en prenant légèrement avec une spatule pour en oindre les tumeurs ou parties affectées.

Quoique ayant la formule sous leurs yeux, j'engage les personnes qui voudront obtenir un bon résultat de ce savonule de s'adresser à un pharmacien ou à un autre homme de l'art.

SEL.

Les sels ont chacun leur distinction, selon leur propriété. Nous allons nous arrêter seulement à ceux qui nous sont les plus connus pour l'usage des traitements des animaux. Le pre-

mier est celui avec lequel nous nous trouvons le plus familia-
risés; c'est le sel de cuisine, celui qui est le résultat du travail
manuel qui se fait dans les marais qui bordent la Charente-
Inférieure. C'est un résidu de la mer.

Sel de cuisine ou sel marin.

Le sel de cuisine nous a été d'un grand secours dans notre
pratique pendant trente et quelques années, et surtout depuis
vingt-cinq ans; car, il faut le dire, ce n'est qu'après de nombreux essais que l'expérience nous a confirmé le grand avantage qu'il y a à employer à propos le sel pour les animaux.
Combien en avons-nous vus périr avant que nous en connussions
l'emploi! et combien en avons-nous sauvés, tant par nous-
même que par nos conseils, depuis que nous le mettons en
usage! Pour nous, le nombre en est incalculable; aussi nous
prions MM. les propriétaires éleveurs d'y apporter leur attention, afin de ne pas oublier l'immense avantage qu'ils trouveront à en faire usage.

Nous ferons observer à ceux qui sont sur les bords de la
mer de profiter de l'occasion en se servant de l'eau de mer,
pourvu, cependant, qu'elle soit propre et nette de toute im-
mondice; cela leur économisera le prix d'achat du sel et leur
évitera la peine de le faire fondre dans l'eau ordinaire. Le sel
a l'avantage de faciliter la digestion; soit qu'on le donne aux
animaux en propre substance, soit qu'on le fasse fondre dans
l'eau, et qu'on en arrose les substances alimentaires comme il
va être indiqué, on est certain d'en retirer bonne satisfaction.
Le sel est digestif, appétissant, résolutif, fondant, antiputride,
excitant, tempérant à des doses convenables.

Si un animal n'a pas d'appétit, on fait dissoudre du sel dans
de l'eau, quatre cuillerées de sel par demi-litre ou 250 grammes d'eau. Lorsque le sel est bien fondu, on gargarise l'animal avec ce liquide, en y ajoutant quelques autres substances,
telles que l'eau de mauve et le vinaigre ou le miel; après

23

l'avoir gargarisé deux ou trois fois, à une heure d'intervalle, on est certain que l'animal manifestera le désir de manger. Ayez la précaution d'arroser le fourrage que vous lui destinez, et donnez-le-lui en petite quantité ; vous remarquerez qu'aussitôt la ration finie, il vous fera connaître le désir d'en recevoir davantage.

Lorsque les animaux herbivores refusent de manger le son de bonne qualité, de même que le grain, mettez un dixième de la quantité de la nourriture en sel ; aussitôt qu'ils y auront goûté, ils continueront et n'en auront pas assez. N'importe quel gargarisme vous préparez aux herbivores, mettez-y toujours une partie en sel fondu.

Cette substance m'a souvent dispensé d'en employer d'autres qui sont fort chères, tandis que le sel est d'un prix si minime ; je dis minime, en raison de son efficacité.

En lotion à l'extérieur, contre les engorgements laiteux, contre les contusions, il est résolutif, et, en somme, on n'en fait pas un assez grand usage pour son mérite. Ainsi, il arrive fort souvent que des propriétaires habitent des contrées où les bestiaux n'ont pas d'autres abreuvoirs que ceux qui sont fournis par les puits, et ces puits étant creusés dans des couches de plâtre, l'eau que fournissent les sources possède une si grande quantité de substances calcaires, que les animaux qui sont forcés d'en boire pour se désaltérer, malgré qu'ils boivent peu, maigrissent à vue d'œil. Il en résulte que les propriétaires de ces animaux, ne sachant à quoi attribuer cette maigreur, qui souvent les met dans un état de marasme et les conduit à leur perte totale, les propriétaires, disons-nous, n'en connaissant pas la cause, ne peuvent pas y remédier.

Ayant été appelé pour visiter de ces animaux, soit qu'ils fussent morts, soit qu'ils fussent près de succomber, et ne trouvant aucun symptôme indicatif, mais seulement de très légères lésions cadavériques, nous avons dû nous enquérir de la qualité des aliments qui leur avaient été donnés. Après l'analyse faite, nous avons été convaincu que c'était la qualité d'eau qui entraînait la perte des animaux de cette localité. Immédiatement après nous en être assuré, nous avons prescrit de faire tirer l'eau dans des auges, la veille du jour où l'on voulait la faire boire aux animaux, surtout l'été, et d'y jeter une forte poignée de sel de cuisine et une de son du ménage par seau d'eau. Les animaux ont commencé par boire plus qu'à l'ordinaire, et de jour en jour ils se sont rétablis, ils ont pris de l'embonpoint. L'été s'est passé sans qu'aucun dérangement provenant de cette cause ne se soit manifesté. L'hiver est arrivé, et tout naturellement l'affection tombait d'elle-même, parce que les animaux avaient la faculté de s'abreuver à des mares ou fossés remplis par l'eau du ciel.

L'année suivante, aussitôt que les abreuvoirs ont été desséchés et qu'on a été dans l'obligation de tirer de l'eau au puits pour alimenter les bestiaux, le même soin, le même régime ont été appliqués; les animaux n'ont eu nul dérangement, et, contre l'habitude, cette année-là, on a pu livrer quelques animaux à la boucherie.

Il est à remarquer que le fermier de cette ferme, qui était dans cette localité depuis sept ans, n'avait jamais pu, malgré les autres soins qu'il donnait à ses bestiaux, arriver à un pareil résultat; seulement il réussissait à la longue à élever et engraisser des cochons, parce que ces derniers mangent et boivent les lavures de vaisselle du ménage, qui ne manquent pas d'être salées.

Remarque. Une contre-épreuve est arrivée soudainement et a confirmé notre expérience : le bail du fermier d'une des localités où nous avions observé ces faits étant expiré, ce cultivateur a quitté les lieux et a été remplacé par un autre, qui venait d'une autre contrée un peu éloignée, et qui par conséquent n'était pas au courant de la localité. Son entrée en jouissance eut lieu à Noël; alors ses bestiaux s'abreuvaient aux mares ou fossés qui avoisinaient la ferme, et ils se portaient bien. Mais lorsqu'à la fin du printemps ces abreuvoirs vinrent à être desséchés, il fallut bien tirer de l'eau au puits pour abreuver les animaux. Eh bien ! au bout d'un certain temps on s'aperçut que les animaux maigrissaient, tout en ayant de bonne nourriture d'ailleurs, ainsi que tous autres soins hygiéniques.

En voyant que ses animaux devenaient faibles, et renseigné par quelques voisins, ce fermier vint nous chercher. Nous nous transportâmes sur les lieux, et il ne nous fut pas difficile de démontrer la cause du dépérissement des bestiaux, et nous lui avons prescrit le même régime que nous avions fait suivre à ses prédécesseurs; cette seule visite suffit, et après trois mois écoulés, ce fermier est venu nous remercier. Nous n'avons plus été appelé par lui que pour d'autres causes qui n'étaient qu'accidentelles. Ce fermier a dès lors accompli les sept années que portait son bail sans éprouver aucune perte occasionnée par l'eau de son puits.

Dans d'autres circonstances, nous avons eu occasion de nous apercevoir que le bétail ne buvait l'eau des puits, quoique belle et bien claire, qu'avec indifférence, et qu'il ne se désaltérait pas, et même qu'il quittait, quand il le pouvait, celle-ci pour aller boire dans des fossés de l'eau toute trouble, croupie, stagnante, rendue putride par les émanations, et enfin que ces malheureux animaux la buvaient de préférence. Aussitôt que notre procédé était mis en usage, cette préférence était pour notre préparation, et en peu de jours on remarquait les animaux soumis à ce régime se rétablir et reprendre leur état normal, puis prospérer, tandis qu'avant l'application de notre procédé ils étaient pour le moins en langueur, et on les nourrissait en pure perte.

Ce n'a été qu'après l'expérience de plusieurs années que nous avons été convaincu que très souvent les eaux qui possèdent des parties calcaires sont la cause de maladies qui entraînent la perte des animaux ou en diminuent la valeur, ce qui absorbe les économies du cultivateur. C'est là ce dont on peut à l'avenir se préserver par notre procédé, qui n'est pas dispendieux.

Si l'on veut bien observer tous ces faits, on verra combien le sel est précieux et préservatif de bien des maux, tels que le mal de gorge. Si un animal est atteint du mal de gorge, qu'on lui donne des aliments mucilagineux, salés convenablement ; en peu de temps son mal de gorge sera calmé, et en continuant les mêmes soins il disparaîtra.

Je vais, en passant, donner pour exemple le cochon qui, comme on le sait, est un animal indocile, très difficile à traiter et susceptible d'avoir des maux de gorge.

Qu'on fasse cuire soit des feuilles tendres de mauve, des laitues ou des pavots verts des champs, deux poignées dans un seau d'eau, avec deux poignées de son, une forte poignée de sel, bouillis quatre minutes ; ceci fera trois rations, et l'on observera bien de ne pas les donner chaudes, mais tièdes. Continuer ce régime ; après trois jours l'animal sera guéri par lui-même, pourvu cependant qu'on ait détruit la cause du mal et qu'on ne la laisse pas revenir.

Puisque nous parlons de cet animal, il est bon de faire remarquer que, fort souvent, on ne sait pas éviter certaines affections qui se compliquent et arrivent à des maladies funestes. Ainsi, par exemple, on donne pour nourriture au cochon des épluchures de choux, de citrouilles en morceaux ou du petit-lait (babijot), et fort souvent ces substances ont déjà subi une altération qui les détériore et leur ôte leur bonne qualité, et le mauvais goût qu'elles ont acquis donne mal de gorge et dégoûte l'animal, qui les repousse et reste avec la faim auprès d'aliments qu'il aurait très bien consommés si l'on avait eu soin de les lui donner dans de bonnes conditions. Alors il maigrit, du moins lorsqu'il ne périt pas ; ce qu'on aurait pu éviter en salant les substances d'une manière convenable, et en les donnant par petites rations dans une auge propre.

Il en est de même pour ceux de ces animaux qu'on nourrit avec de la chair : on est certain de les voir plus promptement engraisser si on sale les chairs qu'on leur fait consommer ;

on peut mettre 25 grammes de sel par kilo de viande, de même pour tout autre aliment solide et les végétaux. Pour les liquides, on met une forte poignée par seau ou une cuillerée par litre ou environ ; le sel est surtout bon dans les aliments crus.

Voici encore un exemple à remarquer : c'est que les fourrages qui viennent dans les prairies arrosées par l'eau de la mer font mieux profiter les bestiaux qui s'en nourrissent que ceux des terres de l'intérieur. C'est d'après tant de faits remarquables que nous recommandons l'emploi du sel de cuisine, principalement dans les eaux de sources plâtreuses.

Sel de glauber ou sulfate de soude.

Ce sel est un excellent purgatif, parce qu'il est très bien digéré par les animaux, et qu'il les purge aussi bien par les voies urinaires que par les autres voies excrémentielles, et sans secousse ni irritation. C'est un fondant précieux ; j'ai eu lieu de m'en convaincre dans des cas remarquables, sur de jeunes sujets, des poulains de trois mois à un an qui avaient des tumeurs sur différentes parties du corps, et notamment aux membres. Pendant quinze jours, tous les matins à jeun, je leur en faisais avaler 50 grammes dissous dans un demi-litre d'eau, ce qui n'empêchait pas les pansements ultérieurs. Fort souvent après un mois et demi ou deux mois au plus de ce traitement, les tumeurs ont complètement disparu, et quelquefois la récidive de ce traitement a prévenu la gourme.

Le sel de glauber offre un grand avantage par ses propriétés, et son prix n'est pas exagéré ; aussi, par ces raisons, je l'ai mis tellement en usage, qu'à la moindre indisposition je l'administrais aux animaux, et souvent il m'a suffi pour les amener au bout de deux jours à de bonnes conditions. La dose pour le cheval est de 70 à 80 grammes, plus ou moins selon la force de l'animal, double pour le bœuf.

On doit, avant de l'administrer, le faire dissoudre dans un

litre d'eau, et si l'on veut que l'animal ne s'aperçoive pas de sa présence, on le met dans son baquet avec du son; l'animal le consomme en mangeant, en barbotant, et ce moyen est préférable, parce que l'animal n'est nullement dérangé de ses habitudes ordinaires.

Il m'est arrivé de faire suivre ce régime à un cheval de travail qui était atteint de la maladie dite courbature; l'ayant mis à la diète des gros aliments, ce traitement a suffi pour le rétablir. De même pour des affections de la vue; avec le moindre autre soin tout allait bien et sans retour. De même aussi pour les affections laiteuses. Lorsqu'on a sevré un poulain, il faut traiter la mère pour s'opposer aux ravages du lait. Donnez de 100 à 150 grammes de sel de glauber dans un litre d'eau; ajoutez un demi-verre de vinaigre; donnez dans une dose le matin à jeun à la mère; dans le jour, à deux fois; mettez de ce même sel 50 grammes chaque fois dans le baquet, que la bête consommera en barbotage; vous l'obligerez à ne boire qu'à ce même baquet; faites suivre ce régime pendant six jours, et le lait sera entièrement disparu.

Pour les juments auxquelles on aurait négligé de donner ce soin, on fera durer le régime de quinze jours à trois semaines, tout en appliquant les traitements ultérieurs.

Pour le cheval fourbu, même régime, en ajoutant les boissons cuites.

Le sel de glauber est un puissant diurétique, aussi nous lui accordons la préférence sur tous les autres sels. Nous l'avons employé avec succès contre les rétentions d'urine et les diverses affections de la vessie.

On doit proportionner les doses selon la force, la race et l'âge des animaux. Ainsi, si l'on donne le sel de glauber à une jument à la dose de 100 à 150 grammes, on ne doit le donner à son poulain de trois mois qu'à une dose de 20 à 25 grammes, et augmenter la dose par 5 grammes à mesure qu'il avance en âge. Lorsqu'on traite celui-ci par ce régime, pour peu que ce jeune animal soit atteint de quelque affection dure ou toute autre qui paraît être tenace, il faut en même temps traiter la mère par le même procédé, et la soumettre au même régime plus ou moins longtemps, et le petit, profiter de cette occasion pour lui appliquer les traitements extérieurs.

Sel de nitre.

Le sel de nitre est un puissant diurétique, tempérant, rafraîchissant, calmant et antiputride, qu'on donne à la dose de 50 à 70 grammes pour le cheval et 100 grammes pour le bœuf, en variant pour chaque espèce, selon la force de chacun et selon le cas de l'affection.

Le sel de nitre doit être administré de la même façon que le sel de glauber. A part les propriétés qu'il possède et que nous avons énoncées ci-dessus, nous accordons la préférence au sel de glauber, toutefois sans pour cela éloigner le sel de nitre de la pratique ; mais nous avons eu lieu d'être plus satisfait du sel de glauber que de l'autre, tout en étant à plus de moitié prix, ce qu'on doit observer et même bien considérer.

SIROP.

On appelle sirop tout liquide qu'on ajoute au sucre et qu'on soumet à un degré de cuisson par un degré de calorique approprié à la qualité de chaque chose. L'électuaire peut être considéré comme un sirop ; l'élixir est un peu moins épais.

Sirop de nerprun.

Le sirop de nerprun est un excellent purgatif pour le chien ; il est hydragogue, c'est-à-dire que, pour cet animal, il emporte le virus qui occasionne la mauvaise gourme. En en faisant bon usage pour le jeune chien, on doit lui en faire prendre tous les deux jours une potion le matin à jeun, et le mettre ce jour-là à la diète d'aliments solides. On continue pendant dix à quinze jours, à une dose de 20, 30, 40 et 60 grammes, selon la force de l'animal. Suivant l'état du malade, on le lui fait avaler dans du lait ou du bouillon gras.

Ce régime, accompagné d'un séton, est très efficace et salutaire, et est préférable à tout autre purgatif, parce qu'il a été reconnu que le sirop de nerprun est bien approprié au tempérament du chien et du chat; pour ce dernier, on diminue la dose. Le sirop de nerprun est aussi un excellent purgatif hydragogue pour les poulains jusqu'à l'âge de trois mois.

C'est sans contredit le plus précieux de tous les purgatifs pour les jeunes animaux, en raison de sa propriété hydragogue qui enlève comme par enchantement le virus de la gourme qu'on nomme venin, que ces jeunes sujets apportent en naissant, et qui fort souvent fait en eux un ravage funeste. De plus, tout en étant salutaire, il n'est pas très cher; les personnes intelligentes peuvent le faire elles-mêmes, surtout celles qui récoltent le nerprun. Alors il s'agit de cueillir les baies ou graines de nerprun bien mûres; on les laisse fermenter, comme le raisin, dans une cuve, et l'on exprime pour en extraire le suc; on ajoute même quantité de sucre brut (le moins cher), qu'on mêle au liquide; puis on le soumet à une chaleur douce pour faire évaporer, jusqu'à ce qu'il ait atteint la consistance de sirop; ensuite on le passe à un tamis très clair, pour en extraire les fondrilles; on le laisse refroidir, et on le met dans des bouteilles bien bouchées, que l'on place dans un endroit tempéré, afin que le sirop se conserve.

Sirop de quinquina.

Prenez d'une forte décoction aqueuse un demi-litre.

Quinquina concassé........ 150 grammes.
Sucre brut...... .... 250 grammes.
Un huitième de litre de vinaigre.
Six blancs d'œufs.

Mêlez le tout ensemble en le battant, puis le posez sur un

fourneau, en le faisant cuire à petit feu jusqu'à ce que la cuisson offre un sirop que vous retirez du feu en couvrant le pot. Vous laissez refroidir, et à demi froid vous le passez au tamis clair; puis vous le mettez en bouteille bien bouchée, pour le garder, mais vous pouvez l'administrer immédiatement.

Ce sirop est excellent pour les poulains malades d'avoir tété leur mère atteinte de maladie typhoïde ou autres maladies qui attaquent le sang. Lorsque ce sirop est un peu trop épais, on le délaie avec de l'eau salée, de moitié son poids.

Le sirop de quinquina ainsi préparé est héroïque contre la maladie des jeunes chiens.

On l'administre à la dose d'une, deux, trois et quatre cuillerées, selon la force de l'animal et selon son état maladif; mais autant que possible on administre les premières doses le matin, quand l'animal est à jeun, et il ne doit rien prendre que deux heures après la potion.

Ce remède étant accompagné d'un séton sur le cou du chien est infaillible, pourvu cependant que tous les soins hygiéniques soient exécutés.

SOUFRE.

Le soufre est employé comme préservatif de la gourme; il est un peu béchique, incisif, sudorifique et un peu vermifuge; on l'administre en poudre avec celle de réglisse et de guimauve, qu'on mêle pour n'en faire qu'une, et qu'on donne au cheval, à la dose de 80 à 90 grammes, mêlée à six fois son poids de son de ménage. On continue plus ou moins longtemps ce régime.

On l'administre au chien à la dose d'une cuillerée à café, plus ou moins forte selon la force de l'animal, en délayant cette poudre dans une suffisante quantité de lait, puis on fait avaler chaque matin à jeun. On continue plus ou moins longtemps, selon le besoin.

On peut en déposer quelques billes plus ou moins grosses

dans les baquets ou auges où boivent les animaux. Pour le chien, on en met un morceau gros comme le bout du doigt dans une tasse en bois qu'on réserve pour le faire boire, surtout lorsqu'on craint la crudité de l'eau de puits ou de sources sortant des terrains plâtreux.

STAPHISAIGRE.

La staphisaigre est vulgairement connue sous le nom de l'herbe aux poux; et aussi ne l'emploie-t-on qu'à l'extérieur pour détruire ces insectes.

Sous ce rapport elle a son mérite; c'est pourquoi nous la signalons ici, afin qu'on puisse s'en servir, mais avec réserve. On ne se sert que des graines; on les fait infuser ou mieux bouillir, une forte poignée par litre d'eau, qu'on laisse infuser dix minutes; après quoi on y ajoute un demi-litre de vinaigre et on l'emploie.

On en prépare une plus ou moins grande quantité, selon le besoin et la grosseur de l'animal affecté de vermine. Si c'est un cheval, on met trois à quatre fois cette dose, et si l'on peut préalablement avoir de la lessive de bois de vigne, ce sera plus efficace; et ce sera plus sûr encore si l'on ajoute à cette substance de staphisaigre moitié de feuilles de tabac : ce remède est infaillible.

La décoction et l'infusion étant ainsi préparées, on dispose l'animal, qui doit être au moins à demi à jeun ; on le place autant que possible, une bonne demi-heure avant la lotion, au plein soleil, afin que les poux se réveillent et sortent de dessous les poils ou la laine où ils sont cachés ou introduits, et l'on frotte à rebrousse-poil, en prenant bien garde de ne pas perdre de ce liquide, qui tout naturellement ne peut produire son effet qu'étant appliqué dans l'endroit où résident les poux.

Quand on a fini d'un côté, on recommence de l'autre, puis on revient jusqu'à une troisième fois. On laisse passer un jour d'intervalle, et l'on recommence de la même façon.

On sera certain de réussir à détruire cette vermine si, dans le jour de repos, on emploie la poudre de résine à rebrousse-poil, et en agissant de même le jour qui suivra le dernier jour de lavage. Il faut faire suivre ce traitement de bonne nourriture et de tous les autres soins hygiéniques.

STIMULANT.

On nomme stimulant les substances médicamenteuses qui ont la propriété d'exciter les parties engourdies dont les ressorts vitaux sont affaiblis, ou qui sont exténués par une cause accidentelle, telle que l'interception de la locomotion, ce qui constitue un semblant de paralysie. C'est alors qu'il faut des stimulants. Les irritants sont des stimulants. Ainsi, les cordiaux de premier rang ou de première espèce sont des stimulants. Sans augmenter les forces, ils les sollicitent; en les réveillant de leur engourdissement, ils provoquent un certain effort pour surmonter l'obstacle et rétablir le mouvement. Ce sont des indications qui émanent des toniques fortifiants, et, si l'on va plus loin, des irritants. Il est urgent de s'observer en employant de ces agents; il n'appartient qu'à un homme de l'art d'en faire des applications bien rationnelles.

SUDORIFIQUE.

On a donné le nom de sudorifique aux substances qui ont la propriété, lorsqu'elles sont administrées à l'intérieur, de provoquer l'évacuation des fluides séreux par les organes sécrétoires de la peau; c'est ce qu'on nomme la sueur. Plusieurs plantes ont cette spécialité de propriété, et méritent qu'on les signale, afin que chacun puisse s'en servir au besoin.

Il faut le dire en passant, l'art n'a pas assez propagé chez les propriétaires d'animaux la connaissance des plantes ou substances qu'ils possèdent, et cette faculté leur serait cependant précieuse. Aussi, comme nous l'avons déjà dit, le propriétaire cultivateur et éleveur d'animaux paie fort souvent très cher des substances sur lesquelles il marche chaque jour, faute de les connaître. Nous le répétons, c'est avec peine que nous voyons chaque jour les agriculteurs venir acheter en ville des objets qu'ils ont chez eux, et qu'ils paient au centuple de ce qu'ils leur coûteraient en les cueillant eux-mêmes.

C'est pour cela que nous nous sommes empressé de leur enseigner tout ce que nous connaissons, afin qu'ils puissent trouver autour d'eux, dans les champs et pour un prix insignifiant, les substances dont ils ont besoin, au lieu de les aller payer des prix exorbitants dans les pharmacies.

Il est à regretter qu'une classe aussi intéressante, aussi laborieuse que celle des cultivateurs soit aussi en retard et ne sache pas jouir des fruits que rapporte la terre, qu'elle cultive avec tant d'ardeur. Nous osons donc espérer que de plus savants que nous, ayant nos mêmes sentiments, les favoriseront davantage, et que plus tard l'éleveur de bestiaux aura la faculté de connaître à la fois le maintien des bonnes races d'animaux et les substances qui sont propres à les tenir en bonne santé, aussi bien que celles qui leur sont nuisibles, et enfin celles qui sont propres à les soulager au besoin. Tels sont nos vœux pour la prospérité que nous désirons à la société agricole tout entière.

Nous citerons, en passant, et pour servir d'exemple à MM. les propriétaires éleveurs d'animaux, les écoles de bergeries fondées par la bienveillance du gouvernement français.

Nous prions nos lecteurs d'excuser le temps que nous employons dans ce paragraphe ; mais nous avons un si sincère et si vif désir que nos respectables et laborieux agriculteurs soient éclairés sur ce qui leur est utile, et qu'ils deviennent capables de jouir de ce qu'ils possèdent, que nous ne pouvons passer sous silence le bien que nous leur désirons, et qui nous a déterminé à faire tous nos efforts pour leur faire partager nos faibles connaissances, en y joignant, autant que notre mémoire nous le permet, quelques parcelles de nos expériences. Nous espérons que lorsqu'ils seront entrés dans le champ scientifique, ils en parcourront les sentiers fertiles, et si eux sèment, leurs enfants récolteront. Ainsi arrivera le progrès que nous désirons.

Voici les substances que nous employons le plus communément comme sudorifiques pour le traitement des animaux. En fait que de végétaux pris chez l'agriculteur, ce sont :

1° Les racines d'ellébore, une poignée par litre d'eau, qu'on fait bouillir pendant un quart d'heure. On retire du feu; on laisse infuser jusqu'à ce que ce soit demi froid, puis on tire au clair. Ajoutez même quantité de vin avec ce liquide; administrez au cheval en une dose; et, si le cas l'exige, on augmente la quantité en proportion. Il arrive que pour faire transpirer un cheval il en faut plusieurs doses; alors on les donne à deux heures d'intervalle. On double pour le bœuf, et l'on proportionne les doses selon la force des sujets.

2° La racine d'angélique, préparée de la même façon que la précédente.

3° La fleur de sureau, préparée en infusion et administrée de la même manière.

4° La racine de bardane (la lapace), qui vient près des maisons, préparée comme dessus.

5° La bourrache, administrée de la même manière et à même dose que ci-dessus.

On peut employer toutes ces substances en particulier, comme on peut aussi les employer ensemble, et alors les effets n'en seront que plus sûrs; mais, comme il est assez difficile de les réunir toutes ensemble, on les emploie selon la quantité qu'on en a.

De toutes ces espèces on fait des poudres qu'on peut aussi administrer aux mêmes animaux, à la dose de 50 à 70 grammes introduits dans un litre à un litre et demi de vin qu'on peut administrer avec récidive selon le besoin. De même ces poudres peuvent être administrées à égale dose encore, mais mêlées au miel en opiat, que l'on continue aussi selon que l'indique l'état du malade.

Toutes ces substances peuvent être préparées et administrées par le cultivateur qui est bien exercé sur ce qu'il faut
aux animaux, et il peut les trouver toutes autour de ses propriétés; il n'a donc que la peine de les préparer sans débour-
ser un centime.

Il est d'autres sudorifiques aussi très efficaces, tels que le
carbonate d'ammoniaque, l'ammoniaque liquide; il y a aussi
d'autres poudres sudorifiques que celles que nous venons
d'indiquer; mais ces substances ne se trouvent que chez les
pharmaciens, et c'est en les achetant qu'on en connaît le prix.
leur emploi ne manque pas de diminuer les bénéfices qu'on
espérait des animaux, et c'est là ce que l'agriculteur doit bien
observer.

Lorsqu'on fait usage de ces substances sudorifiques, on doit
bien observer en quelle condition se trouve le sujet auquel on
veut les administrer, et faire attention qu'il n'ait pas l'estomac trop plein d'aliments, puis le placer dans un endroit
assez clos, qui cependant jouisse d'un air pur, et avoir soin de
couvrir l'animal. Ce dernier procédé concourt à l'effet qu'on
se propose et aide même aux agents sudorifiques. Lorsqu'on
croit que l'abondance des sueurs est arrivée en assez grande
quantité, il faut être muni de linges étoffes pour sécher l'animal, en le bouchonnant partout et sans réserve, de façon qu'il
ne reste d'humidité sur aucune partie de son corps ni de ses
membres, parce que cette humidité deviendrait fortement
nuisible en se refroidissant, et produirait ce qu'on appelle
ordinairement une sueur rentrée, ce qu'on peut éviter par
l'exactitude des soins.

Il est d'autres soins très précieux que l'on doit observer;
c'est de ne pas donner trop tôt à boire, surtout froid, à l'animal,
qui ne manque pas d'en manifester le désir. Il est préférable de
le laisser un peu attendre et que l'exhalaison soit complètement arrêtée, ce qui a lieu à peu près d'une demi-heure à
trois quarts d'heure après le bouchonnement. Mieux vaut avoir
de l'eau cuite avec du son de ménage, et encore faut-il ne

laisser boire l'animal qu'à moitié de sa soif. Après une autre demi-heure écoulée, on lui donne une demi-ration de grain, puis de sa même boisson en quantité raisonnable, et enfin une bonne nourriture, dont les fourrages devront être salés et donnés avec modération.

On récidive ce procédé sudorifique, alterné d'un jour de repos, en donnant un exercice modéré à l'animal. Il arrive quelquefois que des animaux sont inexcitables à la transpiration, et qu'il serait imprudent et fâcheux de forcer les doses de sudorifique. En conséquence, j'ai pris le parti, dans les cas nécessiteux, de coucher l'animal avec les entraves dessus du fumier nouveau, et de l'en couvrir presque complètement, sauf le nez, pour qu'il puisse respirer, et de le laisser dans cette position pendant une heure et demie à deux heures, au bout duquel temps on s'empressait de le découvrir, le délier, le mettre debout et le bien nettoyer, en le bouchonnant jusqu'à ce qu'il fût bien séché. Il doit, autant que faire se peut, être placé au soleil ou tout au moins dans un appartement bien clos, sans courant d'air.

Ce procédé nous a été d'un grand secours dans les cas forcés, comme par exemple lorsque des arrêts de transpiration avaient lieu chez des chevaux qui travaillaient sur le bord des rivières pour remorquer les bateaux de commerce. Il arrive que ces animaux sont forcés de traverser d'autres rivières qui se versent dans celle qui porte les bateaux qu'ils remorquent, et très souvent, dans ces traversées, l'eau leur passe au-dessus du dos, justement au moment où la transpiration est poussée au plus haut degré; de là un arrêt immédiat de transpiration, la fluxion de poitrine, la paralysie des organes cutanés, partielle et quelquefois générale.

C'est dans ce dernier cas que ce procédé nous a été d'un héroïque secours, en y adjoignant tous les autres moyens ci-dessus énoncés : les toniques, les fortifiants.

Pareil accident est aussi arrivé à des chevaux qui venaient de courir la poste à grande vitesse. Comme assez souvent

dans les postes qui sont entourées de prairies on a la faculté,
l'été, de mettre, comme pour délassement, les chevaux pendant la nuit dans ces prairies, il est arrivé que des postillons
mal exercés y mettaient, à notre insu, des chevaux arrivant
de courses, tout mouillés de sueur, et, pour compléter le mal,
quelquefois d'abondantes pluies tombaient sur ces malheureuses bêtes qui passaient la nuit dehors; aussi le lendemain on
les trouvait raides et presque paralysées.

Ce procédé nous a toujours été d'un meilleur secours que
tout autre; on peut l'appliquer avec sécurité, mais il est bon de
le récidiver au moins deux fois, et de toujours se munir d'un
nombre assez grand d'aides, afin que l'animal n'ait pas le temps
de se refroidir lorsqu'il vient d'être découvert. Il faut immédiatement lui faire avaler des breuvages cordiaux, même avant
de le faire lever et une heure après. Le second jour qui suit
le dernier bain sudorifique, il est bon d'appliquer un séton,
du poitrail à l'abdomen.

SULFATE DE SOUDE.

Le sulfate de soude, c'est le sel de glauber. (Voyez ce mot.)
Cette substance est très utile pour le traitement des animaux,
surtout pour le cheval. Presque dans tous les cas où cet animal est indisposé, si on le met au barbotage, le sulfate de
soude lui est salutaire.

Depuis un très grand nombre d'années que nous en faisons
usage, il ne nous a jamais produit que de bons effets; nous
pouvons même dire que nous avons obtenu des résultats sur-
prenants sur de jeunes poulains de trois mois à un an qui
avaient diverses tuméfactions. En les mettant au régime de
consommer du sulfate de soude, à une dose de 150 à 200 grammes par jour, pendant trois semaines à un mois, les tumeurs,
même un peu osseuses, ont disparu complètement.

Il faut le dire, le traitement extérieur marchait de concert,
et la mère du poulain consommait la même quantité de sulfate

de soude dans son baquet, en barbotage; seulement elle consommait cette ration dans la totalité de ses boissons, tandis
que le jeune sujét le prenait spécialement dans deux breuvages
mucilagineux d'un litre chacun, dont l'un le matin à jeun, et
l'autre le soir au dernier repas. Après ce temps, le sevrage a
eu lieu, le jeune sujet a vécu isolé de sa mère et a pris la
croissance voulue, sans aucun des défauts qui s'étaient mani-
festés.

De même des chevaux atteints de pulmonie, par suite de pénibles travaux, à part des traitements ultérieurs, ont été mis
par nous au régime du sulfate de soude en barbotage; même
atteints de jetages assez anciens, ils ont été complètement gué-
ris; d'autres atteints d'ophthalmie, comme accessoire au traitement de cette maladie, étant soumis à des doses augmentées,
ont complètement guéri. Enfin le sulfate de soude, depuis les
nombreux succès que nous en avons obtenus, a toujours
accompagné nos régimes. Il est quelquefois prophylactique.

SUREAU.

Le sureau est un arbrisseau connu de tous les cultivateurs;
nous le citons ici à cause des bonnes propriétés que possède
sa fleur, dont on fait usage avec avantage dans quelques traitements d'animaux.

La fleur de sureau se prend en infusion, une poignée par
deux litres d'eau, bouillie deux à trois minutes; laisser faire
l'infusion et tirer au clair. Administrer au cheval en une dose,
si ce n'est que pour une simple inflammation d'estomac. Mais
s'il y a atonie complète, et si l'animal a quelque affection cutanée qui exige la provocation des sueurs, il est préférable de
faire l'infusion dans du vin; alors elle devient stimulante,
carminative, tonique et même antiputride. C'est l'un de nos
meilleurs sudorifiques.

Administrée à l'extérieur, par lotions, la fleur de sureau est
émolliente, calmante et résolutive. L'eau résultant de l'infu-

sion est excellente pour la composition des collyres. La fleur de sureau fait partie de la poudre cordiale et sudorifique; nous en avons parlé à l'article *Fleurs*. (Voyez ce mot.)

Nous nous empressons de faire connaître que les graines de sureau sont un poison pour les poules; il faut donc que les propriétaires y prennent garde. Mais, d'un autre côté, il est bon de ramasser ces graines et de les placer dans les greniers où l'on met le blé, parce que l'odeur du sureau ayant ses graines au bout des branches fait fuir les charançons, insectes qui mangent le blé.

Étant toujours disposé à faire connaître les qualités propres à chaque substance, nous avons dû ne pas passer sous silence les propriétés du sureau, afin que les cultivateurs puissent en profiter.

TABAC.

Le tabac n'est utile qu'employé avec la staphisaigre pour la destruction des poux. (Voyez *Nicotiane*.) On emploie ses feuilles en infusion avec l'eau bouillante et la lessive.

TEINTURE D'ALOÈS.

La teinture d'aloès est d'une grande utilité pour le pansement des plaies des animaux. On peut faire cette teinture soi-même, quand on s'est muni des substances qui la composent.

Prenez 40 grammes d'aloès succotrin réduit en poudre et trois quarts de litre d'eau-de-vie à 20 degrés.

Mêlez le tout dans une bouteille de litre, et agitez souvent la bouteille pour faire dissoudre l'aloès.

Ainsi préparée, la teinture d'aloès est antiputride; elle sert à déterger les plaies; elle consolide les chairs, et, dans les blessures douloureuses, elle est anodine, calmante.

Pour prouver la bonne qualité et le précieux mérite de la teinture d'aloès, dont nous vantons les vertus, et que vante-raient plus haut encore, s'ils parlaient, tous les animaux aux-

quels elle a rendu de grands services, en leur épargnant de
fortes douleurs, et comme nous tenons essentiellement à affirmer les propriétés exquises de la teinture d'aloès, nous allons
citer deux faits remarquables qui ont eu lieu dans le cours de
notre exercice.

En 1840, j'avais été appelé par un propriétaire de la commune de Saint-Laurent pour donner des soins à ses animaux
malades. En revenant chez moi, à Rochefort, et passant au lieu
nommé Saint-Pierre, même commune, je vis une troupe de
moissonneurs qui fauchaient. Pendant un moment de récréa-
tion, l'un d'eux avait reçu un coup de faux qui lui avait ouvert un talon; la faux était entrée au moins de deux travers
de doigt, au point que le talon était ouvert de la même manière qu'un talon de soulier qui se sépare de la semelle. Le
blessé s'était trouvé mal et était étendu sur le sol; le sang
coulait abondamment.

Comme je passais à cheval, on m'appela, en me demandant
des secours; je n'hésitai pas à donner ceux que mes faibles
moyens me permettaient. Je m'empressai d'arrêter l'hémorrhagie qui devenait considérable. Après avoir bien nettoyé la plaie
et réuni les chairs, je lotionnai toutes les parties avec la teinture d'aloès, et j'appliquai un bourdonnet d'étoupe bien imbibé
de ce liquide, et je maintins ce bourdonnet au moyen d'une
bandelette de toile. Le pansement fini, en attendant mieux,
le blessé se releva et dit qu'il n'éprouvait que très peu de
douleur; un quart d'heure après, il assura qu'il n'en sentait
plus du tout.

A mon arrivée en ville, j'allai, du consentement des moissonneurs, demander un médecin que j'instruisis de ce que
j'avais fait provisoirement. Il se rendit de suite au lieu indiqué,
et, arrivé auprès du blessé, il visita l'appareil et demanda au
blessé s'il souffrait; celui-ci répondit que non. Le médecin
laissa mon appareil intact, en ordonnant de continuer les
lotions sur la plaie avec la teinture d'aloès, ce qui eut lieu. Ce
médecin, qui était maire par intérim de la ville de Rochefort,

me dit à son retour : « Vous ne pouviez rien appliquer de mieux sur cette plaie pour calmer la douleur du blessé, et rien de mieux encore pour favoriser la reprise des chairs que la teinture d'aloès. Cette teinture, ajouta-t-il, est de tous les anodins calmants celui que l'on doit préférer. »

Le quatrième jour, ayant eu occasion de passer près de l'auberge où restait le blessé, je fus désireux de le voir; j'entrai chez lui et j'y rencontrai M. le docteur B..., qui levait pour la première fois l'appareil, que j'avais dû croire être mieux établi, en faisant les mêmes lotions et ne mettant plus qu'une simple bande de toile. Questionné par nous, le blessé nous assura que depuis la pose de l'appareil, ayant eu soin de tenir constamment les bords humides de la plaie avec la teinture d'aloès, il n'avait nullement souffert. Le docteur l'engagea à reprendre ses travaux le deuxième ou le troisième jour suivant.

Un autre fait très remarquable est, par un pur hasard, arrivé au même endroit. Un militaire de la ligne, venant des environs de Bayonne, se rendant en congé en Bretagne, son pays, avec plusieurs camarades, avait fait halte et dîné en cet endroit. Par suite de quelques contrariétés, cet étourdi quitta ses camarades, sortit de l'auberge, et, arrivé derrière la maison, voulut se suicider. Il se plongea son couteau à plusieurs reprises dans l'abdomen. L'un des coups traversa le péritoine et facilita la sortie d'un intestin grêle. La douleur lui ayant arraché des gémissements qui furent entendus, on courut à l'endroit d'où partaient ces cris, et l'on trouva le blessé gisant à terre. On le transporta immédiatement à l'auberge, où ses camarades, fort surpris et fort embarrassés, lui prodiguèrent les soins qui étaient en leur pouvoir.

Je passais précisément en ce moment. On entendit le pas de mon cheval; le maître de la maison me pria instamment de descendre, en me racontant ce qui venait d'arriver. Le cas me paraissait grave et m'effrayait; mais en réfléchissant que cet homme pouvait expirer avant l'arrivée d'un médecin, je me décidai, en attendant mieux, à lui venir en aide selon mes capacités; d'ailleurs M. le maire de la commune de Saint-Laurent avait été prévenu et était présent, et ce fut par suite de ses sollicitations que je me livrai avec plus d'empressement à prodiguer mes soins au blessé.

Près d'un demi-mètre de longueur d'intestin était sorti. Cet intestin simple et rempli d'un fluide gazeux étant hors de l'abdomen, on ne pouvait le faire rentrer sans s'exposer à produire un froissement qui aurait pu être funeste; il me fallut donc avec mon scapel agrandir l'ouverture que s'était faite le blessé. Cet agrandissement étant opéré, j'eus toute facilité à réintroduire les organes expulsés dans leur cavité; je pratiquai immédiatement quelques points de suture, que je couvris avec quelques pièces de linge trempé dans de la teinture d'aloès, le tout maintenu par un drap faisant le tour du corps du blessé, qui était couché sur un lit.

Cela fait, je me hâtai de me rendre à Rochefort, et, de concert avec M. le maire, je requis en son nom un médecin, qui aussitôt se mit en marche. Arrivé auprès du blessé, ce médecin visita la blessure et l'appareil; il trouva mes sutures suffisamment consolidées; il recouvrit la plaie, en lui appliquant une compresse de teinture d'aloès, et fit porter le blessé à l'hôpital militaire, où on lui continua les soins commencés à la teinture d'aloès, seul pansement qu'il ait reçu. Il nous a déclaré qu'il n'avait plus souffert aussitôt après l'application de la teinture d'aloès, dont on se servait pour humecter constamment la plaie.

Depuis ce temps, il est souvent arrivé, soit à quelqu'un de nos ouvriers, soit à nous-même, des accidents tels que des coupures, des déchirures ou des meurtrissures très douloureuses, pour lesquelles nous avons eu recours à la teinture d'aloès, et aussitôt son application la douleur a cessé, et la reprise des chairs a eu lieu en peu de temps.

Des animaux soumis à notre traitement ayant eu des blessures très graves, dont le pansement a été fait avec la teinture d'aloès, n'ont pas paru souffrir; et la preuve, c'est qu'ils n'ont pas eu, à cette occasion, de fièvre, et qu'en peu de temps ils ont été rétablis, ce qui n'a pas eu lieu, dans bien des cas semblables, par les autres pansements. Aussi, après une infinité de pansements faits avec la teinture d'aloès, l'expérience nous a convaincu que cette teinture est le médicament le plus prompt, le plus efficace de tous les liquides, et, en somme, celui qui, selon nous, mérite la préférence sur tous, attendu aussi qu'il n'est pas d'un prix très élevé.

Nous prions nos lecteurs d'observer que si nous avons cité des circonstances où nous avons été appelé à mettre la main sur le corps humain, ce n'est pas pour nous enorgueillir de nos capacités (nous sommes trop modeste, et nous savons trop le respect qui est dû à l'art qui prime celui que nous exerçons, trop faiblement peut-être), mais pour faire connaître les bonnes propriétés de la teinture d'aloès, que ne peuvent apprécier nos malades ordinaires, malgré le soulagement qu'ils en éprouvent, et qui n'en peuvent pas parler, puisqu'ils sont privés de la parole, mais dont nous reconnaissons les bons effets par les résultats obtenus en l'employant sur nous.

Nous terminerons cet article en engageant les propriétaires d'animaux à avoir toujours en leur possession une bouteille de teinture d'aloès, laquelle se conserve très bien.

La teinture d'aloès est un excellent stomachique prise en breuvage composé; à la dose de 50 à 70 grammes, c'est un tonique fortifiant, qu'on varie selon le cas et le sujet.

On fait aussi de la teinture d'aloès camphrée, qui est préférable à celle qui ne l'est pas; dans les cas de putréfaction, elle est plus active et prévient plus sûrement la gangrène.

On l'emploie de la même manière, à la même dose. Prenez 20 grammes de camphre en poudre que vous mettez dans un litre de teinture d'aloès, et agitez la bouteille de temps à autre, et la laissez jusqu'au lendemain; alors elle est faite. Il est bon d'en avoir des deux manières. La dernière ne doit s'appliquer que sur des plaies contuses, parce que sur des chairs à nu elle devient irritante.

En raison de sa vertu, la teinture d'aloès est le moins cher de tous les médicaments.

TÉRÉBENTHINE.

La térébenthine est un médicament balsamique qu'on applique sur des plaies dont on veut obtenir l'amélioration, surtout dans les opérations de pied.

On ajoute des jaunes d'œufs, en plus ou moins grand nombre, selon la quantité d'onguent qu'on veut employer ; mais on ne fait ce mélange qu'au moment du pansement auquel on le destine. On délaie les jaunes d'œufs dans la térébenthine, à l'aide d'un morceau de bois, et quand le mélange est fait, on applique l'onguent sur la plaie que l'on couvre d'un bourdonnet d'étoupe, et celui-ci est maintenu par une ligature faite à cet effet.

Cet onguent est un puissant digestif et balsamique ; il facilite la pousse des chairs en en détruisant les mauvaises. La térébenthine est agglutinative, et par cette propriété elle aide au maintien des emplâtres comme une ligature. Étant mêlée à de longues étoupes, dont on enduit chaque bout avec ce corps gras, on pose l'un des bouts sur un côté de la plaie qu'on veut réunir, et passant par-dessus, on va appuyer l'autre bout sur le côté opposé de la plaie, et ainsi de suite. En employant ainsi une certaine quantité de ces étoupes on arrive à couvrir toute la plaie, dont les bords sont réunis et maintenus par ces ligaments agglutinatifs ; dans cette circonstance, la térébenthine sert à la fois de médicament et d'appareil à la plaie, qu'elle entoure et embaume.

Quand on veut détacher ces ligatures, qui tiennent par l'effet de la substance de la térébenthine, on peut les décoller par des lotions de son essence, qui est en même temps salutaire pour les plaies de mauvaise nature. Mais, dans ce dernier cas, on aura recours à la teinture d'aloès avant de réappliquer l'appareil.

THÉRIAQUE.

La thériaque est l'un des meilleurs médicaments qu'on puisse donner pour les animaux, surtout lorsqu'elle est pure; mais malheureusement elle a un inconvénient très grave, c'est d'être rarement pure. Quand on songe que trente-neuf substances différentes entrent dans la composition de la thériaque, on voit combien elle est exposée à la fraude; et lorsqu'on remarque le prix auquel les colporteurs la donnent, en considérant les dépenses qu'occasionne l'emploi de trente-neuf espèces différentes qui composent ce médicament, on voit de suite qu'il est impossible que les marchands droguistes puissent vendre de la vraie thériaque. On peut même dire à ceux qui affirment, pour la mieux vendre, qu'ils en ont de la vraie, que ce sont des charlatans; et lorsqu'ils donnent pour véritable un médicament aussi précieux que la thériaque, et que ce n'est qu'une drogue fraudée, ils mériteraient d'être punis par la loi. Peut-être, après avoir subi la punition qu'ils auraient encourue, cesseraient-ils leur fraude qui est nuisible. Je dis nuisible, sous deux rapports: le premier, c'est qu'on vole l'argent des gens de bonne foi, quand on leur vend une drogue inutile pour de la vraie thériaque, qui leur aurait produit un bon effet si c'en eût été; le second, c'est que par cette tromperie on détruit la confiance que mérite la vraie thériaque, parce que la personne qui aura été trompée en achetant de la thériaque qui n'a produit qu'un mauvais effet ne voudra plus en acheter, fût-ce de la vraie. C'est ce qui fait qu'en raison du grand nombre de cas de fraude la thériaque a perdu son crédit, et le pharmacien qui a fabriqué de la vraie thériaque n'en vend pas ou en vend bien moins que si d'autres n'avaient pas fraudé ce médicament.

Il serait nécessaire qu'on fît, pour le commerce de la droguerie tout entier, ce qu'on a fait pour le commerce des eaux-de-vie afin d'en éviter la fraude, qui est si pernicieuse.

Pour notre compte particulier, nous avons une entière confiance dans la thériaque, lorsque nous sommes convaincu qu'elle est pure. C'est un remède qui convient au tempérament du cheval et du bœuf, même du mouton. On l'emploie dans les atonies.

Nous engageons les personnes qui en achèteront de la prendre chez des pharmaciens de bonne foi, en leur demandant s'ils l'ont fabriquée eux-mêmes, et s'ils ont employé les trente-neuf espèces qu'exige sa confection; ou s'ils la tirent de chez leur fabricant, demander s'ils sont bien sûrs de lui. Enfin, si l'acheteur n'obtenait pas de bons résultats de la prétendue thériaque, il pourrait la faire analyser et en référer aux autorités compétentes en cas de fraude.

THYM ORDINAIRE.

Le thym est une plante qui vient communément dans les jardins. C'est un petit arbrisseau qui est d'une odeur assez agréable et dont on se sert en cuisine pour donner un haut goût aux mets. Le thym fait partie des plantes aromatiques; son essence est vulnéraire, résolutive, fortifiante. Le thym contient du camphre : à défaut de celui-ci, il nous est arrivé d'en employer les sommités fleuries. Après les avoir fait bien sécher et les avoir réduites en poudre, nous les avons appliquées sur des parties qui nécessitaient le camphre, et nous avons obtenu de bons résultats.

Le thym en infusion, une poignée par litre d'eau, est très vulnéraire. On le donne en breuvage. (Voyez ce mot.)

VERMIFUGES.

Les vermifuges sont les substances qui ont la propriété de faire périr, ou au moins d'entraîner au dehors les vers qui rongent le corps des animaux. On les administre sous leur forme naturelle aux animaux, ou on les prépare pour les don-

ner avec d'autres, tant en poudre mêlée qu'en décoction ou
extraction. Il existe plusieurs formules de préparations. (Voyez
à cet égard *Pilules*, *Opiat*, *Poudre*, *Breuvage* et tous les
moyens vermifuges). Les substances vermifuges méritent une
grande attention ; les éleveurs d'animaux feront bien d'en récolter et de les cultiver avec soin, et les conserveront avec
précaution pour en avoir toujours de prêtes à être employées
selon les besoins. (Voyez *Espèces vermifuges.)*

VIN.

Le vin tient sa place dans quelques traitements des animaux
indisposés, comme lorsqu'ils sont dans l'atonie ou quand
leurs digestions sont paresseuses, ou lorsqu'on veut les faire
suer. On l'administre en breuvages aromatisés ou en cordiaux
sudorifiques, dont les espèces qui les composent auront eu le
temps d'être dissoutes par l'infusion, la macération ou la décoction ; et après qu'on en aura retiré l'essence pour l'ajouter
au vin, on détermine la dose selon le cas, l'espèce ou la
force du sujet auquel on le destine.

VINAIGRE.

Le vinaigre est d'une grande utilité pour les traitements des
animaux domestiques. Il est tonique en friction, cataplasme,
antiputride ; à l'intérieur, réfrigérant, tempérant, et entre
dans des médicaments dont il améliore la composition. (Voyez
Breuvage, Cataplasme, Oxymel.)

Nous allons faire connaître les services marquants que le
vinaigre nous a rendus dans plusieurs cas, et surtout l'été, pendant les grandes chaleurs. Appelé plusieurs fois par des propriétaires éleveurs nourrisseurs, à l'effet de donner des soins
à des animaux atteints d'apoplexies sourdes et quelquefois
foudroyantes, déterminées par la chaleur et au milieu des

prairies, je me trouvais souvent fort embarrassé de n'avoir aucune substance médicamenteuse à employer, et de n'avoir d'autres ressources que ce que pouvait posséder le maître des animaux atteints d'une maladie qui les menaçait de mort. Dans ces cas j'employais du vinaigre et du sel de cuisine seulement, et les animaux s'en trouvaient bien.

Pour le cheval, une poignée de sel de cuisine dans un litre d'eau fraîche. Lorsque le sel était dissous j'ajoutais un quart de litre de vinaigre, et nous faisions boire ce mélange au cheval, en le soustrayant à l'influence du soleil. Avec ce même liquide je lui faisais de fortes frictions sur la nuque et lui en appliquais des compresses que je faisais tenir humides. Je prolongeais mes frictions sur la colonne vertébrale une demi-heure; après j'administrais un second breuvage comme le premier, en continuant les mêmes soins. Immédiatement après l'administration de ce second breuvage les symptômes diminuaient, et après le troisième breuvage l'animal était mieux et commençait à s'émoucher avec sa tête, qu'il portait à droite et à gauche.

Au bout de deux heures je pratiquais un saignée ordinaire, que je répétais à quatre ou cinq heures d'intervalle. Pour l'espèce bovine, je doublais les doses dans tout, en pratiquant les mêmes traitements; quelquefois j'appliquais en plus un drap humide sur toute la colonne vertébrale, et les premiers fourrages que je donnais étaient arrosés du même liquide des breuvages pendant les deux jours suivants.

On pourrait faire un plus grand usage du vinaigre, mais en général on a cette mauvaise habitude de n'accorder confiance qu'aux substances qu'on paie cher. Il semble à beaucoup de personnes que c'est le haut prix qui donne la qualité à la chose; c'est une erreur dont il faut se défaire.

Le vinaigre naturel (j'appelle vinaigre naturel celui dont on se sert dans les ménages de campagne, et qui est le produit de l'industrie du cultivateur) peut être employé avec confiance; mais celui du commerce doit être observé avec soin, à cause de ses degrés inconstants.

Le vinaigre est très salutaire contre les indigestions causées par des herbes vénéneuses ; on en donne un demi-litre dans un litre d'eau fraîche, où l'on aura eu soin de faire dissoudre trois cuillerées de sel de cuisine. On l'administre à cette dose à un cheval ainsi atteint ; on en met un tiers en sus pour le bœuf, ce qui fera deux litres. Ce même breuvage est d'une grande efficacité contre les diarrhées et dévoiements opiniâtres.

Combiné avec le miel, il est béchique, antiputride. (Voyez *Oxymel.)*

Le vinaigre est une puissance admirable contre les rétentions d'urine en l'administrant à l'intérieur, et à l'extérieur en friction sur les parties environnant les organes du bassin, et sur la tête de l'animal affecté, et sur les organes de la respiration ; on lui en fait même respirer. Le vinaigre est antipestilentiel et d'un parfum agréable. Ainsi, dans un local où il y a des animaux malades, et qui ont des plaies exhalant de mauvaises odeurs, faites bouillir un plat plein de deux litres de vinaigre sur un fourneau très ardent, en fermant toutes les ouvertures, afin que la vapeur qui résulte de l'ébullition puisse se concentrer, et l'appartement sera purifié du mauvais air. Dans ce cas, il est préférable de répandre le vinaigre sur une pelle de fer, qu'on fait rougir au feu à plusieurs reprises.

On l'emploie avec succès contre les purgations trop violentes, tant en lavements qu'en breuvages. Dans ces cas on doit y ajouter un quart de son poids de sel de cuisine dissous préalablement dans de l'eau.

Le vinaigre est aussi très salutaire dans les fumigations aromatiques, surtout pour les animaux atteints de jetage chronique, dont les mucosités répandent de mauvaises odeurs. Pour en tirer bon avantage en ce cas, il ne faut le verser dans le vase où sont les substances qui composent la fumigation qu'au moment où on les retire du feu ; sans cette précaution il aurait perdu sa qualité acidulée et balsamique.

Le vinaigre a aussi une propriété vulnéraire, même pris à l'intérieur. On pile une poignée d'ache et on la met infuser deux heures et plus, si le temps le permet ou si le malade peut attendre, dans un litre d'eau fraîche, et après avoir exprimé on administre en deux doses, chaque moitié ajoutée à une bouteille de vin blanc. Pour un cheval qui aurait éprouvé une forte chute qui donnerait des inquiétudes, mais après l'avoir saigné, s'il y a lieu, donnez le second breuvage à une heure d'intervalle; de même au bœuf, en augmentant la dose d'un tiers, et diminuez aussi selon la force des animaux.

J'ai toujours obtenu de bons résultats de ces breuvages; ils empêchent l'accumulation du sang dans les cavités internes.

On devrait aussi se servir plus souvent du vinaigre dans la saison de l'été, pour les bestiaux qui viennent de faire de pénibles courses, surtout lorsque les routes sont couvertes de poussière, principalement pour les moutons, qui baissent tous la tête afin de se garantir de l'ardeur du soleil, et qui la tiennent par conséquent près du sol, ce qui fait que leurs narines sont encombrées de poussière. Un lavage à l'eau vinaigrée les débarrasserait de cette accumulation, dont le séjour dans ces cavités occasionne des ulcères qui peuvent déterminer le claveau. Lavez donc à l'eau vinaigrée.

VULNÉRAIRE.

Le mot vulnéraire est employé comme significatif d'astringent ou résolutif; on peut aussi l'admettre dans quelques cas comme stimulant et réactif, même tonique, qualité qu'on donne à certaines plantes qui, appliquées après avoir été préparées, soit à l'intérieur, soit à l'extérieur, ont la propriété de résoudre l'inflammation ou irritation produite par une chute ou une contusion qui a occasionné une *plaie contuse*. Ainsi, un animal a fait une chute et aura fait de grands efforts qui laissent des doutes sur une accumulation intérieure de sang qui se coagule; on peut, dans ces circonstances, faire prendre à l'animal, en breuvage, des décoctions des herbes ci-après désignées, ou des infusions ou macérations (voyez des mêmes herbes *Breuvage*), afin d'en modifier les effets.

Espèces vulnéraires.

Absinthe, feuilles ou sommités fleuries. \
Hysope........................... \
Marrube blanc.................... \
Marjolaine....................... \
Menthe........................... \
Mille-feuilles................... } de chaque
Camomille........................ parties égales.
Petite-sauge..................... /
Ache............................. /
Thym............................. /
Lavande.......................... /

On peut aussi, pour en rendre l'effet plus actif, faire infuser quelques-unes de ces espèces dans du vin; le rouge est celui qu'on doit préférer. Il n'est pas de toute urgence de mettre toutes ces substances à la fois : une ou deux suffisent dans les cas ordinaires, parce que pour les réunir toutes à la fois il faut avoir du temps devant soi, et que le mal demande une longue continuation de ces breuvages. On peut aussi en faire un sirop pour les jeunes animaux. (Voyez *Sirop.*)

Les vulnéraires s'appliquent plus communément à l'extérieur, comme sur des parties qui ont des plaies récentes, plaies contuses, foulures, meurtrissures ou entorses.

Les plantes ci-dessus désignées peuvent être appliquées sur la partie lésée, soit en nature, soit préparées selon l'indication donnée par le mal : en frictions, s'il y a engourdissement; sous forme de bains, par décoction ou infusion, s'il y a dou-leur et inflammation, et en cataplasme à la suite. Pour ce dernier emploi on choisit les parties les plus flexibles, telles que les sommités fleuries et les feuilles.

On peut aussi, lorsque les herbes sont tendres, les piler et en faire une espèce de pâte, et ainsi préparées avec leur suc, en faire l'application sur la partie malade. On peut également, lorsque ces plantes sont sèches, les triturer, c'est-à-dire les réduire en poudre, et de cette poudre saupoudrer les plaies séreuses et humides, ce qui aidera à les sécher. Ces plantes peuvent aussi s'employer en frictions sèches sur les gros animaux, lorsque dans la saison d'été, par exemple, il leur survient des boursouflures à la peau, occasionnées par les piqûres de mouches et d'autres insectes de ce genre, ou les parties nutritives de différents fourrages, ce que quelquefois les cultivateurs nomment le farcin volant. D'autres, dans la Charente, la Charente-Inférieure, le Poitou, la Vendée, appellent cet accroissement cutané *le cru.*

Pour remédier à cette affection, on prendra de ces herbes par poignées lorsqu'elles sont à demi fermes, et l'on bouchonnera activement l'animal, de manière que les boutons ou boursouflures soient provoqués à laisser échapper un suintement séreux, et que par cet effet, le suc des herbes qui se broient par la force de la friction puisse s'introduire (s'inoculer) dans les voies cutanées (cellulo-vasculaires) et y opérer une action astringente. S'il y a résistance, on trempera les poignées d'herbes dans l'eau salée, vinaigrée et même mêlée à un peu d'eau-de-vie camphrée, d'une vingtième partie.

Avant de terminer ce volume, je vais énumérer les différents animaux dont j'ai cru devoir seulement m'occuper, et pour lesquels j'ai fait connaître les moyens de traitement que m'a enseignés l'expérience de plus de trente années que j'ai passées dans l'exercice de l'art du vétérinaire.

J'ai eu pour but, dans cet ouvrage, d'indiquer aux éleveurs les moyens de soigner eux-mêmes et à peu de frais leurs animaux malades, et surtout de préserver ces animaux des maladies, en leur prodiguant les soins indiqués par l'hygiène.

Aussi j'espère que mon livre se répandra en raison des services qu'il peut rendre à l'agriculteur, en mettant les propriétaires à même, dans bien des cas, de se suffire à eux-mêmes, et de pouvoir avec économie élever leurs animaux, et, par mon principe, améliorer les races de chaque espèce. En pratiquant les soins hygiéniques que j'ai indiqués, ils auront la satisfaction de procurer à la société des animaux aptes à tous les services qu'on doit en attendre, à la guerre comme aux travaux publics, à la bourgeoisie comme au commerce, parce qu'ils seront nets de tout vice.

De plus, si l'on suit mes avis, on ne verra arriver à nos abattoirs que des animaux d'un engraissement si bien pratiqué, qu'ils ne nous donneront que de très belle et bonne viande, ce qui contribue pour une large part à la santé publique.

Voici les principaux animaux, sexuellement divisés, dont nous nous occupons, et qui intéressent plus communément l'agriculteur; nous signalerons d'une manière succincte le caractère individuel de chacun d'eux et les soins dont ils sont susceptibles :

1º Le cheval et l'espèce asine ;

2º Le bœuf ;

3º Le mouton et l'espèce caprine ;

4º Le porc ou cochon ;

5º Le chien, examiné dans ses races diverses et le plus ou moins d'intelligence qui le distingue.

Il est bon et très utile de les distinguer, en observant avec soin à quelle variété chaque animal appartient, afin de lui donner tout d'abord les aliments qui lui conviennent, une habitation convenable, de l'exercice selon ses facultés, et enfin tous soins hygiéniques qui le feront prospérer.

LE CHEVAL.

Le cheval est, sans contredit, l'un des animaux auxquels l'agriculteur doit porter sa plus grande attention, surtout lorsqu'on considère les nombreux services que cet animal peut rendre à l'homme. Le cheval, par sa force, son énergie et sa docilité, dont nous parlerons plus loin, est souvent le compagnon de l'homme dans ses pénibles travaux, et pour les gens plus heureux, il se sacrifie à leurs plaisirs ou à leur orgueil et souvent à leurs caprices.

Nous nous dispenserons de faire ici un détail complet des mérites du cheval, nos historiens amateurs et appréciateurs de ses riches qualités ont tracé son histoire; ce volume ne pourrait en indiquer qu'une faible partie. D'ailleurs, les hommes qui s'attachent aux chevaux ont souvent occasion d'apprécier les nombreuses qualités de ces animaux.

Nous nous bornerons à tracer les cas les plus saillants, et qui, sans grossir ce volume, donnent assez d'instruction à l'éleveur pour qu'il en tire profit. Convaincu que le cheval soumis joint sa bonne volonté à sa force pour obéir aux volontés de l'homme et l'aider dans ses besoins, nous sommes également convaincu aussi que de l'homme, de l'éleveur dépend aussi la force du cheval élevé sous sa dépendance; c'est-à-dire que l'éleveur intelligent comprendra que c'est dès le commencement de la formation d'un sujet qu'on peut décider son avenir par les conditions qu'on lui impose.

Par exemple, qu'un jeune animal, de quelque bonne et belle race qu'il soit issu, soit privé de bon air, de bons aliments, d'un exercice suffisant et des soins de la main que lui doit prodiguer son éleveur, il est certain que cet animal ne fera qu'un triste sujet, qu'on pourrait appeler un avorton.

Je sais que, dans leur stupide incrédulité, certains éleveurs ignorants, heureusement en petit nombre, refuseront de croire à cette prédiction, en disant que les soins que je recommande

ne sont pas toujours indispensables, et ils donneront pour
preuve des animaux qu'ils ont eus et qu'ils ont abandonnés à
la nature et à la merci de toutes températures, et qui cependant, arrivés à l'âge voulu par les règlements, ont pu être
livrés à la remonte.

Nous n'avons certes pas l'intention de les démentir, puisque
nous-même nous en avons connu quelques faits; mais pour
une fois que l'on réussit sur cent cinquante pareils essais,
combien de fois ne réussit-on pas? Et encore nous aurons à
répondre à ces mauvaises allégations que le cheval ainsi livré
au service de l'armée avait eu sans doute la bonne chance de
rencontrer, dans le désert où il avait été jeté, quelques matériaux favorables inconnus de son maître, et par l'effet de cet
heureux hasard, joint à la bonne prédisposition de l'animal,
il est arrivé, malgré tout, à ce point qui satisfait cet éleveur,
d'être vendu un bon prix. Nous ajoutons et assurerons même
que si l'animal ainsi parvenu eût été tenu dans les bonnes
conditions qu'exigent les sages principes de l'élevage, au lieu
de faire un cheval de remonte il eût fait un cheval de maître,
dont le prix de vente aurait été plus que double.

En effet, si la remonte paie au maximum un cheval 800,
850 et 900 fr., on voit des chevaux de même race vendus
à des maîtres 2,000, 2,500 et même 3,000 fr. Et pourquoi
cela? Parce que le cheval vendu à la remonte 800 ou 900 fr.
aura été élevé par un éleveur indifférent, tandis que l'autre,
qui est cependant de même race et issu des mêmes père et
mère, aura été élevé par un éleveur intelligent, soigneux et
attentif. Aussi cet éleveur l'a-t-il vendu 2,500 ou 3,000 fr.
Il est facile maintenant de voir lequel des deux éleveurs a eu
le plus de bénéfices. Est-ce celui qui a été avare de soins
hygiéniques et d'aliments propres à donner les matériaux nécessaires au développement de la force animale, ou est-ce celui
qui les a donnés avec intelligence? Et lequel des deux aussi
aura la meilleure grâce à présenter à la société le fruit de son
labeur? Car il ne s'agit pas seulement ici de l'intérêt particu-

lier, il s'agit aussi de l'intérêt de tous, et sans contredit la moralité y est pour une large part.

Pour répondre aux questions que nous venons de poser, nous allons dresser un tableau de chaque principe d'élevage, où seront établies les dépenses et recettes de chacun, afin de pouvoir balancer les comptes et connaître d'une manière claire la différence du bénéfice de l'un et de l'autre. Nous tenons à présenter ce tableau à découvert, afin que les propriétaires éleveurs puissent, étant bien convaincus de la réalité du principe que nous les engageons à adopter, s'en pénétrer et rejeter les mauvais procédés, qui toujours ont mis des entraves au progrès de notre belle industrie d'élevage.

Exemple. Un propriétaire éleveur a eu un poulain au pacage, et à l'entrée de l'hiver il l'a fait rendre à l'écurie; il était âgé de six mois. On a commencé à lui donner de l'avoine, à laquelle il s'est promptement habitué, à la ration d'un demi-litre par jour pendant deux mois, ce qui fait pour les deux mois.. 30 lit.

Les deux mois suivants, cette ration a été doublée, ce qui a fait pour les deux mois.................... 60

à la suite desquels il a été remis au pacage.

A sa seconde année, ce même animal a été rentré comme l'année précédente, et à peu près à la même époque, à l'écurie, où les mêmes soins lui ont été donnés en tout point comme l'année précédente; seulement, comme il était plus grand et plus fort, on a augmenté la ration, sauf les deux premiers mois de cette saison, où il n'a eu qu'un litre d'avoine par jour; d'où pour deux mois..................... 60

Les deux mois suivants, la ration a été doublée, mais graduellement, et l'on est arrivé à deux litres par jour, ce qui fait.....................: 120

Puis la mise au pré a eu lieu la troisième année,

A reporter............. 270

Report................ 270 lit.

comme par le passé, et à l'hiver suivant, mêmes précautions pour la rentrée à l'écurie et tous les autres soins hygiéniques. La ration d'avoine a été fixée, pour les deux premiers mois de cette saison, à deux litres par jour, ce qui fait pour ces deux mois.. 120

Les deux mois suivants, on a donné trois litres par jour, ce qui fait pour les deux mois.............. 180

Au printemps, comme par le passé, la mise au pré a eu lieu, et à la saison d'hiver, la rentrée à l'écurie.

La quatrième année, et pendant les deux premiers mois de sa rentrée à l'écurie, l'animal a été rationné à trois litres d'avoine par jour, ce qui fait.. 180

Les deux mois suivants, à quatre litres par jour, ont fait... 240

TOTAL............... 990

En admettant mille litres, ce qui ferait dix hectolitres, à 6 fr. l'un, on aura fait une dépense de 60 fr.

Nous devons faire observer qu'un cheval qui a eu de l'avoine selon son appétit a bien moins mangé de gros fourrages. Nous pourrions sur cet objet admettre une économie qui, durant le cours des quatre années, peut être estimée à une somme de 20 fr. qui devraient être déduits du prix de l'avoine; mais nous ne faisons pas cette retenue, espérant qu'on sera aussi généreux que nous, et qu'on emploiera ces 20 fr. en plus fortes rations, à différentes époques de l'année où l'on en sentira la nécessité.

Nous ferons observer aussi à nos lecteurs que, pendant le séjour à l'écurie, les soins de la main n'ont pas dû faire défaut, ainsi qu'un exercice modéré, ce qui a concouru à l'affranchissement et à l'éducation de cet animal, qui est devenu vigoureux et docile, et qui, par conséquent, a occasionné des dépenses dont nous voulons tenir compte. Ainsi, pour les seize mois que nous l'avons vu rester à l'écurie, et pendant lesquels on lui a donné des soins extraordinaires ou hors d'habitude, nous accordons 3 fr. par mois, en admettant que l'éleveur n'aurait qu'un cheval, ce qui produit............. 48 fr.

Nous présumons que, dans certaines circonstances et selon le besoin, on ait dépensé en son ou farine d'orge, pendant le cours de cet élevage, une somme de 10 fr... 10

Nous joindrons 10 fr. pour ustensiles d'écurie..... 10
                                                    ___
                         TOTAL................. 68

A quoi il faut ajouter la dépense en avoine, qui, comme on l'a vu, est de........................ 60
                                                    ___
Toutes ces dépenses réunies donnent un total de.... 128
                                                    ___

Ce cheval a été vendu pour faire un père ou mieux pour être un étalon 3,500 fr.

Nous ne nous servirons pas de cet exemple pour comparer le prix qu'on a tiré de ce cheval à celui que l'on tire de ceux qui sont élevés sans soins et avec avarice. Mais nous assurons, et nous offrons de le prouver, que les chevaux de même race ayant reçu les mêmes soins ont été vendus à l'âge de quatre à cinq ans 1,500, 1,800, 2,000 et 2,500 fr., et en moyenne, 1,800 à 2,000 fr.; tandis que l'insouciant éleveur n'a pu arriver, et encore très rarement, qu'à 700, 750 et 800 fr. au plus; et plus de sept fois sur dix, ses élèves, par cause de tares et de toutes sortes d'imperfections, n'ont pu être vendus que pour un service grossier et à des prix très minimes. Nous pouvons assurer qu'il y a au moins soixante pour cent à suivre ce mauvais principe d'élevage, au lieu de celui que nous indiquons; l'expérience l'a confirmé.

Ce n'est pas tout: l'avantage que l'on retire d'un bon procédé d'élevage ne s'arrête pas au propriétaire éleveur qui l'a bien compris et mis en usage, il s'étend au gouvernement et à la société tout entière, parce qu'une bonne nourriture et des soins hygiéniques bien entendus et appliqués sans négligence, donnent au cheval toute la force et l'énergie dont il est susceptible et toutes les qualités désirables.

Il nous reste maintenant à indiquer les moyens d'obtenir des chevaux la force, la constante énergie et en même temps la docilité.

De grandes difficultés se sont jusqu'à présent toujours rencontrées pour réunir ces différentes qualités dans le cheval.

Pour qu'on en puisse juger, nous croyons devoir brièvement remonter à la première race des chevaux. L'histoire nous apprend que les premiers hommes qui voulurent dompter les chevaux furent obligés de détruire complètement la première race à cause de son indocilité. Les chevaux de cette première race, croyant sans doute, dans leur instinct, valoir autant que l'homme, ne voulaient nullement se soumettre à lui; ils se vengeaient constamment des traitements qu'on leur faisait subir et tuaient ceux qui les approchaient. Ce fut alors qu'on leur fit une guerre à mort et qu'on en détruisit entièrement la race.

Quoi qu'on en dise, la race arabe n'est que secondaire; mais comme l'autre a disparu, elle se trouve de fait la première, et selon ce qu'on dit généralement, la race anglaise est la seconde, du moins par sa réputation. Mais nous pouvons, par une application soutenue des bons principes d'élevage, rivaliser avec elle et même la dépasser; la fertilité de notre pays nous le permet.

Nous ne nous arrêterons pas sur ce sujet aussi longtemps que son importance le comporte, parce que nous avons hâte de terminer cet opuscule; nous dirons seulement que la docilité du cheval dépend en partie du propriétaire éleveur. Mais pour être bien compris, nous avons encore besoin de faire ressortir le mérite de notre principe d'élevage.

Sans chercher à blesser l'amour-propre de qui que ce soit,

nous combattrons toujours le vice de cette façon routinière d'élever les chevaux, qui existe surtout dans la Charente-Inférieure et dans une partie des provinces voisines, telles que le Poitou et la Vendée, pays des plus propices à l'élevage que nous ayons dans toute la France. Il m'est pénible, en raison de l'estime et du respect que je professe envers une grande partie des cultivateurs notables de ces contrées, mais ma conscience m'y oblige; il m'est pénible, dis-je, de faire connaître cette vérité qui est applicable à la majeure partie d'entre eux, que beaucoup, s'ils l'osaient, feraient pour leurs animaux ce qu'ils font pour leurs végétaux : ils les négligeraient comme ils négligent leurs terres. En effet, il y en a qui ne vont aux champs que deux fois par an, la première pour semer et la seconde pour récolter. Aussi, très souvent, plutôt que de trouver du blé froment, ils ne trouvent que de l'herbe. Eh bien ! disent-ils, bon ou mauvais, il faut le prendre, puisque c'est venu sans peine.

Il en est de même pour le cheval. J'ai été appelé à la livraison de chevaux qui avaient atteint l'âge de quatre à cinq ans. Soit qu'on voulût les faire castrer, soit qu'on les prît pour les soumettre à un service quelconque, comme ils n'avaient encore jamais reçu le licol, combien d'accidents qui en résultaient. Cela se comprend : le cheval, fût-il issu de la race la plus douce, qui à cet âge n'aura jamais senti la main humaine, ne manquera pas, à la première approche de l'homme, et lorsqu'il se sentira saisi, de chercher à se mettre en liberté. Bien que cet animal ne soit pas méchant naturellement, il pourra, en se débattant, faire du mal à ceux qui le touchent, ou s'en faire à lui-même; et, à plus forte raison, s'il est méchant d'origine, il cherche à atteindre l'homme et y réussit malheureusement trop souvent.

On devrait empêcher la reproduction de tels sujets, car ce vice est héréditaire, comme nous le prouverons plus loin. Mais en attendant, et avant d'y revenir, nous désirons faire comprendre que souvent des chevaux passent pour être méchants et ne le seraient pas si, dès leur bas âge, l'éleveur les avait habitués aux attouchements qu'exige le pansement. Ce pansement, tout en leur étant salutaire, les habitue à l'homme et, par suite, ils le regardent comme leur ami.

Il y a donc double avantage à cultiver les qualités du cheval dès son bas âge. D'abord son éducation est facile à faire et l'on est certain de jouir longtemps de l'animal, car le cheval bien dressé fait toujours un meilleur et plus long usage que celui qui n'a pas été soigné dès sa naissance.

Comme exemples frappants des mauvais résultats de la négligence de certains éleveurs, je citerai des faits dont j'ai été plusieurs fois témoin, et qui se sont renouvelés pendant dix à douze années dans notre localité.

Des chevaux vendus et acceptés pour la remonte de l'armée étaient souvent conduits à notre établissement pour les faire ferrer ; mais comme ils n'avaient été touchés par la main de l'homme que le jour où on les avait mis en vente, quand il s'agissait de les prendre, il fallait les poursuivre à outrance, c'est-à-dire les fatiguer, et même il y en avait qu'on ne pouvait prendre dans les prairies ; il fallait alors les faire conduire en troupes dans un parc ou une écurie, et encore ne parvenait-on à les lier et à s'en emparer qu'en les terrassant avec des cordes qui formaient l'étranguillon. Dans de semblables chutes, ils se débattaient tant qu'ils avaient de force, mais enfin ils étaient pris. Ce n'était pas tout, il fallait les ferrer. Alors ils jouaient au fin ; ils s'enlevaient des quatre extrémités au-dessus du sol, et retombaient en masse sur un côté ; puis ils se relevaient en recommençant la même manœuvre, et l'on ne parvenait à les ferrer qu'après avoir épuisé toutes leurs forces. Il est facile de comprendre que les jeunes animaux, à la suite d'une pareille exaltation et de pareilles chutes, ne manquaient pas d'avoir ce qu'on appelle vulgairement des courbatures, des pulmonies ou une fluxion complète de poitrine, mal de gorge, maladies vertigineuses, tétanos et toutes espèces de contusions, efforts des reins, des membres, des articulations ; en somme, il en périssait souvent un grand nombre, cinq, six ou sept jours après qu'ils étaient rendus au dépôt, comme aussi chez les marchands.

Si ces chevaux eussent été élevés selon le principe que nous indiquons, il y aurait eu avantage pour tous, moins de jambes cassées et quelquefois moins d'hommes morts par suite des chutes qu'ils éprouvent en persistant à vaincre ces furieux animaux; l'armée en est témoin, car malheureusement, et cela n'arrive que trop souvent, on a eu à regretter la perte d'hommes courageux qui ont été tués ou mortellement blessés dans ces pénibles exercices, et en même temps il se trouve que le gouvernement a fait des dépenses vaines en chevaux.

Certes, les pertes des commerçants ou des autres citoyens auxquels on a vendu des chevaux de ce genre nous touchent aussi vivement que celles faites par l'État. C'est pourquoi nous signalons les pertes et les regrets éprouvés par tous, dans l'espoir que l'autorité supérieure enjoindra incessamment aux propriétaires éleveurs, s'ils veulent qu'elle leur continue son concours, de faire disparaître tout d'abord les animaux viciés en général, et en particulier ceux qui sont méchants, parce que, comme nous l'avons déjà dit, la méchanceté est hérédi- taire, ce dont nous nous faisons un devoir de donner quelques exemples pour preuves; nous espérons aussi que l'autorité insistera auprès des propriétaires éleveurs pour qu'ils mettent en usage notre procédé, qui consiste, tout en donnant aux jeunes chevaux tous les soins hygiéniques, à leur donner dès leur bas âge l'éducation dont nous parlerons plus loin.

En attendant, voici des faits qui prouvent que la méchan- ceté des chevaux est héréditaire.

De 1834 à 1840, j'ai connu un étalon de belle taille, beau et bien fait, propre à être monté par un cuirassier et qu'on appelait de ce nom, très vigoureux, garnissant ou mieux fécon- dant très bien les juments : toutes celles qui étaient saillies par lui faisaient des poulains magnifiques et ne manquaient que très rarement.

Mais malheureusement cet étalon avait le défaut d'être méchant ; on ne parvenait à lui donner tous les soins exigibles qu'en s'exposant à être blessé, et même il a blessé plusieurs des personnes chargées de le soigner ; mais comme il était très beau, d'une force herculéenne, d'une santé invariable, et comme on n'avait qu'à se louer de ses services comme étalon, on l'a conservé dans nos stations de cinq à six ans. Eh bien ! presque tous ses produits ont été méchants, et nous avons remarqué que les poulains des dernières années étaient plus méchants que ceux des premières années de ses saillies. Cela se comprend c'est parce que dans ces dernières années il lui est arrivé des juments issues de lui et qu'il a fécondées, ce qui faisait que le vice se compliquait au lieu de diminuer. Mais il a diminué sensiblement chaque année qui a suivi celle de son départ, de façon qu'après dix années écoulées, la race méchante du Cuirassier avait disparu.

Un autre étalon qui appartenait à M. Pin, auquel a succédé M. Hubert, qui tenait la poste de Rochefort à La Rochelle, était plus méchant que Cuirassier. Le Cuirassier était méchant parce qu'il était pétulant et lançait des ruades avec les pieds de derrière, mais rarement ceux de devant ; il mordait rarement et avait pour lui, ce qu'on désire pour un étalon, un ensemble parfait de beauté et sa robe était gris pommelé. Le second était aussi de grande taille, de race poitevine, haut sur jambes ; il avait le corps allongé, formant le dos de carpe, la tête et les oreilles de mulet, la croupe également amulassée, les membres à forts tendons, le poil alezan rubican, les yeux hagards et buvait dans son chanfrin.

Cet animal avait trente-huit ans et a fait le service d'étalon chez ce propriétaire pendant trente années, pour les juments de la maison seulement. Ce cheval avait le défaut de mordre, et, quand il le pouvait, de ramener sa victime sous ses pieds de devant avec lesquels il la pilait, et parfois l'écharpillait avec ses dents. Il lançait des ruades chaque fois qu'on passait près de lui, devant comme derrière. Enfin, il a tué un palefrenier qui, la veille, lui avait donné quelques coups de fouet pour le corriger de l'avoir mordu pendant qu'il l'étrillait, et peu de jours après il a cassé un bras à un autre palefrenier, au moment où il se disposait à le détacher pour le conduire à son travail.

Cet animal servait à faire tourner un moulin pour moudre les blés servant à la consommation de la maison qui occupait un nombre considérable de travailleurs. Un jour il brisa d'un coup de pied de devant la poitrine du garde-moulin qui avait eu l'air de le rudoyer. Ce ne fut qu'à la suite de plusieurs accidents graves qu'on dut se mettre en garde contre le danger qu'il y avait à l'approcher; on l'attacha à double longe en fer, l'une à droite et l'autre à gauche, et on lui fit faire une stalle (une boîte) solide où l'on n'entrait pas, car on prit l'habitude de l'attacher et de le détacher du dehors; on cessa même de l'étriller il n'avait qu'à peine dix ans.

On lui donnait à manger avec une fourche et par l'extérieur; on ne le sortait de cette boîte qu'après lui avoir couvert les yeux, et on le conduisait dans cet état à l'attelage du moulin, de même que pour le conduire à la saillie des juments.

Chose rare chez un animal, celui-ci avait le pénis (la verge) si long, qu'à chaque fois qu'il a eu des juments de taille inférieure à la sienne elles ont péri peu d'instants après la copulation, ce qui fit renoncer à lui par quelques propriétaires voisins qui avaient eu l'idée de demander à lui faire féconder leurs juments. Il brisait l'utérus, et enfin il n'eut plus à servir que les juments de l'établissement, et continua ces mêmes services encore plus de vingt ans, sans avoir été interrompu par aucune maladie.

Ses produits ont été tous méchants, plus ou moins, et l'on a remarqué, et nous nous en sommes convaincu nous-même, que les poulains ou pouliches issus des juments engendrées par lui ont toujours été plus méchants que tous les autres. Mais, en général, toute sa race a été méchante et intrépide au travail, mais très difficile à dresser, plus difficile encore que les chevaux de toute autre race. Et parce qu'ils étaient méchants, on ne les prenait qu'à l'âge où on les croyait capables de travailler ; c'était une double faute. S'il arrivait qu'on employât pour dresser ces furieux animaux des hommes impatients qui se livraient à des excès de violence et qui les frappaient, ces hommes étaient certains que l'animal se vengerait, ou bien qu'il n'aurait pas eu l'occasion d'être assez près d'eux pour les atteindre soit avec les pieds de devant, soit avec ceux de derrière, ou avec les dents.

Un postillon de cette maison (nous faisons remarquer que le propriétaire était à la fois maître de poste et entrepreneur de diligences), afin de mieux parvenir à harnacher un de ces chevaux que l'on ne pouvait presque pas approcher, après lui avoir entravé les pieds, lui mit un tord-nez qu'il serra avec tant de force que l'animal poussait des hennissements effrayants et éprouva une telle douleur qu'il tomba. Cependant la corvée eut lieu. Mais le lendemain, lorsque le même postillon se présenta dans l'intention de renouveler son exercice, le cheval, en le voyant, cessa de manger, regarda cet homme en frappant la terre d'un pied de devant et la grattant avec des mouvements pétulants. Le postillon crut que le cheval avait cessé de manger parce qu'il avait soif, et se disposa à le conduire à l'abreuvoir.

Il y avait dans la même écurie un autre cheval que l'on menait ordinairement boire en même temps que celui dont nous parlons. Le postillon, que, pour être clair, nous désignerons par l'initiale A., invita un de ses camarades, que nous nommerons B., à l'aider, comme d'habitude, à les conduire tous deux à l'eau. B. détacha le cheval que A. avait battu la veille, tandis que A. détacha son camarade, qui, moins pétulant que l'autre, fut plus tôt prêt et marcha devant, conduit par le postillon A. Mais le cheval battu, qui avait gardé rancune du traitement que A. lui avait fait éprouver la veille, ne se sentit pas plus tôt détaché qu'il s'échappa des mains de son conducteur et courut avec fureur sur le postillon A., ayant les oreilles couchées sur le cou, la bouche grande ouverte ; il se jeta sur lui, et, le saisissant par une épaule, il le renversa sous ses pieds, avec lesquels il le broya; après lui avoir lancé plusieurs coups de pieds, il le prit avec ses dents à travers le corps, comme s'il voulait le dévorer; heureusement B., le camarade du postillon A., et plusieurs autres, qui, se méfiant de ces animaux, s'étaient munis de gros bâtons, étaient accourus et appliquèrent sur la tête de cet enragé quelques coups qui lui firent abandonner sa proie.

A la fin, ces deux chevaux s'échappèrent en lançant force ruades, et allèrent se jeter dans un canal qui bordait une prairie touchant au marais. Ils y entrèrent, et pendant plus de trois mois personne n'osa se risquer à aller les reprendre; le premier surtout courait sur l'homme de la manière la plus effrayante.

On parvint pourtant à s'en rendre maître, et comme ils étaient tous deux entiers, on jugea convenable de les castrer, ce que je fus chargé de faire. Je n'ai pas besoin de décrire ici ce que cette opération sur de tels animaux me donna de peine, et combien il fallut prendre de précautions. On le devine. A dater de cette époque, on a castré tous les poulains de cette race, parce que, à part leur méchanceté incorrigible et héréditaire, ces chevaux n'avaient pas d'autres défauts pour le commerce, vu leur construction amulassée. C'est peut-être de cette race que la mulasse a hérité de ce vice méchant et rancuneux.

Depuis la mise en pratique de la castration, presque toujours pratiquée sur cette race, et depuis la disparition du père indomptable de cette méchante race, qui a tant causé d'accidents dans ce pays, et dont il n'est resté que les juments, dont quelques-unes seulement ont été poulinières, parce qu'elles ont été, pour la plupart, usées au travail (cela date de plus de dix ans), notre pays a moins de chevaux méchants; seulement, comme ils sont trop tard habitués à la main de l'homme, ils sont un peu sauvages et défiants, mais ils se soumettent facilement.

J'aurais à regretter d'entretenir aussi longuement mon lecteur de choses qui paraîtront peut-être à quelques personnes
être en dehors de l'art de traiter les animaux ; mais comme
j'espère être bien compris, et qu'on appréciera l'utilité de
rapporter ces faits historiques, qui viennent à l'appui de ce que
j'ai avancé dès le commencement de mon ouvrage, à savoir que
la méchanceté est héréditaire chez les animaux, j'ai cru devoir
en donner toutes les preuves authentiques. J'avais observé ces
faits en 1851 et 1852. Aussi est-ce avec une grande satisfaction que j'ai vu en 1859 que ce vice avait été classé dans la
catégorie des vices rédhibitoires. Mes vœux sont donc accom-
plis jusqu'ici. Mais il ne suffit pas que le gouvernement ait
consenti à accorder la rédhibition pour un animal qui a ce vice,
il faut répondre à cette bienveillance, c'est-à-dire que les
propriétaires éleveurs concourent à le faire disparaître.

Pour cela il est nécessaire que chaque fois qu'un éleveur
aura un animal méchant, de quelque sexe qu'il soit, il devra
le dispenser de la copulation. Puisqu'on sait à l'avance qu'un
animal ayant le vice de méchanceté n'a pas de valeur, on a
tout intérêt à ne pas en avoir. Si donc on a un mâle atteint de
ce vice, on devra le castrer, et si c'est une femelle, on devra
l'écarter de la copulation ou la neutraliser d'une façon quelconque. Malgré cette précaution, on sera encore pour quelque
temps susceptible d'avoir, de temps à autre, des chevaux
méchants, à cause des effets bizarres de la nature ; mais on en
aura assurément bien moins, puisque par les précautions que
je viens d'indiquer l'hérédité sera désormais annulée.

Nous ne saurions trop insister pour engager les propriétaires
éleveurs à agir avec la même sévérité pour toutes les espèces de
vices. Ainsi, avant de soumettre à la copulation un animal, quels que soient la race ou le sexe, il faut donner un coup
d'œil sur la partie de ce livre qui contient cette catégorie de
vices, et examiner ensuite si l'animal n'en possède pas quelqu'un. Par la même occasion, on pourra aussi examiner s'il n'a
pas quelques vices de construction, qui sont aussi héréditaires.

Nous croyons que c'est là le vrai moyen de progresser et de bénéficier sur son travail d'éleveur.

Sans contredit, les propriétaires éleveurs de la Charente-Inférieure sont les mieux placés de la France, en raison de la fertilité du sol ; il ne s'agit pour eux que de bien entendre leurs véritables intérêts. Nous devons le dire avec louange, le gouvernement est venu donner l'exemple en faisant des dépenses énormes, surtout pour l'espèce chevaline, et en mettant dans nos départements de beaux étalons. Jusqu'à présent, on n'a pas assez répondu à ses avances. Pour répondre à ces avances du gouvernement, il faut choisir des juments qui méritent d'être accouplées avec ces précieux étalons qui coûtent si cher à l'État, et c'est ce qu'on ne fait pas toujours ; mais nous espérons que de plus en plus les propriétaires éleveurs verront et comprendront que d'eux dépend leur avenir ; qu'ils peuvent, en suivant mes indications, avoir à la fois de bons revenus et de belles races chevalines qui rivaliseront avec celles de nos voisins. Alors nous n'aurons plus besoin d'aller chercher nos chevaux chez eux ; au contraire, lorsqu'on aura besoin de chevaux de cœur, de résistance, on viendra nous en demander.

Nous avons déjà quelques exemples de ce fait, qui datent de plus de vingt ans, et qui depuis se sont souvent renouvelés et sont maintenant en grand nombre. Nous allons en citer quelques-uns, qui suffiront pour donner la certitude de la vérité de ce que nous disons.

Il y a environ vingt ans, un propriétaire négociant, tenant une fabrique de savon à Toulouse, pria l'un de ses commettants, M. Brélais, négociant et maire par intérim de notre ville, de lui chercher quatre chevaux de trois à quatre ans, propres au charroi et au cabriolet. M. Brélais nous chargea, M. Roy, vétérinaire, mon prédécesseur, et moi, de cette acquisition, ce que nous fîmes. Peu de jours après, le négociant vint prendre livraison de ses chevaux et les emmena chez lui, à Toulouse. Il les fit dresser pour le travail et le service dont il avait besoin. Trois ou quatre ans après nous avons eu occasion de revoir ce fabricant, et nous nous sommes informé des chevaux que nous lui avions procurés. Il nous a dit que ces animaux étaient d'une force extraordinaire. Il les avait dès le début nourris avec une quantité convenable d'avoine, à laquelle on avait mêlé d'autres graines, tels que seigle, baillarge, vesce ou fèverole. Plusieurs de ses voisins avaient comme lui pris l'habitude de venir se monter en chevaux dans notre pays, à Rochefort ou aux environs; ils suivaient le même principe de nourriture, et disaient que lorsque les poulains venant de notre contrée étaient agrainés, ils faisaient des chevaux parfaits pour la résistance au travail.

Dix ans après cette époque, les mêmes personnes, continuant leurs relations avec des négociants de notre ville, avec lesquels nous nous sommes trouvé, répétaient avec enthousiasme que ces chevaux n'avaient jamais faibli que par accident fortuit devant les rudes travaux auxquels ils avaient été soumis; qu'ils étaient en ce moment plus forts que jamais, et qu'enfin c'étaient des chevaux de fer. Nous affirmons en toute sincérité que, pendant ce laps de temps, plusieurs habitants de différentes contrées du Berry sont venus acheter de nos poulains de deux à trois ans, qu'ils choisissaient de différentes tailles et conditions, pour tous genres de services, et tous nous ont fait les mêmes éloges de nos chevaux.

Nous sommes heureux de rapporter ces faits, qui prouvent les bonnes qualités du sol de notre pays; mais nous ferons observer que ces gens qui achetaient nos chevaux leur faisaient, dès le début, manger du grain, et que ce n'était qu'après quelque temps de ce régime, en y adjoignant tous autres soins hygiéniques, qu'ils rendaient ces animaux forts et robustes. Hâtons-nous d'ajouter que s'ils prospéraient si bien et si promptement, c'est parce qu'ils étaient en général bien constitués, qu'ils avaient de riches poitrines, ce qui tient à la bonne qualité de nos herbages, qui nous fournissent des fourrages d'une nutrition favorable à la digestion. Aussi les chevaux en mangent avec tant d'avidité qu'ils gagnent de vastes poitrines, où

26

les poumons sont largement logés. Pour peu que les animaux aient une suffisante quantité de graines pour nourriture, ils deviennent d'une vigueur remarquable. A plus forte raison, si nos propriétaires éleveurs prenaient la bonne habitude de leur en faire manger dès l'âge de six mois, ce serait bien autre chose; nos chevaux, qui n'ont pu prendre des forces qu'après l'âge de deux ans, seraient beaucoup plus forts et beaucoup plus beaux qu'ils ne le sont, et par conséquent doubleraient de prix.

Si nous revenons sur les qualités de force de nos chevaux et sur leur aptitude à résister à toute espèce de travaux, de même qu'aux intempéries et aux fatigues qu'éprouvent ceux qui sont destinés à l'armée, c'est que nous avons eu tout récemment une preuve de leur force supérieure dans notre mémorable campagne de Crimée. Nos chevaux se trouvaient là conjointement avec ceux de nos alliés les Anglais, qui, sans nul doute, avaient choisi ceux qui leur paraissaient les meilleurs et les plus forts de ceux qu'ils possédaient; et, il faut en convenir, ils avaient une belle cavalerie. Mais on a pu remarquer que la cavalerie anglaise étant sur les mêmes terrains que la nôtre, a perdu dix chevaux contre nous un, et, remarquons-le bien, par l'intempérie seulement.

Cela s'explique quand on remonte à la base de l'élevage. Les Anglais ont plus de soin de leurs élèves que nous; mais, tout en respectant ce qui est bien et bon de leur part, il faut dire que le soin qu'ils mettent à soustraire les jeunes chevaux à toutes les intempéries peut avoir son mauvais côté, et le cas que nous citons en est une preuve. Chez nous, au contraire, les poulains sont élevés dans les marais, et ils y essuient toutes les variations de la température, variations quelquefois extrêmes. Il en résulte que l'animal qui est parvenu à vaincre la dureté de la vie à laquelle il a été forcément soumis a un tempérament robuste, un vrai tempérament de cheval, comme on dit vulgairement; c'est ce qu'a prouvé notre guerre de Crimée.

Après tant de preuves évidentes, on peut affirmer que, de tous les chevaux de l'Europe, les nôtres sont ceux qui ont le plus de cœur et qui résistent le mieux aux fatigues de toutes sortes. Toutefois, nous devons faire remarquer que ceux dont nous parlons, ceux que l'on emploie à la guerre, ont été triés avec soin par des connaisseurs; mais le nombre peut en devenir beaucoup plus grand, si, comme nous l'espérons, nos propriétaires éleveurs adoptent les bons principes d'élevage, en prenant un moyen terme entre l'excès de soins que prennent les Anglais pour soustraire totalement leurs élèves aux intempéries, et l'excès d'abandon de nos propriétaires qui laissent leurs poulains trop à la merci de la nature. Ce juste milieu serait certainement d'un grand avantage.

Nous allons traiter ce sujet en causant familièrement avec nos propriétaires éleveurs. Nous ne prétendons pas les instruire ni les moraliser, mais seulement conférer d'une manière tout amicale, et leur confier nos idées afin de leur venir en aide et de stimuler leur bonne intelligence, dans leur propre intérêt, et leur communiquer ce que nous ont appris de nombreuses expériences, expériences qui nous ont coûté le travail de longues années, et que nous préférons publier pour la prospérité publique plutôt que de les voir ensevelir avec nous.

Avant de détailler les conditions du principe d'élevage, nous croyons utile de parler un peu du principe des Anglais, dans le but de bien faire comprendre le nôtre.

Il faut convenir que les Anglais ont eu jusqu'à présent des principes mieux suivis et avec plus de soin que nous pour maintenir leurs races d'animaux. Ainsi, lorsqu'ils veulent avoir de la production, ils font un choix et prennent ceux des animaux de chaque sexe qui leur paraissent les mieux construits et les meilleurs en toutes qualités. Sous ce rapport, ils reconnaissent comme nous l'hérédité, qui selon nous est incontestable, tant pour les formes extérieures que pour le caractère. A nos yeux, cette attention de choisir les sujets dont on veut faire des reproducteurs est fort sage. Quand le choix est fait, ils nourrissent les animaux choisis avec des substances confortables, c'est-à-dire que de bas âge leurs chevaux poulains ont de l'avoine, de bons logements aérés d'une manière salutaire et de bons pansements. Ces pansements aident beaucoup à faire leur éducation en leur rendant l'homme familier et en leur donnant la faculté de le comprendre.

Les Anglais donnent en outre à leurs chevaux d'autres soins qu'on peut dire exagérés: Ainsi, j'ai vu des Anglais de bonnes maisons qui, après le pansement d'usage, si un cheval a eu chaud par suite de fatigue occasionnée par un travail quelconque, après lui avoir enlevé la sueur exaltée sur la peau, lui appliquaient des bas de flanelle. Voici comment se composent ces sortes de bas d'invention anglaise, et dont l'usage, on doit en convenir, ne manque pas d'un certain mérite, mais est pernicieux dans le cas qui nous occupe : les bons soigneurs de chevaux ont des bandes de flanelle de quatre à cinq mètres de longueur sur quinze à dix-huit centimètres de largeur, et qu'ils appliquent à chaque membre du cheval, en l'entourant depuis le bas de la jambe jusqu'au-dessus du genou et du jarret.

Certes, nous ne pouvons disconvenir qu'une telle précaution soit bonne en certaines occasions, mais il faut pouvoir persévérer, et alors un cheval ne sera plus l'animal de peine; ce sera l'homme qui aura tout le mal, et de plus, au lieu de tirer bénéfice des travaux de cet animal, il n'aura qu'à supporter les dépenses qu'il lui occasionne. Il n'y a que des milords qui peuvent avoir des chevaux élevés dans ces conditions.

Nous croyons qu'ainsi que nous, nos lecteurs trouveront que ces soins sont exagérés. Il faut donner au cheval les soins qui lui sont nécessaires, mais ils ne doivent pas être poussés à un excès aussi ridicule. Je dis ridicule, parce que non-seulement ils sont ridicules de fait, en raison de leur excès, mais encore parce que cet excès devient nuisible et même pernicieux aux animaux, car on les amollit avec de pareilles vétilles.

Supposons que nos chevaux soient habitués à ces soins méticuleux, nous demanderons si nos cavaliers militaires, officiers

ou soldats, peuvent en campagne, à la guerre, se faire suivre
de bas de flanelle pour en garnir les jambes de leur monture,
qui y aura été habituée. Et quand même ils pourraient em-
porter ce bagage, pourraient-ils en faire usage ? Assurément
non. Eh bien ! nous affirmons et nous soutenons que dans les
cas où ces chevaux auront fait des travaux pénibles, étant
exposés aux intempéries, si on ne leur donne pas ces mêmes
soins de la main, et si on ne les préserve pas ensuite des changements de température qui sont la conséquence des changements de climat, on les verra promptement être en proie à la
toux, au rhume de cerveau, de poitrine, à la fourbure, à
toute espèce· de fluxions, catarrhes, dont peut s'ensuivre la
morve, la phthisie et enfin la perte de l'animal. Ainsi, faute
des soins habituels, on aura une armée promptement démon-
tée, bien qu'on lui ait fourni les chevaux les meilleurs et les
mieux choisis, mais malheureusement mal élevés, parce qu'on
leur avait donné trop de soins.

C'est, comme nous l'avons dit plus haut, ce qu'a prouvé
notre guerre de Crimée. Tous les hommes notables ont fait cette
remarque et nous l'ont rapportée, et les Anglais eux-mêmes,
du moins ceux qui sont francs, conviennent qu'il était temps
que la guerre finît, sans quoi il aurait fallu avoir recours à
une remonte, car les trois quarts de leurs chevaux avaient
succombé phthisiques, tandis que les trois quarts des nôtres
ont rapporté leurs cavaliers et ont continué le service.

Cela se comprend, il en est du cheval, qu'on nous passe la
comparaison, comme de l'homme. Ce n'est pas le jeune homme
élevé dans un salon, entouré de petits soins qui, livré aux
rudes travaux et aux intempéries de toute nature, comme on
en supporte à la guerre ou dans toute autre position pénible,
pourra y résister aussi bien que l'homme élevé aux rudes
travaux de l'agriculture, en dehors des habitations, et habitué
depuis son enfance aux intempéries de toutes sortes.

Ainsi donc, pour avoir de bons chevaux, des chevaux solides, des chevaux de résistance, et enfin des chevaux sur les-

quels on puisse compter, soit sur les champs de bataille, soit en tout autre lieu, pour que l'homme ne craigne pas de rester en route, il faut que ces animaux aient été élevés avec quelque rudesse et habitués aux travaux et aux intempéries.

Il nous reste à mentionner une exception à cette règle; nous la ferons connaître d'autant plus volontiers, que nous désirons que nos lecteurs ne croient pas que nous ayons voulu faire la critique des principes adoptés par les Anglais pour l'élevage des chevaux. Telle n'a pas été notre pensée, et cela n'entre pas dans nos habitudes; nous avons eu seulement pour but de faire observer que l'excès de soins qu'ils donnent à ces animaux, tout bons et salutaires qu'ils soient dans des cas accidentels de maladies, deviennent, quand ils sont généralisés, aussi pernicieux qu'ils peuvent être utiles dans des cas exceptionnels.

Si nous avons fait ressortir ce défaut des Anglais, c'est pour adopter ce qu'ils ont de bon dans d'autres cas, car nous ne dissimulons pas qu'ils ont de hautes capacités dans l'élevage. Nous louerons surtout les bonnes précautions qu'ils prennent pour le maintien et l'amélioration des espèces et des races de toutes sortes d'animaux d'agriculture; nous déclarons que jusqu'à présent c'est par où nous péchons, parce qu'une trop grande quantité de nos éleveurs ne se sont pas fait un scrupule de laisser accoupler deux animaux de race différente. C'est là une cause du retard que nous éprouvons en ce moment; mais nous sommes sur une bonne voie depuis que le gouvernement, dans sa bienveillance, a donné l'élan en faisant les dépenses nécessaires pour introduire dans nos pays de belles races d'animaux de toutes sortes, et en facilitant l'instruction des éleveurs et des agriculteurs, ce qui a répandu la science agricole, et c'est avec une douce satisfaction que nous nous voyons avancer à grands pas vers la prospérité.

Maintenant que nos agriculteurs comprennent leur intérêt, qui est aussi l'intérêt de tous, et tout ira bien; il ne s'agit que de se mettre à l'œuvre. Mais, avant de commencer, il faut en finir du sujet que nous avons entamé. Nous avons reproché à nos voisins le défaut dont nous venons de parler, défaut d'une si grande importance, que nous ne pouvions le taire, parce qu'aucun auteur, que nous sachions, n'en a parlé avant nous. Cependant ce défaut est si grave, si pernicieux, que si on l'eût connu plus tôt, on s'en serait corrigé. Nous nous estimerons heureux si, dans cette occasion, nous pouvons être utile à nos voisins. Nous espérons qu'ils comprendront que c'est là tout notre désir. S'ils nous ont procuré de belles races d'animaux, nous savons les améliorer, et nous espérons que notre réforme et notre principe leur seront, comme à nous, profitables.

Puisque nous nous apercevons des défauts des autres, et que nous aimons le progrès, il faut franchement reconnaître les nôtres, et quand nous les aurons reconnus, employons le vrai moyen de les faire disparaître. Concourons tous à ce but, utile à tout le monde. Si nous reprochons à nos voisins de pousser leurs soins à l'extrême et à l'exagération, surtout à l'égard de l'espèce chevaline, disons que, de notre côté, il y a eu beaucoup de négligence, qu'on peut même qualifier d'insouciance, pour l'élevage du cheval, insouciance à laquelle on s'est encore laissé aller depuis l'introduction des belles races dans notre pays; et à ce sujet on peut dire que pour que nos écuries aient fourni un aussi grand nombre de bons chevaux qu'il en est sorti, il faut vraiment que le sol soit aussi favorable qu'il l'est, car ces bons animaux sont presque venus tout seuls, Qu'on en juge donc. Si, comme il y a lieu de l'espérer, nos éleveurs adoptent notre principe hygiénique, assurément nous aurons d'ici à peu d'années les meilleurs chevaux de toutes les puissances qui nous environnent, et qu'on pourra nommer des chevaux de fer.

Avant d'aller plus loin, je ne puis m'empêcher d'adresser un reproche à nos éleveurs, reproche tout amical et que je fais publiquement aujourd'hui, après l'avoir nombre de fois fait en leur parlant en particulier. Pourquoi laisser à la merci des intempéries et se nourrir d'aliments quels qu'ils soient, des jeunes sujets abandonnés à la seule protection de leur mère (et tous n'en ont pas), dans un marais, sans aucun abri, où la majeure partie du sol est démunie d'herbe pendant l'hiver, par suite des inondations, et où souvent la gelée empêche non-seulement les animaux d'atteindre l'herbe recouverte par l'eau, mais encore les prive de boire quand la glace est trop forte pour qu'ils puissent la casser avec leurs pieds, comme l'instinct les y pousse? Ce fait, hélas! n'est que trop vrai; nous avons nous-même assisté à la corvée d'aller dans la prairie, emportant une pioche ou une masse pour casser la glace, afin que les chevaux, qui n'avaient pu la briser, pussent boire; et nous avons vu ces malheureux animaux gratter avec le pied la neige qui couvrait le peu d'herbe qui restait sur les parties les plus élevées du sol sur lequel ils étaient abandonnés, et qui était leur seule litière. Et l'on avait la stupide cruauté de les laisser passer toute la saison d'hiver dans cette situation.

Les jeunes poulains qui éprouvent de pareilles souffrances ont beau se rétablir le printemps suivant, ils conservent toujours plus ou moins de traces de leur première misère et manquent souvent un bel avenir; quelques-uns même ne sont que des avortons.

J'en appelle au jugement des personnes sages : à part la barbarie que doivent se reprocher ceux qui abandonnent ainsi leurs chevaux, n'est-ce pas faire tort à ses propres intérêts que de retarder, par tant de privations et de souffrances de toutes sortes, la bonne conformation et la croissance des jeunes animaux ?

Toutes les personnes de jugement savent que c'est dans le jeune âge et au moment de la croissance que se forme le tempérament d'un être quelconque, et que c'est à cette époque qu'il prend les forces dont il jouira pendant sa vie. Il faut donc favoriser ce travail de la nature par une suffisante quantité de bons aliments, et ensuite en préservant les animaux des intempéries les plus rigoureuses, c'est-à-dire de celles qui peuvent

être trop rudes pour son jeune âge, sa force corporelle et son
tempérament.

Quoique nous ayons dit plus haut qu'il était ridicule de la
part de nos voisins les Anglais de pousser à l'excès les soins
envers leurs chevaux, lorsqu'ils enveloppent leurs jambes de
draps de laine, sans parler de la bonne nourriture qu'ils leur
prodiguent, nous n'avons pas voulu prétendre pour cela que
nos chevaux devaient être dépourvus de tous soins, et si nous
avons dit aussi qu'ils pouvaient être appelés des chevaux de
fer, il ne faut pas qu'on s'imagine que rien ne peut leur faire
de mal. Le fer lui-même, qui est si dur, peut être affaibli;
quand il gèle après avoir été mouillé, il est aussi fragile qu'une
asperge ou qu'un bâton de sucre d'orge. Si donc le métal le
plus dur peut être détérioré par la température, que l'on juge
ce que peuvent faire les intempéries sur un jeune animal qui,
en outre, manque de la nourriture qui lui donne du sang.

Sous ce rapport, nous sommes aussi ridicules que ceux que
nous blâmons, et qui pis est, c'est que nous le sommes tous,
car si les uns le sont pour exposer des animaux qui ont tant
coûté de peine et de temps à faire venir, et qui sont bien
venus, à périr avant que d'en avoir profité, les autres le sont en
empêchant de prospérer ce qui est en perspective. C'est comme
si l'on faisait avorter les mères fécondées par des sujets dont la
progéniture devrait être avantageuse. De telles actions, que
l'ignorance seule fait commettre, font dire aux gens intelligents
que les éleveurs qui les commettent ont retenu, arrêté le
progrès, et qu'ils méritent la réprimande des chefs de la société
agricole, parce qu'ils ont, en quelque sorte, manqué de
moralité.

Si nous avons dit aussi que nos voisins faisaient trop de
dépense pour élever leurs chevaux, et qu'il faudrait, avant de
penser à avoir des chevaux à son service, être milord, nous
n'avons pas prétendu non plus dire que nous pouvions élever
nos chevaux sans dépense; nous savons très bien qu'on ne
peut rien avec rien. Seulement notre but a été, et nous y persis-

tons, de corriger les défauts des uns et des autres, et de pren
dre le terme moyen, afin d'élever de bons chevaux qui puissent
payer aux propriétaires éleveurs le prix de leurs déboursés et les
peines qu'ils se sont données pour les garder et les surveiller
minutieusement jusqu'à ce qu'ils puissent les vendre ou s'en
servir. Nous voulons qu'après un bénéfice raisonnable, les
propriétaires éleveurs puissent encore livrer leurs chevaux,
soit à l'armée, soit au commerce, à des prix modérés, et qu'enfin la société tout entière puisse profiter et jouir des avantages
que présente notre pays pour élever de bons chevaux.

ÉLEVAGE DU CHEVAL.

Le propriétaire qui veut se livrer à l'élevage du cheval doit
avant tout choisir des emplacements convenables sous tous les
rapports.

1° Des écuries bien installées, bien aérées, des greniers bien
disposés pour la conservation des fourrages de toutes sortes.

2° Des prairies d'une étendue suffisante, en rapport avec le
nombre des élèves qu'il est disposé à avoir. Ces prairies doivent être bien closes et munies d'abreuvoirs qui contiennent
toute l'année de bonne eau, car il est à considérer que l'eau
est l'un des principaux aliments de la vie animale.

3° Il doit s'approvisionner de grains en suffisante quantité,
de manière à en fournir en temps voulu aux animaux dont
les rations sont exigibles et en temps voulu aussi. Ces précautions prises, l'éleveur doit, comme nous l'avons dit plus
haut, rechercher des pères et mères de bon choix, à quelque
race qu'ils appartiennent. Il agira dans ce cas selon la nature
du sol dont il peut disposer. Il faut que les pères et mères destinés à la progéniture soient d'une belle construction, sans vice
sous ce rapport. Ils ne doivent avoir aucun vice rédhibitoire,
ni non plus de ceux du caractère qui puissent nuire à un
service quelconque, parce que ces vices, comme ceux de
construction, sont héréditaires. Il faut donc bien se méfier et

repousser les animaux qui auraient un vice quelconque, sans quoi l'on serait exposé à perdre son temps, son argent et ses espérances.

Outre les précautions que nous avons énumérées ci-dessus, l'éleveur devra faire des plantations autour de ses prairies, pour qu'à l'avenir ses animaux puissent y trouver de l'ombrage pendant les fortes chaleurs, car il est à remarquer que c'est ce qui manque dans nos belles prairies, que l'on nomme marais dans notre pays de la Charente-Inférieure. Ces ombrages pour- ront éviter des apoplexies, des maladies typhoïdes et charbon- neuses, qui très souvent sont causées par la force du soleil, lorsqu'il frappe sur toute la colonne du rachis et notamment sur la nuque, sans que les malheureux chevaux puissent s'en préserver. Il est à remarquer aussi que dans nos prairies dépourvues d'un entourage d'arbres, l'air manque pendant les grands coups de chaleur, et que par ce fait les animaux ne sachant où aller, puisque partout où ils pourraient se transporter dans l'enclos où ils se trouvent leur position serait toujours la même, ils restent où ils se trouvent, et souvent meurent dans cette inaction, ayant l'estomac (la panse) garni de vivres qui, faute d'exercice, se sont mal ou pas du tout digérés.

Nous citons ces faits d'après de nombreux cas où nous avons été appelé pour donner des soins; mais souvent et presque toujours nous arrivions trop tard, et nous trouvions l'animal gisant sur la partie la plus élevée de la prairie où il était nourri. L'autopsie cadavérique ne faisait découvrir aucune marque distinctive qui dénotât positivement une maladie bien décrite, les animaux étaient même en bonnes chairs, seule- ment leur sang était coagulé; et s'ils s'étaient transportés à cet endroit le plus élevé avant de mourir, c'était parce qu'ils y trouvaient, ou du moins ils espéraient y trouver un air plus favorable, faute duquel ils succombaient.

Ce qui nous a donné la certitude que l'air raréfié par la chaleur du soleil peut causer la mort du cheval, c'est qu'à diverses reprises et pendant plusieurs années, lorsque quel-

repousser les animaux qui auraient un vice quelconque, sans
quoi l'on serait exposé à perdre son temps, son argent et ses
espérances.

Outre les précautions que nous avons énumérées ci-dessus,
l'éleveur devra faire des plantations autour de ses prairies,
pour qu'à l'avenir ses animaux puissent y trouver de l'ombrage
pendant les fortes chaleurs, car il est à remarquer que c'est ce
qui manque dans nos belles prairies, que l'on nomme marais
dans notre pays de la Charente-Inférieure. Ces ombrages pourront éviter des apoplexies, des maladies typhoïdes et charbonneuses, qui très souvent sont causées par la force du soleil,
lorsqu'il frappe sur toute la colonne du rachis et notamment
sur la nuque, sans que les malheureux chevaux puissent s'en
préserver. Il est à remarquer aussi que dans nos prairies
dépourvues d'un entourage d'arbres, l'air manque pendant les
grands coups de chaleur, et que par ce fait les animaux ne
sachant où aller, puisque partout où ils pourraient se transporter
dans l'enclos où ils se trouvent leur position serait toujours
la même, ils restent où ils se trouvent, et souvent meurent
dans cette inaction, ayant l'estomac (la panse) garni de vivres
qui, faute d'exercice, se sont mal ou pas du tout digérés.

Nous citons ces faits d'après de nombreux cas où nous avons
été appelé pour donner des soins; mais souvent et presque
toujours nous arrivions trop tard, et nous trouvions l'animal
gisant sur la partie la plus élevée de la prairie où il était
nourri. L'autopsie cadavérique ne faisait découvrir aucune
marque distinctive qui dénotât positivement une maladie bien
décrite, les animaux étaient même en bonnes chairs, seulement leur sang était coagulé; et s'ils s'étaient transportés à cet
endroit le plus élevé avant de mourir, c'était parce qu'ils y
trouvaient, ou du moins ils espéraient y trouver un air plus
favorable, faute duquel ils succombaient.

Ce qui nous a donné la certitude que l'air raréfié par la
chaleur du soleil peut causer la mort du cheval, c'est qu'à
diverses reprises et pendant plusieurs années, lorsque quel-

Accessoires au principe d'élevage.

Nous avons fait remarquer l'erreur que commettent quelques propriétaires éleveurs, en croyant que les poulains qui
passent la saison d'hiver complètement dehors sont, plus tard,
d'un plus fort tempérament que ceux qui ont été concentrés
au dedans des habitations. C'est là une question à éclaircir.
Voici comment nous la comprenons : les chevaux qui ont la
latitude d'être constamment dehors deviennent plus forts de
tempérament que les autres, parce qu'ils ont un exercice
constant, tandis que les autres en sont privés, que leur sang
ne circule pas aussi vite que celui des animaux mis en liberté,
et qu'ils sont inactifs. Ceux qui restent dans les prés ont la
faculté de respirer un air pur qui les fortifie ; les autres, au
contraire, étant renfermés, respirent plusieurs fois le même
air qui est lourd et fatigant et qui les assoupit ; mais il faut
aussi que celui qui reste dehors ait au moins la faculté de se
mettre à l'abri des plus mauvais temps, et qu'il ait aussi la
faculté d'en sortir aussitôt la cessation du mauvais temps.
Remarquez bien que lorsqu'un animal séjourne trop longtemps dans un lieu concentré, l'air est promptement vicié, et
si l'animal est contraint d'y rester, la masse du sang se vicie
aussi ; de là les forces se perdent. C'est là un principe hygiénique qu'il faut toujours avoir devant les yeux. Notre longue
pratique nous a prouvé que le bon air et un exercice modéré
sont les meilleurs éléments pour concourir à la formation du
tempérament de l'animal et la principale condition de l'hygiène. C'est pourquoi nous engageons et nous prions même
les propriétaires éleveurs de faire construire, lorsqu'ils ont
des prairies assez étendues, dans la partie qui leur paraîtra la
plus commode et propice, des hangars ayant deux comparti-
ments séparés par une cloison, c'est-à-dire un mur assez
solide même pour y établir des crèches et râteliers comme dans
une écurie. Que l'une des ouvertures soit du côté du soleil
levant et que l'autre soit du côté du couchant. De cette façon

les animaux pourront se mettre à l'abri des rigueurs de l'intempérie aussi bien que des fortes chaleurs, et en sortir à leur
volonté et s'exercer de même. Les crèches et râteliers sont d'une
grande urgence, d'abord pour y déposer les quelques aliments
qu'on veut et qu'on doit donner aux animaux lorsqu'il y a
disette dans l'enclos où on les a placés ; et ensuite ils sont très
avantageux pour le maintien des chevaux, c'est-à-dire pour
concourir à leur fortifier les muscles de l'encolure, parce qu'un
cheval qui a constamment la tête baissée est susceptible d'en
contracter l'habitude, et les muscles de l'encolure ont une
tendance à la laisser pencher vers le sol, et pour peu que l'animal soit d'une nature lymphatique, ses fluides blancs s'accumulent dans cette extrémité, semblent la grossir et la rendent
lourde. Aussi nous avons remarqué que ces chevaux-là, lorsqu'ils marchent, sont plus susceptibles à butter et même à
tomber plus souvent que ceux d'une autre condition, et qu'enfin
un cavalier n'est pas en sûreté sur un tel animal. L'expérience
nous a même autorisé à dire qu'un cheval qui a été contraint
à manger constamment la tête baissée, avait cette extrémité
plus grosse qu'il ne l'eût eue s'il avait été obligé de manger à
la crèche.

On peut chaque jour se convaincre de ce fait. Qu'on mette
au pâturage un cheval de service quelconque habitué à manger à la crèche, et qu'on l'examine quatre, cinq ou six jours
après, on verra qu'il aura l'entourage des yeux gonflé, des
glandes et les ganglyons engorgés et toute la tête gonflée, même
quand c'est un cheval fait, à plus forte raison quand c'est un
poulain élevé dans cette attitude ; il aura même la marche
plus lente et moins sûre. Tandis qu'au contraire celui qui aura
été élevé, quoique libre, à manger à la crèche ou râtelier des
aliments confortables, avec un bon pansement, ce qui ne doit
jamais être écarté, un poulain ainsi élevé, bien pansé de la
main, aura la tête fine, les yeux nets, les membres fins, les
tendons bien dessinés, la tête toujours à la hauteur de la poitrine de son cavalier ; lorsqu'il est monté, il aura l'air éveillé

et fier ; il sera gai et toujours prêt à se laisser conduire à la
satisfaction de son conducteur, montrant le désir de lui plaire.
Cette belle mine lui donne une valeur double de celle des autres
et on les paie en conséquence.

Pansement.

N'oubliez jamais le pansement de la main, car le pansement
est d'une plus grande importance que beaucoup de personnes
ne le croient. Bien compris, ce pansement, qui est un soin de
· propreté et conséquemment sanitaire, peut décider de l'avenir
d'un cheval, c'est-à-dire de sa valeur, soit en prix de vente,
soit pour les services qu'il pourra rendre. Une chose essentielle
à observer quand on fait ce pansement, c'est de ne pas oublier
de laver les pieds du cheval. De plus, comme on reproche à nos
chevaux élevés dans les marais d'avoir les sabots trop plats, il
faut les leur rétrécir souvent avec le rogne-pied, parce que plus
on laisse le sabot large, plus il s'élargit de lui-même par le
poids de l'animal. Cette petite opération concourt aussi à l'affranchissement des poulains. Je ne sache pas, quand on prend
ce soin, qu'il y ait de pays qui fournissent des chevaux ayant
de meilleurs pieds ; ils n'ont jamais de bleimes.

Le pansement de la main doit être modifié selon la force
et l'âge du sujet ; c'est-à-dire qu'avec des jeunes sujets on ne doit
se servir pour les nettoyer que d'une brosse de chiendent,
d'une éponge ou d'un simple bouchon durci, en frottant avec
modération, parce que dans leur jeune âge ces animaux ont
la peau fine, tendre et très sensible. Aussi ne doit-on se servir
d'étrille que quand ils ont dépassé l'âge d'un an. Ainsi habitué
à cet attouchement de la main qui lui est agréable, le cheval,
après son pansement achevé, regarde comme avec une sorte
de reconnaissance l'homme qui l'a pansé, il le suit des yeux
quand il s'éloigne, et dès qu'il l'entend revenir, même sans
le voir, il hennit comme s'il voulait l'appeler. Si cet homme
s'approche de lui, il lui donne une preuve d'amitié en appro-

chant son nez de son visage, comme s'il voulait l'embrasser;
et si celui-ci se trouve engagé dans un lieu étroit, s'il est dans
la stalle, le cheval prend garde, en remuant ses pieds, à ne pas
les appuyer sur les siens et même à le gêner le long de la mu-
raille. Si l'homme lui présente des harnais, il les accueille avec
docilité et confiance. Montez-le lorsqu'il vous aura compris, ce
qui arrive promptement, il cherchera à prendre une allure qui
puisse vous être agréable, en ayant l'air fier et content de vous
porter, et il fera de même dans tout autre service que vous
exigerez de lui.

Tout le contraire arrive avec les chevaux qu'on a laissés
s'élever au gré de la nature, sans qu'ils aient connu l'homme
que comme un oppresseur, dès le moment où il s'en est em-
paré, ce qui n'a jamais eu lieu sans de grandes peines, et
quelquefois des dangers suivis d'accidents, et tout au moins
des fatigues de part et d'autre. L'animal en garde le souvenir et
quelquefois rancune, selon qu'il aura éprouvé plus ou moins
d'oppression, qu'il aura pu regarder comme châtiment. Si
vous l'approchez à l'écurie où vous l'aurez déposé, aussitôt
qu'il vous verra, il prendra de la défiance, et s'il est naturellement méchant, il se vengera en vous mordant, en vous lançant des ruades pour vous éloigner de lui, en vous regardant
l'œil hagard, même quand il n'est pas méchant. S'il n'est pas
habitué à l'homme, la crainte qu'il éprouve à sa vue l'excite
à faire des mouvements désordonnés, et, en se débattant, il
peut se faire du mal et en même temps blesser la personne
qui veut le dompter; et puis il est toujours très difficile à harnacher, il casse plusieurs morceaux des harnais avant que d'en
supporter un complet.

Comme l'homme veut et doit être le vainqueur, soit par la
douceur et l'adresse, soit par la force, il arrive souvent que
l'excès des manœuvres qu'on est obligé de faire pour le dresser
lui occasionne des maladies dont parfois il meurt. Si l'on est
assez heureux pour qu'avec les soins de l'art, toujours dispendieux, on parvienne à le sauver, on n'en a pas moins fait des

dépenses, et l'animal a fortement maigri; tandis que le premier, celui qui a été élevé avec soin, n'a pas perdu un coup de dent, n'a pas fait dépenser un centime à son maître, n'a blessé personne, et est de suite prêt à rapporter à l'éleveur une somme bien plus considérable que le dernier, qu'il faut encore attendre longtemps pour en tirer les mêmes services, et qu'on vendra à un prix bien inférieur.

Nous croyons que cette différence doit suffire pour servir d'exemple à nos éleveurs, et qu'ils la mettront à profit, en appliquant sans réserve tous les soins hygiéniques qui peuvent les enrichir et les mettre dans la voie du progrès.

ÉLEVAGE DE LA DEUXIÈME ESPÈCE D'ANIMAUX DOMESTIQUES

ESPÈCE BOVINE.

L'utilité de l'espèce bovine pour l'agriculture, le commerce et la consommation est trop connue aujourd'hui pour que nous en fassions une démonstration qui ne ferait que grossir notre volume, en entretenant nos lecteurs d'une chose qu'ils savent parfaitement.

Le bœuf, dans notre pays, est presque l'animal le plus facile à élever et à dresser pour les travaux d'agriculture; c'est même cette grande facilité qui fait que beaucoup d'éleveurs n'y portent pas à ce sujet une attention nécessaire, ce qui fait que fort souvent ils ne retirent pas de cette espèce d'animaux tout l'avantage possible.

Tout d'abord la généralité des éleveurs ne se sont pas assez occupés, jusqu'à ce jour, de la base du principe d'élevage; la majeure partie d'entre eux ont des troupeaux de l'espèce bovine déposés dans de vastes prairies, et qui, au gré de la nature, fécondent sans distinction de races, sans que l'on ait fait aucun choix des pères et mères. Aussi il en est résulté que la belle espèce est devenue tellement rare et est si variée, que nous avons été dans l'obligation d'avoir recours à nos voisins, plus soigneux que nous, pour nous en créer de nouvelles et belles races, et encore a-t-il fallu pour cela la bienveillance de notre gouvernement, qui marche toujours en avant, et qui est toujours prêt à faire les premiers pas, les premières dépenses, et seconde l'élevage par les primes d'encouragement qu'il distribue.

Je ne me permettrai pas d'adresser d'amers reproches aux éleveurs de notre pays, qui cependant en mériteraient, surtout quelques-uns qui n'ont pas encore répondu à toutes les prévoyances et aux prévenances à cet égard de la part de notre gouvernement; mais je vais m'expliquer amicalement, et j'espère être bien compris. Je me crois autorisé à dire ce que je pense, parce que mon travail est fait dans l'intérêt de tous.

Ainsi, je demande pourquoi, depuis que nous avons en France de beaux taureaux durham, pourquoi, dis-je, nous n'avons pas encore généralement une belle et complète race bovine, en faisant un choix dans les vaches qu'on destine à être fécondées et en les assortissant au mérite du mâle qui les féconde?

J'ai déjà posé cette question à quelques-uns de nos éleveurs arriérés. Ils m'ont dit pour réponse que les animaux de première race étaient plus difficiles à élever que ceux de race croisée ou métis, parce qu'il fallait de la nourriture choisie, et aussi qu'ils exigeaient plus de soins que les autres, qui viennent tout naturellement et sans peine. Il ne m'est pas difficile de prouver que c'est un mauvais raisonnement. Dans ma clientèle, j'avais plusieurs éleveurs qui suivaient cette vieille routine; mais fort heureusement j'en avais, quoiqu'en plus petit nombre, quelques-uns dans la bonne voie, et dont l'intelligence, même la moralité, les distinguaient des premiers, car tout de suite, dans les degrés de civilisation, nous parlerons des uns et des autres plus loin. En prenant un exemple dans chaque catégorie, étant en bonne relation et communiquant plus souvent avec ces derniers qu'avec les routiniers, je leur communiquais mes avis et ils adoptaient mes principes. Un de ces éleveurs, qui voulut bien suivre mes conseils, eut dix vaches choisies parmi les plus belles de notre contrée; elles furent fécondées, les unes par un taureau espèce durham, les autres par un taureau du pays. Mais, issues également d'un père de race durham et d'une belle vache de pays, toutes don_ nèrent de leur production l'année suivante; deux portées ayant été doubles, il y eut douze veaux et génisses. Toutes les mères allaitèrent leurs petits sans interruption jusqu'à l'âge de quatre mois, sans qu'on prit du lait à aucune d'elles. Seulement, à cette époque, une fois par jour, on s'emparait d'à peu près la moitié du lait de celles qu'on destinait à être laitières. Six furent choisies à cet effet, et à l'âge de six mois leurs veaux furent sevrés sans exception; mais les laitières furent soumises à un régime spécial des autres qui étaient destinées à la production et déjà fécondées, même dès les douzième et dix-huitième jours qui avaient suivi la parturition.

En tenant un compte exact de la production de chacune de ces bêtes, auxquelles on donnait de bons aliments, tant aux pâturages qu'à l'étable, toujours en observant la pure race, ainsi que la race secondaire, à égale quantité, une partie de la totalité fut réservée et soignée avec attention. On s'appliqua au pansement de la main, c'est-à-dire qu'en les tenant dans des étables bien confectionnées, en de bonnes dimensions, où l'air pouvait être renouvelé et entretenu à des degrés salutaires, et qu'on tenait propres, on bouchonnait ces animaux, soit à l'aide d'un bouchon de fourrage de nature à être employé à cet usage, ou avec un balai de brandes, ou encore une brosse de chiendent, une fois au moins par jour, pendant tout le temps que ces animaux séjournaient à l'étable. Les mêmes soins étaient appliqués aux animaux de tout âge dans cette partie de réserve; dans l'autre partie, on appliquait le régime ancien, tout en nourrissant bien les animaux qui y étaient.

Cet état de choses a été exécuté sous notre surveillance libre, mais attentive, et dont le bon effet nous a été bien confirmé par ces cinq années d'expériences réitérées, et dont on reconnaîtra l'avantage immense. Tous les élèves résultant des vaches tenues dans cette condition et pansées de même, lorsqu'ils ont été mis en vente, ont reçu en plus-value que les autres, quoique de même race et ayant eu la même nourriture et étant du même âge (un an), une somme de quarante à cinquante francs par tête, et cette somme de plus-value s'est grossie successivement et proportionnellement jusqu'à l'âge de quatre ans, tant pour les mères que pour leurs progénitures.

Nous avons remarqué aussi que les vaches entretenues dans cette bonne condition avaient une bien plus grande quantité (un cinquième au moins) de lait et meilleur que les autres qui ont été négligées. Cela se comprend facilement : chez un animal qui est placé dans un lieu propre où il respire un air pur, les digestions s'opèrent tout naturellement, la circulation des fluides vitaux a lieu de toutes parts, et enfin rien ne contrarie l'animal, ce qui fait qu'il donne en abondance et en bonne qualité le produit qu'on peut en attendre pendant tout le cours de sa vie, qui se trouve souvent prolongée en raison des soins hygiéniques qui l'ont préservé des souffrances que les malaises et les maladies lui auraient fait éprouver, et qui auraient conséquemment abrégé sa vie.

La partie du troupeau abandonnée à l'ancien usage et privée du complément de nos soins nous a moins satisfaits. Mais avant d'aller plus loin au sujet de cette partie du troupeau, nous ferons remarquer à nos lecteurs que ces animaux, bien qu'ils n'aient pas eu les soins de toute sorte qui ont été donnés aux autres, étaient encore les mieux tenus de nos contrées, surtout sous le rapport de la nourriture, qui leur était donnée convenablement, tandis que beaucoup des autres sont souvent, pendant la saison d'hiver, en disette de nourriture de bonne qualité. Nous en avons même vu tomber d'inanition, comme nous le dirons bientôt. Eh bien ! avec le demi-soin, que nous qualifions de routine ancienne, nous nous sommes trouvé en perte, en comparant ce qu'ont coûté et rapporté les animaux qui ont été élevés selon la routine, avec ce qu'ont coûté et rapporté ceux qui ont été élevés selon les bons principes.

Nos vaches seulement bien nourries, mais logées dans des étables où l'air se trouvait concentré, dont la toiture ou le plancher étaient très bas, avec des murs garnis de toiles d'araignées, d'où l'on n'enlevait le fumier que tous les trois à quatre mois, ces pauvres bêtes avaient souvent des indispositions, soit par une sueur interrompue, qui avait été provoquée par la fatigue que l'animal avait éprouvée, soit parce que la digestion s'opérait mal à cause de la corruption de l'air, ou encore par des coliques qui étaient suivies de diarrhées, des ophthalmies et une infinité de maladies qu'occasionne le manque de soins hygiéniques, et quelquefois même l'avortement.

L'air est pour beaucoup dans l'acte de la digestion. Ainsi, un animal placé dans un lieu aéré à un degré convenable aura, à moins de causes étrangères qui la troublent, une bonne digestion. Qu'on le change, en le mettant avec les mêmes aliments dans un lieu où l'air est concentré et sans circulation, on le trouvera de temps à autre dans un état de stupeur; il sera gêné dans ses fonctions respiratoires ; ses déjections seront fatigantes, soit parce qu'elles seront rares, soit parce qu'elles seront trop précipitées. Quelquefois l'animal sera en état d'exaltation, il aura des sueurs froides, et si cela se renouvelle souvent, il deviendra phthisique.

C'est ce qui est en partie arrivé à nos vaches élevées par la vieille routine : l'une a avorté, et le reste de l'année s'est passé sans qu'elle donnât un bon rapport de son lait, parce qu'elle n'en avait qu'une faible quantité, et qu'il ne possédait pas les qualités voulues. Cet état de choses s'est maintenu jusqu'à la fin d'une nouvelle gestation.

Une autre a fait un veau avant le terme, et l'on a eu peine à l'élever.

Une troisième étant dans la même étable, mais placée auprès d'une croisée où l'air se renouvelait mieux, a eu une bonne qualité de lait; mais il tournait quelquefois, et cependant on n'avait commencé à en faire usage qu'après que le veau a eu atteint l'âge de six mois, parce qu'on trouvait que le veau avait besoin de tout le lait de sa mère. Cependant avec cette quantité il ne profitait pas d'une manière satisfaisante, sans doute parce que ce lait n'était pas aussi nourrissant que celui de nos vaches bien soignées, auxquelles on prenait une partie de leur lait aussitôt que leurs petits atteignaient l'âge de quatre mois et qu'ils devenaient magnifiques.

La quatrième a eu un mal considérable à la mamelle par suite de contusions occasionnées par les coups de tête que le petit donne d'usage pour faire sortir le liquide des alvéoles mammifères, afin de le faire dissoudre aux trayons. Cette manœuvre a lieu de la part des petits de toute cette espèce ; mais quand les mères sont d'une bonne santé et bien saines, elles n'en souffrent pas, tandis que celles qui ont le sang chargé de sérosité, ce qui est occasionné souvent par le manque de soins hygiéniques, sont bien plus sujettes aux conséquences d'accumulation des fluides corrompus. Enfin, il fallut se procurer une substance qui pût remplacer le lait, telle que de l'eau farinée, blanchie, pour concourir aux besoins du jeune sujet qu'on est cependant parvenu à élever, mais avec des dépenses qui ont absorbé les bénéfices.

On a voulu augmenter le nombre des vaches, et l'on en a placé une nouvelle dans chaque catégorie, ce qui en fit six des deux côtés.

La cinquième a nourri son veau jusqu'à l'âge de six mois ; mais après cette époque, la diminution du lait a été si prompte à se faire apercevoir, qu'on a été dans l'obligation d'y renoncer, en la traitant d'une pommelière, qui s'est terminée par la phthisie, et l'on a dû s'en défaire à un très bas prix.

La sixième a manqué à la fécondité et a donné son lait jusqu'à une époque où l'on a dû la soumettre à l'engraissement, ce qui eut lieu la troisième année.

Voici le tableau différenciel du rapport des vaches élevées d'après nos principes et de celles élevées suivant la vieille routine.

Les six vaches de la catégorie hygiénique ont coûté comme les autres en moyenne du prix d'achat, trois cents francs l'une,

ce qui produit pour les six une somme de dix-huit cents francs,
ci............................. .... 1,800 fr.

Cinq années se sont écoulées sans interruption
aucune des bons rapports en tous genres, et ces
animaux ont conservé leur valeur, et même d'au-
cunes ont acquis une augmentation de prix, parce
qu'ils avaient la réputation de donner de bons
produits, ce qui les a fait rechercher dans la contrée. La plus-value des veaux ou génisses a été fixée
plus haut de quarante à cinquante francs, dont la
moyenne est de quarante-cinq francs, ce qui produit par an une somme de deux cent vingt-cinq
francs, et forme pour les cinq années celle de
onze cent vingt-cinq francs, ci................. 1,125

Ces mêmes vaches ont donné en moyenne et en
plus que les autres chacune cinquante francs de lait
et toujours en parfaite qualité, ce qui nous a produit une somme annuelle de trois cents francs, et
pour six années dix-huit cents francs, ci........ 1,800

TOTAL................. 4,725

Nulle d'elles n'a eu besoin des soins de l'art vétérinaire.
Donc, cette somme est nette.

Les six vaches de la catégorie routinière ont coûté le
même prix d'achat, bien entendu, puisqu'elles étaient de même
race et de même valeur vénale, et elles ont disparu comme
suit, savoir :

La première fut vendue, à cause de sa non-réussite, une
somme de cent cinquante francs, dont nous tenons
compte, ci..................................... 150 fr.

La deuxième ayant été abandonnée dans la prairie, fut vendue à demi grasse une somme de deux
cents francs, ci............................... 200

A reporter................. 350

Report..............	350

La troisième a gardé sa valeur jusqu'à la quatrième année, et fut échangée à cette époque pour
une génisse de deux ans qui a conservé à peu près
sa première valeur, au prix de................ 300

La quatrième a coûté fort cher de traitement à
plusieurs reprises par une affection coagulante aux
mamelles, qui nécessita quelques opérations dont la
suite entraîna à des pansements coûteux et de longue
durée, et après la guérison d'un côté des mamelles,
deux trayons furent obstrués et il n'y eut plus de lait.
La bête fut vendue cent francs. Cette somme ne put
couvrir les frais des maladies, sa valeur est donc
nulle.

La cinquième a succombé à la phthisie; c'est une
pure perte, sauf le prix de la peau, qui fut vendue
douze francs, ci............................. 12

Et enfin la sixième fut mise à l'engraissement et
la quatrième année fut livrée à la boucherie, moyennant une somme de deux cent soixante-dix francs, ci. 270

Prix conservé en reste par la vieille routine..... 932
Prix résultant des principes hygiéniques....... 4,725

Reste en boni trois mille sept cent quatre-vingt-
treize francs, ci............................. 3,793

Si nous ne craignions pas d'être taxé d'exagération par
quelques-uns de nos lecteurs, nous ajouterions les primes pendant trois années obtenues par nos vaches et leur suite, et
qui se sont montées à une somme de huit cent cinquante francs;
mais nous laissons les chiffres de côté, en nous bornant à constater seulement l'immense avantage qu'il y a pour l'élevage à
appliquer les soins hygiéniques.

Il est à remarquer, et il est très urgent même d'y faire attention, que les vaches soignées par la vieille routine, tout étant

de même race et de même prix que les autres, sont presque
venues en pures pertes, puisqu'il n'en est pas une qui soit
arrivée à la cinquième année, et même dès la quatrième année
elles étaient toutes disparues, en laissant à leur propriétaire
moitié perte de leur valeur primitive; et qu'au contraire les
autres, élevées d'après nos principes, nous ont rapporté trois
pour un de bénéfice, ce qui fait trois cents pour cent; et si l'on
compte les pertes et gains, ce qu'on doit faire pour arriver
juste, on verra que les routiniers ont perdu plus de cent pour
cent, et ils n'ont pas seulement pu arriver au but des cinq
années, puisque dès la quatrième ils avaient déjà perdu cent
pour cent. Ainsi donc, en comptant généreusement, il est bien
prouvé que notre procédé rapporte quatre fois plus que le leur.

Il faut remarquer aussi que toutes nos vaches élevées dans
le principe hygiénique, après l'accomplissement des cinq années mentionnées, avaient toutes leur valeur et même plus,
et qu'encore elles étaient en état de nous doubler les mêmes
bénéfices; car, nous pouvons l'assurer, à l'heure qu'il est, nous
sommes à la onzième année du commencement de ces expériences, et de nos six vaches il n'en est qu'une d'absente, par
suite d'un accident : elle avait eu une jambe fracassée dans
une démolition, et l'on se décida à la livrer à la boucherie
Ainsi, sauf celle-là, elles sont encore toutes en leur rapport
ordinaire, et nous croyons fermement qu'elles arriveront à
l'âge ordinaire de leur espèce, c'est-à-dire à dix-huit ou vingt
ans, avant de décliner.

En récapitulant tous ces faits, on trouvera dix contre un
de différence; et ces bénéfices sont si nets qu'on ne peut plus
douter des avantages énormes de notre procédé. Quand on
remarquera, en outre, que les productions de nos vaches ont
été recherchées par les acheteurs et ont fait l'ornement (qu'on
me passe ce mot) des étables de notre contrée et de tous nos
environs, où l'on se disputait nos élèves, on sera, nous l'espérons, incité à suivre nos avis.

Nous sommes donc autorisé à dire que l'on doit rechercher

notre procédé, non-seulement dans l'intérêt particulier, mais dans l'intérêt de la contrée et dans celui de toute la France ; car si, par les soins hygiéniques, on a des animaux plus sains que par la routine, on obtient aussi de la viande meilleure et plus favorable à la santé, et c'est là le côté moral de notre principe.

Nous ferons remarquer aussi l'avantage de notre procédé au pansage des jeunes animaux. Non-seulement c'est une question de salubrité, mais aussi c'est que les veaux qui ont été soumis au pansement de la main sont infiniment plus faciles à dresser que les autres ; il semblerait que ces animaux ne demandent pas mieux que de se soumettre aux volontés de l'homme en se rangeant docilement sous le joug. En voici des exemples.

L'un de nos clients, attaché à la vieille routine, fit prendre dans les pacages plusieurs veaux d'âge à être dressés pour le travail. L'un de ces animaux résistait à la soumission qu'on exigeait de lui, et après une forte résistance de sa part et de celle du maître, on voulut le mettre à la charrue ; mais il entra en fureur et, à moitié attelé, il parvint à se délier ; alors d'un coup de tête il frappa le bouvier sur un côté de la poitrine et le renversa sur le sol : peu de jours après le malheureux bouvier mourut.

Une autre fois, comme on dressait de jeunes bœufs, l'un de ces animaux, après de grands et furieux efforts, tomba sur un monticule de terre, une de ses cornes pénétra dans la terre lui fit tordre le cou, et il se brisa les ligaments de l'articulation près la tête, l'ateloïde. Plusieurs accidents sont arrivés dans pareilles manœuvres de dressage, mais nous croyons devoir nous borner à citer ce petit nombre, parce que tous les éleveurs savent très bien que ce que nous disons est vrai.

Maintenant il nous reste à parler de l'élevage des bœufs et vaches destinés à la boucherie. Si l'on veut avoir de la viande exquise, il faut castrer les veaux très jeunes, c'est-à-dire avant l'âge auquel ils pourraient être aptes à la fécondation, et avant qu'on les ait soumis aux travaux quels qu'ils soient, car l'expérience nous a prouvé qu'un bœuf élevé au travail et qui, en travaillant, aura maigri, et que l'on aura ensuite engraissé, quelque bonne viande qu'il puisse donner, cette viande sera toujours moins tendre et moins succulente que celle du bœuf qui aura été engraissé de prime abord. C'est à quoi doivent penser ceux de nos éleveurs qui aiment à suivre le progrès, et assurément, en agissant comme nous venons de le dire, ils accroîtront l'estime dont ils jouissent déjà.

Il en est de même pour les vaches que l'on veut soumettre à l'engraissement, et dont nous avons parlé plus haut (voir *Castration*); il est de tout avantage de les castrer avant de les livrer au travail ou à la reproduction. Dans ces conditions, leur viande est aussi bonne que celle du bœuf qui aura travaillé.

En suivant ce principe on a double avantage : d'abord on donne à ses vaches une plus grande valeur et l'on en retire plus d'argent quand on les vend ; en second lieu, leur viande flattera davantage le consommateur, ce qui est dans l'intérêt de tous.

Nous engageons donc les propriétaires éleveurs à adopter ces bons principes. Quand on a de bons animaux, il faut tâcher d'avoir de bonne nourriture à leur donner. Pour atteindre ce but on a beaucoup à faire, car les pâturages de nos pays sont mélangés d'herbes nuisibles à la digestion et souvent même à la santé des animaux, et ce n'est qu'en les détruisant qu'on parviendra à réussir dans les grandes entreprises d'élevage. Nous en avons parlé plus haut et nous osons espérer qu'on suivra nos recommandations.

TROISIÈME ESPÈCE D'ANIMAUX DOMESTIQUES.

Moutons (Béliers), Brebis.

ÉLEVAGE DU MOUTON.

Jusqu'à ce jour on a eu peine à réussir, dans notre pays, à élever de bons moutons, à cause, dit-on, que le mouton n'aime pas le pays marécageux, c'est-à-dire qu'il n'aime pas l'humidité, qui lui est contraire. Il n'aime l'humidité ni dans l'air, ni dans les lieux où il est logé, ni même dans les substances dont il fait sa nourriture. Cet animal est pauvre en sang rouge et par conséquent très sensible. Il lui faudrait un sol sec où il ne vient que des herbages de bonne qualité, solides et toniques, et non des herbes aqueuses qui fournissent des fluides blancs ; il ne faudrait pas non plus le laisser se mouiller, à cause de sa toison dans laquelle l'eau pénètre, et en séjournant forme une moiteur qui se tourne en crasse et procure des ardeurs dartreuses ou galeuses et l'excitent à tomber.

Comme nous l'avons dit plus haut, à la suite de l'article *Cachexie du mouton* (voir cet article), il ne faudrait pas le loger en si grande troupe dans des toitures mal aérées, où le fumier est conservé six à huit mois à la même place et accumulé à un mètre et demi d'épaisseur, et sur lequel l'animal est réduit à passer les nuits, qui devraient être des heures de repos et qui, tout au contraire, ne sont que des heures d'infection pour lui. Nous l'affirmons, c'est là qu'il acquiert les maladies de poumons qu'on appelle pourriture du mouton. Aussi nous engageons de toutes nos forces les éleveurs à adopter le régime suivant, et ils élèveront d'aussi beaux et bons moutons qu'on le fait dans nos autres provinces.

Avant d'entreprendre l'élevage des moutons, il faut se mettre en mesure de les loger et de les nourrir sainement. C'est-à-dire qu'avant de faire venir les animaux, on doit leur préparer des logements convenables et des aliments appropriés à leur espèce, et éloigner tout ce qui peut leur nuire, en quelque cas ou quelque sorte que ce soit. Il faut faire construire des bergeries où l'air puisse être maintenu pur, où l'on n'ait pas à craindre la corruption. Que ce soit un toit ou parc couvert, ou n'importe quel logement qu'on donne au mouton, il doit être établi sur un sol assez élevé pour que les liquides, les urines surtout, n'y séjournent pas ; pour cela on doit pratiquer sur toutes les faces du logement des ouvertures en forme de dalles, en bas des murailles, pour faciliter l'écoulement continuel des liquides.

Il faut aussi qu'à la hauteur de deux mètres au-dessus de celle du mouton de taille ordinaire on fasse faire une ouverture verticale, d'environ quatre-vingts centimètres de longueur de haut en bas, sur environ dix centimètres de largeur. Ces ouvertures seront faites de deux mètres en deux mètres, sur deux faces de l'habitation, dans la direction du couchant au levant, comme bien entendu du levant au couchant, et parallèles entre elles; ce sera, par conséquent, l'étendue du bâtiment qui déterminera la quantité de ces ouvertures, qui devront être étroites à l'extérieur et évasées à l'intérieur du bâtiment. Ces ouvertures ainsi construites ont l'avantage de recevoir et de procurer une suffisante quantité d'air nouveau, tout en laissant les animaux à l'abri des grands vents, et de permettre à l'air concentré de s'échapper, parce que l'air qui entre par une ouverture est obligé de sortir par celle qui lui est parallèle. Ainsi, on comprendra facilement que plus ces ouvertures seront évasées à l'intérieur, plus il y aura de facilité à la sortie de l'air concentré, et de cette façon les animaux ont un bon air à respirer sans recevoir de courant d'air, attendu que la circulation s'opère au-dessus d'eux.

Dans l'intérieur de ces habitations, on devra placer au milieu un râtelier de forme imitant celle des ouvertures ci-dessus, mais placé horizontalement. Il formera un carré long, évasé à son ouverture supérieure et se rétrécissant à sa base ; ses bâtons auront leur appui sur une forte planche placée horizontalement. La longueur de cet ustensile sera déterminée par la grandeur interne du logement, dont il occupera le tiers, c'est-à-dire que dans une bergerie de douze mètres on placera un râtelier de quatre mètres de longueur, élevé à sa base d'un demi-mètre au-dessus du sol. Celui-ci n'empêchera pas d'établir, attenant aux murailles, d'autres râteliers d'environ deux mètres de longueur et alternés de petites crèches en forme de baquets oblongs, mais bien jointes, de manière à contenir de l'eau qui y sera déposée selon le cas et le besoin. Ces mangeoires devront être aussi élevées à une hauteur convenable pour que le mouton puisse y boire ou y prendre les aliments qu'on y aura déposés, mais de façon à ce qu'il ne puisse y piétiner.

Il est toujours bon que les crèches et râteliers soient placés à une certaine hauteur, principalement les râteliers, afin que les moutons aient souvent la tête plus élevée que dans leur position horizontale habituelle, parce que la poitrine se dilate mieux, et que les fluides blancs se portent avec moins d'abondance aux glandes de la ganache; de plus, cette attitude les oblige à un exercice qui leur est salutaire.

Les éleveurs comprendront facilement qu'une telle construction permette à ces animaux de circuler d'un coin à l'autre, et que, pour qu'ils puissent être à leur aise et s'y bien reposer, ils ne devront pas loger dans un logement quel qu'il soit plus de bêtes qu'il n'y a de mètres d'espace, ou, à la rigueur, trois bêtes par deux mètres, car les grands encombrements concourent à la corruption de l'air.

Des habitations ainsi construites et meublées permettent que ces animaux soient aussi bien que sous des hangars, sous le rapport du bon air, et ils sont mieux, en ce sens qu'ils ne sont pas exposés aux tourbillons de vent ni aux courants d'air. De plus, ils sont soustraits à l'inquiétude que pourraient leur causer d'autres animaux, ce qui troublerait leur repos.

Les ustensiles que nous avons décrits plus haut seront destinés à recevoir les aliments selon la saison et le besoin des animaux, et l'on aura soin de choisir ces aliments en bonne qualité, soit en liquide, soit en substance solide, car c'est par une mauvaise habitude que les éleveurs donnent aux moutons la basse paille des.champs, qu'on appelle le gleu, et enfin ce qu'il y a d'inférieur. Le mouton est l'animal le plus délicat de tous les bestiaux agricoles, et justement on l'oblige à manger ce qui lui est contraire. Dans cette grosse paille, il y a le pied du blé, qui est très dur, et autour duquel sont ramifiées toutes espèces d'herbes, parmi lesquelles il en est qui sont malfaisantes pour sa santé, et que cependant la faim l'oblige à manger. C'est une grande erreur de croire que cette nourriture lui convient. Donnez donc au mouton ce qu'il y a de mieux en fourrage, et il vous en tiendra bon compte; c'est en lui en donnant que vous l'aurez le mieux placé pour en retirer un bon revenu.

Pour arriver à cette méthode avec plus de sûreté, il faut que MM. les propriétaires s'empressent de détruire dans les prés et les champs où vont pâturer les moutons toutes les herbes irritantes, stimulantes, corrosives, drastiques, qui sont désagréables et nuisibles à ces animaux.

Il serait à désirer que le cultivateur pût lui-même faire le triage des plantes qui sont nuisibles à ses animaux et de celles qui leur sont utiles, et nous espérons que cela arrivera par le concours des autorités. A cet effet, nous supplions nos présidents de comices agricoles de nommer des commissions d'hommes savants qui, à des époques données et annoncées quelques jours à l'avance, passeraient dans les communes, et iraient dans les champs et les prairies avec les agriculteurs, et feraient connaître à ceux dont l'intelligence le permet toutes les plantes dangereuses et nuisibles à la digestion des animaux, en en faisant une description intelligible et à la portée des cultivateurs, et en leur laissant la faculté d'en prendre note, afin qu'ils puissent mettre ces leçons à profit.

C'est ainsi que l'on parviendrait à détruire les mauvaises herbes, qui ont causé et causent encore tant de pertes parmi les bestiaux.

En attendant que nos savants aient mis les éleveurs à même de connaître les plantes bonnes et mauvaises, nous allons citer un petit nombre de celles dont on doit se méfier et qu'il faut détruire attentivement. Ce sont la renoncule, le bouton d'or, le muguet, la marjolaine, le serpolet, la reine des bois, le petit-chêne, la camomille, la menthe, le sénevé et le marubbe. En faisant l'extraction de ces plantes, le cultivateur en rencontrera une infinité d'autres qui, soit par leur aspect, soit par leur odeur forte et aromatique, lui paraîtront suspectes; alors il les arrachera, et il arrivera à obtenir un fourrage de foin simple et naturel.

Pour l'instant il s'agit, pour réussir dans l'élevage, de se munir de beaux animaux en pères et mères, nets de toutes infirmités et de tous vices de construction, comme aussi de vices de toutes sortes. Nous voulons dire par les vices de toutes sortes qu'un troupeau affecté d'une maladie ou vice quelconque doit être entièrement renouvelé. En étant assorti en tout point, selon notre recommandation, il ne s'agira que d'assortir la nourriture selon les cas. Nous n'en déterminons ni prescrivons aucun ici que ceux de la nature. Pour les cas exceptionnels, nous renvoyons à l'article de la *Cachexie du mouton.*

QUATRIÈME ESPÈCE D'ANIMAUX.

ESPÈCE PORCINE (LE COCHON).

Il existe différentes races du cochon, et chacune d'elles est adoptée selon l'avantage que les éleveurs y trouvent. C'est l'expérience de plusieurs années d'un emploi attentif qui a pu faire connaître le meilleur avantage que l'on en peut retirer ; aussi nous ne nous permettrons d'en recommander aucune, laissant le choix à la libre volonté de chaque éleveur, attendu que bien traitées elles peuvent toutes être avantageuses.

Seulement nous nous permettrons d'indiquer ce qui paraît être ignoré ou, pour mieux dire, négligé jusqu'à présent pour ce genre d'élevage, parce qu'il nous semble qu'on s'est mépris jusqu'ici sur le caractère de cette espèce d'animal. On s'imagine que cet animal est incapable d'apprécier rien de ce qui peut être utile à sa santé, et l'on dit en conséquence : Rien n'est plus bête qu'un cochon ; rien n'est plus sale qu'un cochon ; tout logement, quel qu'il soit, est toujours assez bon pour un cochon ; tout aliment, quelque inférieur ou corrompu qu'il soit, est toujours assez bon pour un cochon ; et en somme tout ce qu'il y a dans un établissement de plus mauvais est toujours réservé pour le cochon. C'est là une grande erreur que nous avons espoir de faire disparaître sans peine, en faisant seulement observer aux propriétaires éleveurs que c'est dès le bas âge d'un animal qu'on peut décider son avenir; que le cochon est comme tous les autres. S'il est élevé au hasard, à la merci des intempéries; s'il est privé de bons aliments et dans un état misérable où le laisse croupir la vieille routine, avec l'espoir que plus tard, lorsqu'il sera grand, il se rattrapera, il perdra de sa valeur; la majeure partie conservera le cachet de la misère, et les prétendues économies faites par les éleveurs se tourneront en perte pour eux; plusieurs de leurs cochons seront atteints de ladrerie, ou tout au moins leur engraissement sera sensiblement retardé, ce qui est prouvé par l'expérience.

Du reste, nous nous étendrons fort peu sur ce sujet, parce que nous nous sommes longuement expliqué sur les cas qui intéressent cette espèce, dans l'article *Ladrerie du cochon.* Par conséquent, nous n'avons ici que peu de chose à dire, sinon de recommander la pureté des aliments qu'on destine à ce genre d'animaux qui, comme tous les autres, sont susceptibles de dépérir s'ils manquent de soins et de précautions hygiéniques. On ne devra donc pas négliger de leur en donner, si l'on veut éviter qu'ils soient atteints de ladrerie, maladie qui est chez eux la plus commune, et qui, étant bien prononcée, est reconnue incurable. On a donc tout avantage à l'en préserver plutôt qu'à traiter cette maladie. (Voyez *Ladrerie du cochon.*)

CINQUIÈME ESPÈCE D'ANIMAUX.

RACE CANINE (LE CHIEN).

Il nous semble que cet animal mérite en quelque sorte autant d'attention que quelque race d'animaux que ce soit, en raison des nombreux services qu'il est apte à rendre dans bien des circonstances; mais, s'il fallait en faire toute la description, cela nous entraînerait à de si longs détails, qu'il nous faudrait faire un volume spécial, et comme cette description ne pourrait

attirer que l'attention des amateurs qui n'ont des chiens que
pour leur agrément ou par caprice, nous nous dispenserons
de la faire. Un agriculteur laborieux a besoin de ne s'occuper
que des choses qui lui rapportent du bénéfice, et s'il s'occupe
des chiens, ce ne peut être que des chiens de garde ou
des chiens de bergers. Si quelque cultivateur veut de bons
renseignements sur tous les points qui concernent cette
espèce d'animal, il les trouvera dans l'ouvrage de M. l'abbé
Raiblaine, médecin-vétérinaire, qui s'en est occupé spécialement. Nous ne nous occupons en grande partie, dans cet ouvrage, que des soins hygiéniques, et nous ne nous adressons
pour ainsi dire qu'aux agriculteurs, c'est-à-dire aux habitants des
campagnes. Or, dans les campagnes, les chiens ne sont presque
jamais malades, si ce n'est par accident, parce qu'ils vivent
en liberté et peuvent prendre l'air selon leur volonté ; et quand
ils sont incommodés, ils se soignent eux-mêmes en mangeant
de l'herbe de leur choix (le chiendent surtout). Pendant trente-
cinq ans que j'ai exercé l'art vétérinaire, je n'ai jamais été
appelé à la campagne pour traiter des chiens, tandis que les
animaux de cette race que j'avais vus au village et qui avaient
été amenés en ville y étaient malades comme les autres animaux, bien qu'ils se fussent toujours parfaitement portés à la
campagne ; j'en ai fait de nombreuses expériences. A quelques-
uns j'ai appliqué les soins indiqués par l'art ; à d'autres atteints
de même maladie, je n'ai fait autre chose que de les renvoyer
à leurs premières habitudes à la campagne, sans aucun traitement, et peu de jours après leur arrivée, ces animaux avaient
retrouvé la santé.

Cette façon d'agir a toujours été suivie des mêmes succès, ce
qui m'a confirmé dans la pensée que j'avais déjà que c'était
le trop long séjour dans le même lieu, le manque d'exercice
et l'obligation de respirer un air corrompu qui, à la longue,
occasionnaient de graves maladies, lesquelles, étant passées
à l'état chronique, étaient guéries par le séjour à la campagne.

Aussi, quoique je ne traite nullement les maladies auxquelles ces précieux animaux sont sujets, je profite de cette occasion pour faire comprendre aux propriétaires éleveurs que l'air pur est l'un des agents les plus précieux comme préservatifs des maladies, ainsi que l'exercice modéré que les animaux peuvent prendre à volonté.

Voici une preuve de quelques-unes des maladies ou, pour mieux dire, des affections qui se développent chez l'espèce canine. Un chien très beau, très vigoureux et excessivement propre, venu de la campagne à la ville, fut mis à l'attache, et souvent, par précaution, dans un endroit bien clos, où cet animal n'avait pour tout espace à parcourir pour s'exercer que celui que lui permettait la longueur de sa chaîne; il était dans l'obligation de faire toutes ses fonctions excrémentielles dans ce lieu, qui ne tarda pas à exhaler une odeur fétide, dont il fallait que l'animal se nourrît par la respiration. Il en résulta que son sang ne tarda pas à en être infecté; et au lieu, comme il l'eût été à l'air naturel, d'être fortifié par un air pur, il s'encombrait d'un mauvais fluide séromateux dont l'exhalaison se portait à la peau; celle-ci, par le séjour de l'animal à la niche, était couverte de puces qui excitaient des démangeaisons auxquelles le chien ne pouvait résister sans se gratter. Cette action détermine une éruption qui forme plaie suinteuse, et le fluide séreux qui en résulte acquiert de l'âcreté. De là naissent des dartres, ou si la maladie ou l'affection se propage en se généralisant, la gale arrive; si, au contraire, au lieu de se porter à la peau, cette affection se porte sur les poumons, il en résulte une pulmonie qui entraîne la perte de l'animal. C'est ce qui arriva au chien dont nous parlons, et cette perte a été due entièrement à la concentration de l'air. Si l'on n'y prenait garde, il en serait de même pour tous les animaux.

Ayez donc pour base, quels que soient les animaux que vous possédiez, de les loger dans des lieux où l'air ne soit pas concentré, mais circule avec facilité; et si vous donnez à chacun les aliments qui lui sont appropriés, en bonne qualité et en quantité convenable, vos soins seront couronnés de succès.

Je regrette de ne pas avoir plus d'espace pour parler de la race canine, qui malheureusement est trop oubliée chez nous. Je dis chez nous, parce que nous ne prenons pas assez de précaution aux croisements qui corrompent les races. Nos voisins y prennent mieux garde; aussi ont-ils des races plus pures.

Nous terminons en disant que la campagne est l'hygiène du chien, et qu'alors il est dispensé des secours de l'art vétérinaire, et pour toutes les espèces d'animaux, le régime prophylactique est le préservatif des maladies et une des conditions hygiéniques les plus essentielles.

POST-SCRIPTUM.

Avant de terminer cet ouvrage, j'ai pensé qu'après avoir si longuement parlé des principes d'élevage, il y avait une question très importante à traiter, et je croirais manquer à l'intérêt de tous en la laissant dans l'oubli : c'est celle de la qualité des viandes, qualité qui, assurément, dépend du principe d'élevage, c'est-à-dire qu'indépendamment de la nourriture qu'on donne aux animaux destinés à la boucherie, il y a aussi des conditions favorables dans lesquelles on doit tenir ces animaux.

Nous allons commencer par le bœuf, dont la viande se trouve le plus abondamment dans les boucheries. On a l'habitude générale de faire travailler les bœufs jusqu'à l'âge de trois à cinq ans au moins; à cette époque ils ont acquis la taille qu'ils doivent avoir, et toute leur charpente osseuse est complètement achevée. Lorsqu'on les a fatigués, on les soumet à l'engraissement. Par ce procédé, nous n'avons pas aussi souvent et autant de viande tendre et parfaitement succulente qu'on

pourrait en avoir dans notre pays, car il est à remarquer que
la meilleure viande est celle qui provient des bœufs qui ont été
le moins employés à des travaux pénibles et de longue durée.
Ainsi, moins ils travaillent ou moins ils ont travaillé, plus la
viande est agréable et salutaire aux consommateurs. Si donc
l'on veut avoir des viandes distinguées, il ne faut pas fatiguer
les animaux qui doivent les fournir. Lorsqu'un veau est arrivé
à l'âge où il commence à être apte à la copulation, qu'on le
castre, et qu'on continue à l'élever avec modération, en lui
donnant de bons aliments ordinaires, sans trop grande abondance, afin de lui laisser le temps de prendre la taille que sa
race lui permet d'acquérir; puis alors qu'on le nourrisse avec
abondance, il profitera rapidement, et lorsqu'il aura atteint
le degré convenable d'engraissement, on devra le sacrifier
sans hésiter, c'est-à-dire que si on le laisse maigrir et qu'on
le fasse réengraisser plus tard, sa viande n'aura pas la même
saveur. C'est cependant ce qui arrive trop souvent dans notre
pays.

Je ne m'occuperai pas ici des aliments qui sont les plus
favorables à l'engraissement de ces animaux, car tous nos propriétaires éleveurs y sont au courant; seulement je ferai
remarquer que les bœufs de boucherie élevés selon mon indication auront de plus petites têtes, de moins grosses cornes,
de plus petits pieds, même de plus gros rognons, et enfin, ce
qui est le plus recherché, seront d'un volume plus fort qu'à
l'ordinaire, et ce qu'il y a d'inférieur et d'ordinairement
infructueux sera en plus petit volume.

On pourra peut-être, jusqu'à ce qu'on en ait fait l'expérience,
me taxer d'exagération; mais cependant ce que je dis est facile
à comprendre, car, en partant du principe naturel, on sait
que plus un organe a d'exercice, plus il se développe, et plus
aussi il prend de force. Il n'est donc pas surprenant qu'un
bœuf qu'on attèle au joug, et qui fait tous les efforts que la
nature lui permet pour satisfaire aux travaux auxquels on le
livre, puisse avoir, en grandissant, une plus forte tête et des

cornes plus grosses et plus longues que s'il n'eût jamais travaillé, et qu'aussi il ait des membres inférieurs, surtout les
pieds, qu'il a été forcé d'appuyer souvent et violemment sur le
sol, d'une force trois à quatre fois trop grande pour le poids
de son corps, ce qui n'arriverait pas s'il n'eût jamais travaillé.
Il y a donc là une perte réelle, sensible, non-seulement par
un excès de morceaux défectueux, mais encore par le manque
total de qualité.

Pour fournir de bonne viande, il ne faut pas non plus que
le bœuf ait été taureau, c'est-à-dire qu'il ait servi à la
fécondité.

Nous n'hésitons pas à croire que cette précaution élève peut-
être le prix des bœufs; mais aussi ne serait-il pas agréable,
puisqu'on le peut, d'offrir à la bourgeoisie des morceaux
choisis, et qu'elle ne refuserait pas de payer à leur valeur?

Tandis que nous sommes sur ce terrain, nous allons nous
occuper des viandes fournies par les vaches.

Quoique étant dans un des pays les plus fertiles pour l'élevage des viandes de boucherie, nous mangeons plus souvent
de la vache que du bœuf. Ce n'est pas que cette viande soit à
dédaigner, car celle que fournit la femelle de cette espèce peut
valoir celle que fournit le mâle, pourvu cependant qu'avant
d'être sacrifiée à l'abattoir, la vache se soit trouvée dans de
bonnes conditions.

C'est justement sur ce sujet que nous allons nous arrêter. Il
est certain qu'on peut tirer d'aussi bonne viande de la vache que
du bœuf; mais il faut pour cela préalablement la préparer.
Donc, si, avant qu'elle n'ait été fécondée, on a eu le soin de
la castrer, même avant que les organes générateurs fussent
développés, et si ensuite on la tient dans les mêmes conditions
que les bœufs, assurément la viande sera tout aussi bonne;
mais on n'agit pas ainsi.

La vache est comme la truie : tous ceux qui se connaissent
en élevage savent que la truie n'engraisse que très difficilement si elle n'a pas été castrée, et avant d'être arrivée au bon

degré pour la consommation, elle a consommé plus que sa valeur vénale.

La vache, lorsqu'elle est taurifiée, et que le période d'érection arrive, ce qui dure de trois à cinq ou six jours, pendant tout ce temps ne mange pas; elle court sur les autres animaux de son espèce, avec ses pieds elle fait un gâchis de la nourriture qui lui était destinée, et elle perd, pendant les quelques jours que dure cet état, une grande partie de ce qu'elle avait acquis pendant le mois précédent, et c'est à recommencer à l'infini. Aussi nos propriétaires éleveurs ont-ils pris le parti de les faire féconder, parce qu'une fois fécondée, la vache n'ayant plus ce période d'érection, n'est plus tourmentée. Alors toute la nourriture lui prospère, et en même temps elle prend un double accroissement, et après trois à quatre mois, plus ou moins, après la fécondation, elle a une belle apparence pour la boucherie. Effectivement, on ne manque pas cette époque pour la vendre.

· Ainsi s'exerce la tromperie, tromperie qui n'en est pas positivement une pour le boucher, parce qu'il sait ce qu'il en est; mais qui en est une pour les consommateurs, parce qu'aux yeux de ceux qui ne sont pas connaisseurs, une telle vache a flatté la vue au moment d'être sacrifiée. On l'a crue grasse, pleine grasse, et point du tout c'est, selon moi, un corps caverneux, puisqu'il en faut extraire le fœtus et tous les appareils des organes de la génération, ce qui ne manque pas de former un poids considérable de morceaux qu'il faut jeter.

C'est donc une perte réelle, et perte pour tous. Je dis pour tous, parce qu'à poids égal, si cette bête n'eût pas été pleine, la société en aurait profité aussi bien que le propriétaire éleveur, à qui le boucher n'aurait point donné la moins-value de ce qu'il s'est mis en garde de retenir. Ajoutons que les chairs qui avoisinaient les enveloppes du petit sujet ne peuvent pas avoir le même goût et la même succulence, et enfin une aussi bonne qualité que si la bête n'eût pas été pleine. En effet, toute la nutrition qui s'est portée à la formation du petit n'a pu se porter dans les chairs. Il y a donc double et même plus que triple perte, ce que l'on peut éviter en castrant les vaches avant de les soumettre à l'engraissement, à l'imitation des habitants du Pas-de-Calais, dont nous parlons à l'article *Castration*. (Voyez *Castration de la vache.*)

Je laisse à juger la mauvaise foi de quelques audacieux bouchers qui, lorsqu'ils tuent des vaches pleines de près de sept mois, débitent le veau mort-né. On ne saurait trop se mettre en garde contre de pareils faits.

FIN.

TABLE

	Pages		Pages
Abâtardissement	1	Crevasses	58
Abattement	2	Croisement de races	ib.
Abcès	3	Délivrance	61
Accouchement	5	Désinfection	62
Accouplement	6	Diagnostic	ib.
Aliment	8	Diète	64
Allaitement	ib.	Eau	ib.
Angine	ib.	Eaux-aux-jambes	68
Ankylose	11	Liquides styptiques	69
Aphthes	13	Poudre styptique	70
Apoplexie	14	Pâtes caustiques	ib.
Articulation	16	Ébrouement	ib.
Asphyxie	19	Écart	71
Assujettir	21	Embonpoint	ib.
Asthénie ou Atonie, Asthme, Atrophie, Atteinte	22	Empoisonnement	72
		Entérite	74
Auscultation	23	Entorse	76
Autopsie	24	Éparvin	77
Avalure, Avant-cœur, Avive	25	Épilepsie	78
		Épizootie	79
Aveugle, Avortement	26	Érysipèle	80
Bains	29	Exostose	81
Bandage	32	Farcin	83
Bleime	35	Feu	84
Boisson, Brûlures	36	Fic	ib.
Cachexie, Castration	37	Fièvre	ib.
Crapaud	52	Fistule	85
Caustique	57	Foin	87
		Forme	89

	Pages		Pages
Fourbure	90	Ophthalmie	166
Fourchet	91	Paralysie	167
Fracture	ib.	Parturition.	168
Fumier	93	Pessaire	169
Gale	94	Phlegmon	170
Gangrène	95	Pouillotement	171
Gastrite	96	Phthisie	172
Gestation	98	Phthisie de la vache ou	
Glandes	103	pommelière	173
Gourme	104	Phthisie des bêtes à laine.	175
Habitations	ib.	Piétin du mouton	178
Hématurie	108	Pousse	179
Hémorrhagie	ib.	Rage	ib.
Héréditaire, Hérédité	109	Renversement du vagin et	
Hernie	113	de l'utérus	180
Hydrocéphale	115	Renversement du rectum.	182
Hydropisie	118	Saignée	183
Hygiène et soins hygiéni-		Sang	184
ques	121	Sur-os	185
Immobilité	128	Tétanos.	ib.
Indigestion	129	Throm'us	186
Inflammation	ib.	Tic	ib.
Jarde, Jardon	130	Tournis	188
Javart	ib.	Toux	191
Ladrerie	ib.	Traitement	194
Lait	139	Typhus	195
Langue (maladie de la)	150	Vaccin et Vaccination	198
Ligature	151	Ver (le)	200
Luxation	152	Ver solitaire	ib.
Mal de garrot	153	Vers	201
Maladies, Malade	156	Vertige.	204
Maladie des bois	158	Vessie	209
Maladie de sang	159	Vessigons	ib.
Maladies des ongles	160	Vétérinaires	210
Malandre et Solandre	ib.	Vice, Vices rédhibitoires.	211
Mamelles (maladie des)	ib.	Guide des vendeurs et	
Mélanoses	161	acheteurs d'animaux	
Morve	163	domestiques	217

Procédure devant des arbitres................ 217
Compromis pour la nomination d'un ou plusieurs arbitres.......... ib.
Modèle pour le billet de garantie convention-nelle................ 218
Modèle de billet de non-garantie........... ib.
Conditions spéciales pour la résiliation de marchés ou ventes de chevaux ou bœufs par paires................ 219
Maladies incurables........ 220
Atrophie............... ib.
Aveugle............... 222
Cachexie............... ib.
Charbon.. 223

Claudication intermit-tente.................. 224
Clavelée............... 226
Cornage............... 227
Épilepsie, Mal caduc... 228
Hydropisie.............. 229
Immobilité. 230
Ladrerie du cochon 231
Morve du cheval........ 232
Phthisie pulmonaire.... 235
Rage ou Hydrophobie... 236
Tic 241
Le Tournis, qu'on peut considérer comme une hydropisie du cerveau, étant chronique 244
Vertige ou Vertigo....... 245
Observations sur la manière d'agir envers les étalons...'............. 248

Absinthe. 251
Ammoniaque liquide...... 253
Angélique................ ib.
Anis. 254
Bain, Bain-marie. .... ib.
Baume ou Balsamique..... 255
Bourgeons de peuplier ou Boutons 256
Breuvage.............. 257
Breuvage adoucissant.. 258
Breuvage adoucissant calmant............... ib.
Breuvage amer.......... 259
Breuvage aromat. amer. ib.
Breuvage astringent... ib.
Breuvage béchique adoucissant............ ib.

Breuvage cordial excitant.................. 259
Breuvage digestif........ 260
Breuvage digestif avec l'élixir calmant........ ib.
Breuvage diurétique..... ib.
Breuvage excitant....... 261
Breuvage febrifuge..... ib.
Breuvage purgatif....... ib.
Breuvage purgatif pour le cochon et le mouton 262
Breuvage purgatif avec sirop de nerprun. .... ib.
Breuvage sudorifique... ib.
Breuvage vermifuge..... 263
Calmants... .... ib.
Camomille. 264

	Pages
Camphre	*ib.*
Cantharides	265
Cataplasme	266
Cataplasme adoucissant calmant	267
Cataplasme anodin	*ib.*
Cataplasme cru	*ib.*
Cataplasme résolutif fortifiant	268
Cataplasme maturatif.	*ib.*
Cataplasme tonique	*ib.*
Chaux	269
Cire	270
Collyre	*ib.*
Collyre émollient	*ib.*
Collyre tonique et détersif	271
Collyre calmant	*ib.*
Collyre sec et détersif	*ib.*
Cordial	*ib.*
Décoction	272
Dessiccatif	273
Diurétiques	274
Eau, Eau médicale	275
Eau calmante ordinaire	*ib.*
Eau aromat., vulnér. et résolutive fortifiante	276
Eau styptique	277
Eau styptique et restrinctive	*ib.*
Eau de mer	278
Eau salée	*ib.*
Eau blanche médicale	279
Eau-de-vie (alcool)	280
Eau-de-vie camphrée	*ib.*
Eau-de-vie de lavande	*ib.*
Ébullition	281
Électuaire	*ib.*

	Pages
Électuaire alimentaire	282
Électuaire contre la toux et la gourme	283
Électuaire cordial et tonique	*ib.*
Électuaire calmant et adoucissant	*ib.*
Élixir calmant contre les indigestions	284
Ellébore blanc et ellébore noir	*ib.*
Émollients	286
Espèces	*ib.*
Espèces amères	287
Espèces aromatiques et vulnéraires	*ib*
Espèces astringentes	288
Espèces béchiques adoucissantes	*ib.*
Espèces cordiales	289
Espèces émollientes	*ib.*
Espèces fébrifuges	290
Espèces sudorifiques	*ib.*
Espèces vermifuges	*ib.*
Éther	291
Évacuants	*ib.*
Expression	292
Extraction	293
Extrait de pavot	*ib.*
Extrait de saturne	294
Falsification	*ib.*
Formule	295
Fortifiant	299
Fougère mâle	*ib.*
Fumigation	*ib.*
Gargarisme	301
Gargarisme adoucissant	*ib.*
Gargarisme appétissant	302

	Pages
Gargarisme astringent et détersif	302
Genièvre	ib.
Graine de lin	303
Graisse	ib.
Guimauve	304
Huile	ib.
Huile d'anis	305
Injection	ib.
Injection astringente	ib.
Lavement	306
Lavement adoucissant	ib.
Lavement astringent calmant	ib.
Lavement fébrifuge antiputride	ib.
Lavement purgatif	307
Lavement fortifiant et astringent tonique	ib.
Lavement vermifuge	ib.
Liniment	308
Liniment adoucissant calmant	ib.
Liniment alcalin contre les brûlures	ib.
Liniment antipsorique	309
Liniment fortifiant résolutif	ib.
Lotion	310
Lotion antipsorique	ib.
Lotion émolliente	311
Lotion fondante et cicatrisante	ib.
Lotion fortifiante aromatique	ib.
Macération	ib.
Mastigadour	312
Mastigadour adouciss'	ib.

	Pages
Mastigadour appétissant, détersif et antiputride	313
Mauve sauvage et franche, c'est-à-dire cultivée	ib.
Médicament	314
Menthe	ib.
Miel	315
Morelle	316
Onguent	ib.
Onguent antipsorique pour les moutons	317
Onguent basilicum ou suppuratif	ib.
Onguent chaud résolutif fondant	ib.
Onguent contre le piétin du mouton	ib.
Onguent de laurier	318
Onguent de peuplier (populéum)	ib.
Onguent de pied	ib.
Onguent dessiccatif astringent	ib.
Onguent digestif simple	319
Onguent vésicatoire	ib.
Opiat	ib.
Opiat astringent	320
Opiat béchique adoucissant	ib.
Opiat béchique incisif	321
Opiat cordial et fortifiant	ib.
Opiat cordial fortifiant et économique (nouveau procédé)	322
Opium indigène	323
Oxymel	324

	Pages
Pavot	326
Pilules	328
Poix	330
Poix grasse	ib.
Pommade	332
Pommade calmante, adoucissante et antiputride	ib.
Pommade dessiccative astringente	333
Pommade ophthalmique, Pommade rosat	334
Poudre	ib.
Poudre de gentiane	ib.
Poudre de guimauve	335
Poudre de lin	ib.
Poudre de quinquina	ib.
Poudre de réglisse	336
Poudre adoucissante et pectorale	ib.
Poudre amère	ib.
Poudre contre la fourbure et l'inappétence	337
Poudre cordiale fortifiante	ib.
Poudre purgative et vermifuge	338
Poudre sudorifique et vermifuge	ib.
Poudre contre, ou mieux pour prévenir la pourriture du mouton	339
Poudre vermifuge pour les moutons	340
Poudre de résine	341
Purgatif	344
Quinquina	345
Quinquina rafraîchiss'	ib.

	Pages
Réglisse	346
Résine	ib.
Résolutif	347
Restaurant	ib.
Rhubarbe palmée	348
Ricin ordinaire	ib.
Romarin	349
Rosier, Roses de Provins	ib.
Rue (herbe de la)	ib.
Sauge (petite-)	350
Savon	351
Savon mou, ou savon vert	ib.
Savonule de potasse	352
Sel	ib.
Sel de cuisine ou sel marin	353
Sel de glauber ou sulfate de soude	358
Sel de nitre	360
Sirop	ib.
Sirop de nerprun	ib.
Sirop de quinquina	361
Soufre	362
Staphisaigre	363
Stimulant	364
Sudorifique	ib.
Sulfate de soude	369
Sureau	370
Tabac	371
Teinture d'aloès	ib.
Térébenthine	376
Thériaque	377
Thym ordinaire	378
Vermifuges	ib.
Vin	379
Vinaigre	ib.
Vulnéraire	382
Espèces vulnéraires	383

	Pages
Le cheval......................	386
Élevage du cheval.........	410
Accessoires au principe d'élevage....	413
Pansement...	415
Élevage de la deuxième espèce d'animaux , domestiques. — Espèce bovine.........................	417
Troisième espèce d'ani-	

	Pages
maux domestiques. — Moutons(béliers); brebis — Élevage du mouton..	427
Quatrième espèce d'animaux.—Espèce porcine (le cochon)................	432
Cinquième espèce d'animaux. — Race canine (le chien).................	433
Post-scriptum.............	436

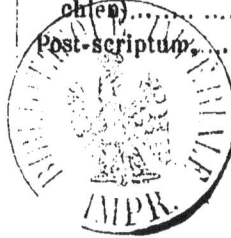

FIN DE LA TABLE,

Quelques erreurs, presque inévitables dans une première édition, se sont glissées dans l'impression de ce volume. Nous n'avons pas cru devoir les signaler dans un *errata*, pensant que nos lecteurs les reconnaîtront facilement et n'en tiendront pas compte.